從B-T分流到人工心臟，由歷史首創至現代突破，挽救生命的極限操作！

李清晨——著

|典藏版|

心外傳奇

突破死亡的外科奇蹟

—〰—　心臟手術改寫生命結局　—〰—

心臟手術的每一次創新，背後是無數醫生的汗水

———　不僅是科普書，更是記錄　———

心臟外科發展各個階段的外科史

看人類如何勇敢挑戰自然法則，拯救無數瀕臨死亡的生命

兼具教育性和啟示性，如小說一般引人入勝，值得每一位對醫學或生命科學感興趣的讀者深入閱讀

目 錄

目錄

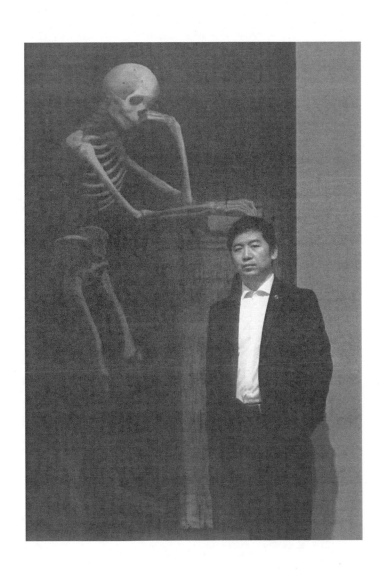

手術燈下救死扶傷，網路上激揚文字；希望能夠成為最偉大醫生們的最平凡繼承者。

　　仍然獻給女兒小李，這回你不能以識字不多為理由拒絕讀完它了。

心動序曲

大約西元前 460 年 西方醫學之父希波克拉底（Hippocrates）出生，他認為血由肝臟和脾臟不斷製造，並輸送到心臟中加熱，或輸送到肺中，透過自氣管而來的空氣冷卻。

129 年 加倫（Claudius Galenus）出生，他建立了一個符合邏輯的龐大體系，圓滿地解釋了血液、食物和空氣之間的關係，血液不斷地由食物進入肝臟後生成並在體內作潮汐式的漲落運動，在這一套理論中，肝臟是血液之源。

1543 年 維薩里（Andreas Vesalius）出版《人體的構造》（*De Humani Corporis Fabrica*），糾正了一部分加倫的錯誤。

1553 年 塞爾維特（Michael Servetus）發表了他對人體血液循環的發現，提出了肺循環的概念。

1628 年 威廉·哈維（William Harvey）出版《關於動物心臟與血液運動的解剖研究》（*Exercitatio Anatomica de Motu Cordis et Sanguinis in Animalibus*）。

1636 年 可用於醫學實踐的第一支體溫計問世。

1665 年 理查德·勞爾（Richard Lower）成功演示動物之間的輸血。

1666 年 勞爾和助手為一名男子輸羊血。

1667 年 讓-巴蒂斯特·德尼（Jean-Baptiste Denys）為一個男孩輸羊血。

1668 年 德尼在為一名男子輸兩次羊血後，病人死亡，遭到起訴。

1678 年 法國議會、英國皇家學會禁止輸血。

1679 年　羅馬教皇頒布法令禁止輸血。

1733 年　史蒂芬·黑爾斯 (Stephen Hales) 首次測量動物血壓。

1777 年　桑迪福特 (Eduard Sandifort) 描述一個心臟有嚴重畸形的病例。

1816 年　雷奈克 (Rene Laennec) 發明聽診器。

1818 年　詹姆斯·布倫德爾 (James Blundell) 為一個胃癌病人輸血。

1839 年　浦肯野 (Jan Purkyně) 在綿羊心室的心內膜下發現了灰色平坦的膠質纖維網 (Purkinje fiber，浦肯野纖維)。

1865 年　路易士·巴斯德 (Louis Pasteur) 提出細菌學說。

1867 年　約瑟夫·李斯特 (Joseph Lister) 提出外科無菌原則。

1881 年　豪斯泰德 (William Halsted) 為產後出血已近瀕死的姐姐輸血，救治成功。

1886 年　加斯克爾 (Walter Gaskell) 透過動物實驗，發現了房室傳導阻滯 (Atrioventricular block，AV block)。

1887 年　法洛 (Étienne-Louis Arthur Fallot) 總結法洛氏四重症 (Tetralogy of Fallot，ToF) 的病例，並提出其解剖學要點和診斷標準。

1893 年　威廉·希氏 (Wilhelm His Jr.) 發現了希氏束 (His bundle)。

1895 年　倫琴 (Wilhelm Röntgen) 發現 X 射線。

1896 年　路德維希·瑞恩 (Ludwig Rehn) 成功地為一位心臟外傷的病人進行了縫合。

1901 年　卡爾·蘭德施泰納 (Karl Landsteiner) 發表有關血型分類的論文。

1903 年　威廉·埃因托芬 (Willem Einthoven) 發明心電圖機。

1905 年　袖帶式血壓計出現。。

1906 年　田原淳（Sunao Tawara）發現房室結，在醫學史上首次提出一個關於房室束和浦肯野纖維的完整而一致的解釋。

1907 年　馬丁・弗萊克（Martin Flack）和亞瑟・基思（Arthur Keith）將發現竇房結（sinoatrial node，SA node）這一成果在《解剖學雜誌》（*Journal of Anatomy*）發表。

1923 年　艾略特・卡爾・卡特勒（Elliot Carr Cutler）完成第一例二尖瓣切開術。

1925 年　亨利・塞申斯・蘇塔（Henry Sessions Souttar）用手指將病人狹窄的二尖瓣擴開。

1929 年　沃納・福斯曼（Werner Forßmann）在 X 光指引下將一根導管插入自己的心臟。

1932 年　阿爾伯特・海曼（Albert Hyman）設計了手搖電力系統的心臟節律器。

1934 年　約翰・希舍姆・吉本（John Heysham Gibbon）成為麻薩諸塞州總醫院的住院醫師，獲得了研製人工心肺機的准許。

1936 年　莫德・伊麗莎白・西摩・阿伯特（Maude Elizabeth Seymour Abbott）出版了《先天性心臟病圖譜》（*Atlas of Congenital Cardiac Disease*）。

1938 年　羅伯特・愛德華・格羅斯（Robert Edward Gross）完成了動脈導管未閉合的關閉手術。

1940 年代　人類建立第一批血庫。

1942 年　安德烈・弗雷德里克・考南德（André Frédéric Cournand）和迪金森・伍德拉夫・理查茲（Dickinson Woodruff Richards, Jr.）改進心臟造影術。

1944 年　阿爾弗雷德・布萊洛克（Alfred Blalock）完成第一例 B-T 分流手術。

1950 年　威爾弗雷德・戈登・畢格羅（Wilfred Gordon Bigelow）成功地進行了低溫下阻斷血液循環的心臟外科動物實驗。

1951 年　克拉倫斯・丹尼斯（Clarence Dennis）嘗試在體外循環下修補一個病人的心房中膈缺損，手術失敗，病人死亡。

1952 年　約翰・路易斯（Floyd John Lewis）採用低溫停循環的技術手段完成了第一例心臟直視下的手術，修補了房中膈缺損。

1953 年　吉本完成世界首例體外循環下心內直視手術。

1954 年　克拉倫斯・沃爾頓・李拉海（Clarence Walton Lillehei）利用親子之間的交叉循環完成了首例室中膈缺損的直視下修補手術。

1956 年　查爾斯・貝利（Charles P. Bailey）做了一千餘例瓣膜沾黏切開手術，死亡率 7.9％，同一時期，德懷特・埃默里・哈肯（Dwight Emary Harken）也取得了相近的成績。

1957 年　厄爾・巴肯（Earl Elmer Bakken）改進的世界上第一臺可移動、電池驅動的『迷你型』心臟節律器成功應用於心臟手術後的病人。

1958 年　約翰・韋伯斯特・柯克林（John Webster Kirklin）報導了在梅奧醫學中心成功應用梅奧 - 吉本心肺機在體外循環下進行的 245 例心臟手術。

1960 年　妮娜・史塔爾・布朗瓦德（Nina Starr Braunwald）團隊首次將人工瓣膜植入人體，病人 60 小時後死亡。

1960 年代 史塔爾 - 愛德華茲瓣膜（Starr-Edwards heart valve prosthesis）成為人類歷史上第一個可供置換的人工瓣膜。

1964 年　詹姆斯・哈迪（James Hardy）將一枚大猩猩的心臟移植入人體，手術失敗。

1966 年　勒內・赫羅尼莫・法瓦洛羅（René Gerónimo Favaloro）成功地完成了世界上第一例利用大隱靜脈的冠狀動脈旁路移植手術。

1967 年　克里斯蒂安·巴納德 (Christiaan Barnard) 完成首例人體心臟移植。

1968 年　世界上共完成心臟移植手術 102 例，半數病人沒有活過一個月。

1969 年　丹頓·亞瑟·庫利 (Denton Arthur Cooley) 將一枚人工心臟植入病人體內，進行了 64 小時的循環支持後再行心臟移植，病人於心臟移植術 32 小時後死去。

1976 年　第一篇有關環孢素 (Cyclosporine) 抗淋巴細胞的研究論文發表。

1977 年　安德烈亞斯·格林特茨格 (Andreas Grüntzig) 實施了第一例冠狀動脈球囊擴張術。

1980 年　美國食品藥物管理局批准用環孢素進行人體試驗，應用環孢素後，心臟移植的一年術後生存率達到了 90%。

1982 年　羅伯特·賈瓦科 (Robert K. Jarvik) 設計的人工心臟『賈瓦科 7 型』(Jarvik-7) 由美國心臟外科醫生威廉·德伏里斯 (William DeVries) 和他的團隊首次植入人體。

1983 年　阿蘭·弗雷德里克·卡爾龐捷 (Alain Frédéric Carpentier) 已完成精細二尖瓣修復手術 1,400 例。

1987 年　希格瓦特 (Ulrich Sigwart) 在臨床首次成功應用介入技術在冠狀動脈放置支架。

2001 年　美國食品藥品監督管理局批准了一種名為 AbioCor 的人工心臟，可用於永久植入人體。

心動序曲

自序 要完成，不要完美

我沒想到十年以後我仍然要面對最初的問題，要完成還是要完美？

《心外傳奇》這個故事在被我打磨了十年，主要內容翻了一番之後，我仍然覺得它只是一部完成品，距離完美還有很遠。

十年前，因為有幾個章節留下了一些遺憾，所以我一直都想將那部分章節推翻了重寫，結果就是幾乎全部章節都重寫了一遍，我相信十年前讀過舊版而這次又拿到新版的讀者就算不多，也肯定有一些，希望這些改動能讓您覺得再次拿起《心外傳奇》不算浪費了寶貴的時間。

我一直覺得自己是一位沒有什麼天賦的寫作者，直到某天我讀到一個句子，Creativity is not something you have. It's something you do.（創造力並非指你擁有什麼，而是你創造了什麼。）那麼，我對自己說，就先把這個故事寫出來再說吧。

就像理想中醫學的完美狀態，應該是徹底征服疾病，讓所有人都能活到一個理論上的極限壽命，而後無疾而終。然而，在現實世界裡，醫學的水準只能處於某一個完成階段，比如當某一種特效的藥物或手術出現之後，相關疾病可以透過藥物或手術治癒或緩解了，那麼我們就可以認為這類疾病暫時被征服了。

但治療領域往往是按下葫蘆浮起瓢，一個問題被解決的同時，也意味著又有一個更難解決的問題隨之出現，比如說當急性傳染病被控制時，平均壽命延長，癌症就成為了主要難題；當心肌梗塞被解決時，心衰竭又成為主要難題……如果僅以人生終點來衡量，似乎醫學所做的所有努力都是徒勞無功，也無非就是把死期往後拖了些時日，最終還是要

敗給死神，那麼這一切努力究竟值得嗎？

　　為了推動醫學研究的進步，有些人獻祭了自己的生命，有些人賭上了自己的職業生涯，正是這些先驅的付出才換來了今天我們所熟知的醫學的樣子，儘管現代醫學仍然不算完美，它不能讓所有人滿意，不會每次都治療成功，但如果我們從書中能夠得知，幾十年前甚至一百年前的醫療狀況更加糟糕的話，是不是就會對現實醫療世界裡的不完美報以必要的包容呢？

　　這些疑問，可能會在本書中得到解答，但有些讀者也很有可能在得到了一些問題的答案之後，又會產生更多的疑惑，這些問題，可能就要靠自己透過別的途徑解決了。於是，有些讀者選擇了考取醫學院，也有些原本就是醫學生的讀者，在讀罷本書之後直接選擇了心臟病相關的研究領域。據我所知，這樣的故事在剛剛過去的十年裡就發生了好多回，證據是有好幾次在一些學術會議上，都有年輕的同行過來熱情地跟我交流，說自己是看《心外傳奇》長大的。

　　回到醫學科普寫作的初衷，由於醫學相對的專業性，在大眾與醫學領域之間一直都有一堵高牆，科普寫作就相當於為大眾推倒這堵牆；但醫學科學也不是停滯不前的，新的知識層出不窮，因此無論科普寫作如何繁榮，專業壁壘都將存在。隨著水漲船高，專業的醫學知識與大眾之間，永遠需要勤勉而誠懇的翻譯和孜孜不倦的擺渡人。

　　在文藝界，本來就有相當一部分職業作家是棄醫從文的，但這些人其實較少將醫學本身作為寫作對象，這大約就是留給我們這類身為醫生的業餘作家的用武之地。人的一生是有限的，但知識卻是無限的，所以如果這本不完美的《心外傳奇》能在您的知識拼圖中占有一席之地，將是我的榮幸。

初版序

　　人類社會的發展，離不開科學的發明創造；人類的健康長壽，離不開醫學科學的發明創造。在 19 世紀和 20 世紀，以抗霍亂、炭疽、狂犬病為代表的各種生物疫苗的創造和以青黴素、鏈黴素為代表的各類抗生素的發明，徹底改變了人類被動地任由病毒、病菌宰割的命運，人類的生存有了保障。如今，這些發明創造的過程已成為家喻戶曉的光輝歷史。進入 21 世紀，心臟疾病取代了其他因素，成為威脅人類生存的首犯。心臟醫學，尤其是心臟外科學的創立和發展，及時有效地降低了心臟疾病對人類的危害。正因為如此，心臟外科學成為醫學科學的重中之重，享有極高的地位。心臟外科學的創立和發展歷盡艱辛，有幾代人嘔心瀝血，同時又極富傳奇色彩。

　　然而，介紹心臟外科學的創立和發展史，尤其是以科普形式，作者要面臨幾個挑戰。其一，心臟外科學專業性很強，要精確描述其發展史，必須對該學科有深入了解。其二，心臟外科學的發展和其他學科密切相關，要客觀展現這段歷史，也必須對其他學科的發展有深入了解。其三，要讓大眾讀者了解這段歷史，必須有能力以通俗的語言描述複雜的術式，還要能引人入勝。其四，普及科學發展的知識，不僅僅是傳播，更重要的是要以豐富的內容呈現該學科的神奇奧祕，激發起讀者，尤其是年輕讀者的好奇心，使他們開始熱愛這門學科，希望獻身於該學科的未來發展。

　　值得祝賀的是，李清晨醫生戰勝了這幾項挑戰，為讀者呈現出《心外傳奇》一書。

　　該書以「破冰之舉，拯救『藍嬰』」開篇，客觀、精確、富有傳奇性地介紹了心臟外科的第一例手術 —— B-T 分流術。該手術在小兒心臟科醫生海倫·陶西格的建議下，由外科主任阿爾弗雷德·布萊洛克醫生在其主要助手黑人湯瑪斯的幫助下，於 1944 年 11 月在美國約翰斯·霍普金斯醫院 (The Johns Hopkins Hospital) 成功完成。該手術由陶西格和布萊洛克次年在《美國醫學會雜誌》上報告。此後，從世界各地前來觀摩的醫生絡繹不絕，使得坐落在美國巴爾的摩市的約翰斯·霍普金斯醫院名副其實地成為心臟外科 (小兒心臟外科) 的發源地。以這樣一個歷史性的手術開篇，不僅將讀者引到心臟外科創立的源頭，還富有現代感。眾所周知，約翰斯·霍普金斯醫院已連續 20 多年在美國最好的醫院中排名居首，已是美國公認的「最好之中的最好」(best of the best) 的醫院。

　　在隨後的兩章裡，李醫生描述了實現開心手術的兩項技術的創立和發展：由加拿大多倫多醫院的畢格羅醫生和美國明尼蘇達大學醫院的路易斯醫生開創 (但路易斯在人體率先取得成功) 的低體溫下無血術野心內直視手術，和美國傑佛遜醫學院的吉本花幾十年研發的人工心肺機。這兩項技術如今早已是心血管外科手術不可缺少的組成部分。它們不僅使心內術野無血，延長了手術時間，讓醫生可以實施更複雜的手術，而且還保證了術後腦和其他重要器官的恢復。李醫生有聲有色、淋漓盡致的描述，再現了當時這些發明者奮發圖強、不懼失敗、勇於探索、樂於競爭的場面。

　　心臟外科學的發展和其他學科密切相關，顯然，李醫生正確地意識到了這一點。他在書的中間部分向讀者概述了從古代到幾百年前的文藝復興期間，人類對人體本身 (解剖生理) 的認知，並著重介紹了哈維發現血液循環的過程和以奧地利生物學家卡爾·蘭德斯泰納為代表的學者們對人體血液本身認識的過程。是的，沒有血液循環的發現，沒有血型的

發現，就沒有現代醫學科學，更沒有心臟外科學。在這裡，我要提示讀者，心臟外科學的發展還有另一個不可缺少的成分──肝素。肝素是抗凝劑，它防止血液凝固，才使血液可以在體外循環，在心肺機中流暢無阻，保證了心臟手術中人體各個器官的血液供應。若無肝素，循環停止，人體就會死亡。任何一次體外循環都必須有肝素的應用。肝素是由一位叫傑·麥克林（Jay Mclean）的醫生在約翰斯·霍普金斯大學醫學院讀二年級的時候發現的。

心臟的主要疾病有心律失常（如傳導阻滯、心室纖顫等）、心肌缺血（冠心病）、心臟瓣膜病和心力衰竭。心臟外科在治療這些疾病中一直起主導作用。心臟外科醫生植入了人體第一個心臟起搏器和第一個心臟除顫器。同時，心血管造影技術的開創和發展，極大地促進了心臟外科的進展。如今，心臟冠脈搭橋術、瓣膜成形術、瓣膜置換術、主動脈修復 / 置換術等，已在全世界成為心臟外科的常規手術。但誰能想像出，在每一術式的背後，有多少人的付出和探索。這中間的一個個人物，一項項試驗，一件件往事，在書中被描述得唯妙唯肖，引人入勝，既令人深思，又令人陶醉，值得一讀！

心臟移植的成功是心臟外科發展史上的又一個里程碑。世界上第一例心臟移植手術是由南非的克里斯蒂安·伯納德醫生在 1967 年 12 月完成的。伯納德採用了美國史丹佛大學洛厄和沙姆衛於 1960 年所描述的技術。該患者只存活了 18 天，死於免疫抑制所引起的肺感染。心臟移植的程式也幾經曲折：術後感染，免疫排斥，還有倫理上的爭議等。但最主要的進展是，由於使用環孢素和單克隆抗體 OKT3 為代表的免疫抑制治療，心臟移植的例數迅速提高，在 1995 年達到最高峰，當年全世界心臟移植的例數為 4,500 例。近年來，由於受到獲取供體器官的限制，心臟移植手術的例數有所減少，但仍保持在每年 3000 例以上。心臟移植不僅

為晚期心臟病患者提供了再生的機會，更重要的是，它成功地挑戰了心臟外科的另一極限，證明人體的心臟是可以替代的，其提供血液循環的功能可以由外源替代。正因為如此，進入 21 世紀後，各種樣式的心臟輔助裝置如雨後春筍，層出不窮，並越來越多地應用到患者治療上，已逐漸成為心臟外科的一個主要治療手段。

《心外傳奇》以人工心臟的研發來結尾，寓意深長。儘管第一例人工心臟植入手術在 1980 年代就成功實施，但它的應用目前仍處於試驗階段。然而，這個過程裡已經出現了一個又一個令人難忘的傳奇故事。如果說，21 世紀以前，心臟外科的傳奇發展是人類在其自身內索取最大可利用資源來征服心臟疾病的見證 —— 一個已經光彩奪目完成了的歷史見證，那麼，今天我們探索人工心臟將是馳向下一個里程碑的開始，一個飛躍式的里程碑！人工心臟的創研者們正在創造心臟外科新的發展歷史，這又將是一段富有傳奇色彩的輝煌歷史。《心外傳奇》意在激勵讀者們，尤其是青年讀者們，勇於加入這些創研者中來，共同創造這一歷史。

我真誠地向讀者推薦《心外傳奇》這部有關心臟外科發展的科普圖書。

高衛東博士

美國約翰斯·霍普金斯醫院

2012 年 3 月 26 日

引子

鮮血，還有接連不斷的死亡……這是誤入這一段歷史的開端時，最令我震撼的東西。

所有人都本能地抗拒死亡，但血腥與死亡卻似乎具有某種永恆的神祕吸引力，因此，有些製造過大量人類死亡的暴君皇帝，被當作英雄接受頂禮膜拜。而我要講述的歷史雖然也發生在近代，雖然那些人物也時時與鮮血和死亡相伴，可他們卻是在為生的希冀而不得不面對死神。他們嘔心瀝血、殫精竭慮，他們屢戰屢敗、愈挫愈勇，終於在經歷了漫漫長夜及無數淒風冷雨之後，迎來了萬丈霞光，在一片質疑抨擊之聲中，為數以萬千計原本必死無疑的人贏得了生的機會，開創了當代醫學領域最為引人矚目的心臟外科專業。

醫學源頭也許要一直上溯到神話傳說時代，在那些代代相傳的神話中，在戰場上受傷的英雄們都被外科醫生的回春妙手徹底治癒，然後重回戰場廝殺。但實際上在近代以前，士兵在戰場上受傷依然多半會死於失血、休克或感染。外科醫生為解決這些問題，曾走過一段特別曲折的路，本書要講的故事，恰好發生在外科界剛剛解決完這些基本問題之後。

殺戮與救贖的分野好似魔鬼與天使，但兩次世界大戰大大推進了現代醫學尤其是外科學的進步也是不爭的事實，但如果人類可以選擇的話，我想我們寧可醫學進步得慢一些也不希望人類歷史上發生那樣大規模的殺戮。醫學的進步當然會澤被後世，在今後漫長的歲月中，新的醫療技術又將拯救無數的生靈，那麼，伴隨著這些血腥罪惡的戰爭而實現

的醫療進步，能在多大程度上抵消因此而造成的生靈塗炭，又有誰算得清楚呢？或者說，難道會有誰會主動願意為這樣的醫學進步成為那個代價嗎？我們決不能因為付出代價的不是自己就轉而歌頌戰爭，現代醫學在今天所達到的成就，只是人類在萬般無奈中最不壞也最迫不得已的選擇，當戰爭已瘋狂地撕裂了整個人類族群，只有醫者仍在絕望中不放棄彌合世界的最後努力。

普魯士軍事家克勞塞維茨（Carl Clausewitz）在《戰爭論》（*On War*）中寫道：「偉大的將軍們，是在茫茫黑暗中，把自己的心拿出來點燃，為微光照亮隊伍前行。」這個世界上確實存在燃燒自己照亮眾人的英雄，但那些在歷史上留下赫赫威名的軍事家們，恐怕未必擔得起這樣的美譽，尤其是發起侵略戰爭的那些狂人，他們哪裡是燃燒自己照亮別人？他們分明是為了照亮自己前進的路，不惜砍伐燃盡整個森林，他們是靠燃燒別人的血肉之軀照亮自己功名之路的冷血狠辣之徒罷了。

我認為，相比於殘殺同類製造戰爭以建功立業的所謂「偉人」，那些為拯救萬千生靈而與死神拚命抗爭的人，那些為探索自然的奧祕不惜以身犯險的人，才真正是燃燒自己照亮世界前行方向的巨人，只有那些人才是我們人類的驕傲，才是真正值得銘記的英雄。他們，以及由他們譜寫的那一段壯麗詭譎如傳奇般的現代史詩，本不該如此悄無聲息地被歲月淹沒。

那麼，就請跟隨我一起，走進那一段不為人知的歷史。

天堂之門

　　我第一次看到跳動的心臟，真是激動人心的經歷，那彷彿是在尋找通往天堂之門。

—— 丹頓・亞瑟・庫利

（《胸腔外科年鑑》，1986 年第 41 卷第 1 期第 20 頁）

天堂之門

01

破冰之舉，打破魔咒
—— 拯救「藍嬰」的故事

　　生活在 21 世紀的人們，在享受著現代文明社會所提供的種種便利之時，往往容易認為所有的一切都是那麼的理所當然。殊不知，今天的一切成果均來之不易，科學的進步從來都是充滿曲折與艱辛，醫學科學的發展尤其如此。在一個相當長的歷史時期內，哪怕對一種至為簡單的疾病，傳統醫學都無法為之提供一套完整的卓有成效的治療，因為醫學的發展太依賴其他基礎科學的進步了。

　　就這樣，醫學一直在混沌中摸索著躑躅而行，到了 19 世紀末，西方傳統醫學在生命科學體系完成基本架構之後，才逐步擺脫了黑暗與蒙昧，脫胎換骨、破繭成蝶，開始了在現代醫學軌跡上的漫漫征程。自此，各個醫學分科與專業在科學之火的指引下，迅速攻城略地、開花結果，號稱「醫學之花」的外科的發展尤為引人矚目，這其中又以被後世尊為「外科之父」的奧地利醫生西奧多・比勒斯 (Theodor Billroth, 1829-1894) 的成就最為輝煌。由於他開創性的貢獻，腹腔幾乎成了外科醫生縱橫馳騁的賽馬場，以其名字命名的部分術式甚至現在仍是某些外科領域臨床實踐中的規範治療方式。

　　就是這樣一位偉大的醫生，當年卻對心臟手術下過這樣一個「魔咒」：

　　「在心臟上做手術，是對外科藝術的褻瀆。任何一個試圖進行心臟手

術的人，都將落得身敗名裂的下場。」

歷史最終發展的結果當然是證明比勒斯錯了，但在當時的歷史環境之下，不但有關心臟的病理生理狀態人們所知甚少，手術器械與技巧也處於初級階段，也基本沒有高級心臟救命術，甚至連輸血技術也未成熟，進行心臟手術無疑是盲人騎瞎馬、夜半臨深池，其危險性不言而喻。心臟畢竟與其他多數器官不同，它不能長時間停止運動，否則病人必將死掉。這一事實使 19 世紀的醫生很難設想在心臟上做手術的可能性，而那時對其他器官進行的外科手術則已取得巨大進展。

但那是一個時刻充滿變數的偉大時代，第一次工業革命的發生和繼續，深刻地改變著整個世界，第二次工業革命也正在醞釀之中。所有這一切已徹底顛覆了此前人們對許多事物固有的認知。也許打破比勒斯這一「魔咒」僅僅是時間問題，可將由誰在什麼時候完成這一破冰之舉呢？

據說，一顆有生命力的種子，在破土而出的時候，可以掀翻壓在它身上的巨石。心臟外科正是這樣一顆種子，只待雨露充足，便可蓬勃生根、萌芽，衝破周遭的壓迫與束縛。

沒過多久，比勒斯的這一訓誡就遭到挑戰了。僅僅在其去世後不到三年，德國法蘭克福的一位外科醫生路德維希・瑞恩（Ludwig Rehn, 1849-1930）便成功地為一位心臟外傷的病人進行了縫合。1896 年 9 月 7 日凌晨 3 點半，警察送來一名重症病患：一名 22 歲的年輕人被刺中心臟，面色蒼白，呼吸困難，心律不整，衣服被血浸透，傷口位於胸骨左緣三指第四肋間處，出血似乎已經停止。也許瑞恩正是顧忌到了心臟手術的危險性，也許是病人自身的情況暫不允許做手術，總之，直到 9 月 9 日，病人已近瀕死狀態，瑞恩才下決心冒險一搏。此時，假如瑞恩仍舊遵循大師的訓誡，為避免自己身敗名裂而不予施救，這個年輕人必死無疑。

瑞恩開啟了這個年輕人的胸腔，清理了胸腔和心包膜內的血塊，發

現心室壁上有一個 1.5 公分的傷口，血液在汩汩而出，心臟仍在跳動，他決定用絲線縫合這個傷口。可如何在一個跳動的心臟表面進行操作呢？瑞恩選擇只在心臟舒張的時候進行進針與出針的操作：在心臟舒張時於傷口的一側進針，然後待收縮期過後，在下一個舒張期於切口的另一側出針，打結……就這樣謹小慎微地縫合了 3 針後，出血得到了控制，病人脈搏、心率、呼吸都得到了改善。瑞恩用鹽水沖洗胸腔之後，關閉了手術切口，病人得救了。在這次手術後的第十四天，瑞恩在德國外科學會上報告了這一病例，在文章的最末，他提到這個手術無疑證明了心臟是可以縫合修補的。

在那個沒有心臟外科專業醫生的年代，心臟受傷而居然不死，這個病人畢竟是太走運了。縱觀人類歷史，我們同類之間的殺戮無處不在，有理由相信，遭遇到心臟外傷病例的外科醫生顯然不止瑞恩一位。這些醫生當中，也一定會有人為救病人性命而置前輩的警告於不顧，可其他人處理的結果怎樣呢？其實早在 1894 年，就有一位叫阿克塞爾‧卡普蘭（Axel Hermansen Cappelen, 1858-1919）的醫生嘗試縫合一名心臟外傷的病人，雖然卡普蘭用盡了一切可能的辦法，但終於還是沒能創造奇蹟，這個心臟外傷的病人去世了。第一次在心臟上縫合外傷成功這一歷史殊榮，方落在瑞恩頭上。

毋庸置疑，1896 年瑞恩的這次成功有很大的偶然成分。證據之一是他後來也陸續做過類似的手術，總體來說是敗多勝少，術後存活者連半數都不到（為 40%）。證據之二是隨後陸續也有其他醫生取得過類似手術的成功，但數量均不多。證據之三，可以從一位大師的話中大致推斷出當時心臟外科的處境。著名英國外科醫生史蒂芬‧佩吉特（Stephen Paget, 1855-1926）爵士 1896 年在一部胸腔外科專著中寫道：「心臟外科可能已經達到外科的天然極限，處理心臟外傷的各種自然困難，是沒有任何新

的方法或發明能夠克服的。」這一番話，大致總結了當時學術界對心臟手術的基本認識，我們甚至已無法用悲觀來形容，因為顯然，當時人們對心臟外科的前途幾乎是不抱任何希望的。既然連蜚聲世界的外科大師們都持如此堅決的反對態度，還會有人為這個根本不會有前途的事業繼續奮鬥嗎？

　　＊　　　　　　＊　　　　　　＊　　　　　　＊　　　　　　＊

　　心臟是一個如此重要且嬌弱的器官，面對一個心臟受了外傷的病患，不要說在外科醫學剛剛興起的當年，即使是在心臟外科專業已經相當成熟、各種施救條件均已較為完備的今天，如果醫生表示雖經積極搶救但仍無力回天的話，恐怕家屬們也不會覺得難以接受。可如果面對的是一個先天性心臟病的孩子呢？年輕的父母們懷著無比的欣喜迎接他的出生，然後卻眼睜睜地看著他變得羸弱、青紫，直到最後在掙扎中走向衰竭死亡，這是怎樣的人間悲劇！

　　從解剖學上來說，人類的心臟是個「小公寓」，分為上半部左右心房和下半部左右心室，各自與重要的大血管相連接。左心室連接主動脈，右心室連接肺動脈，左心房連接肺靜脈，右心房連接上下腔靜脈。左右心房間以房中膈為隔斷，左右心室間以室中膈為隔斷，房室之間存在二尖瓣和三尖瓣以保障血液不會發生逆流。先天性心臟病就是由於上述心臟大血管等重要結構在胚胎發育過程中出現發育障礙，產生位置、連接的異常，血液的分流從而出現問題，輕則影響生存品質，重則可在短期內致命。

　　1777 年，荷蘭醫生愛德華・桑迪福特（Eduard Sandifort, 1742-1814）描述了這樣一個病例，解剖結果顯示，病人心臟有嚴重的畸形。該病人在剛出生時狀態還好，而後漸漸出現了口唇青紫、容易疲勞等一系列症

狀，最後於十二歲半時走到了生命的盡頭。這個病例報導的特別之處在於，在世人均視屍體解剖為大忌的當時，這個孩子的家長非但主動要求醫生對孩子的屍體予以解剖，還要求將整個結果和發病過程公諸於世，希望能讓更多的醫生認識到這種疾病，從而對醫學的發展有所推動。110年之後，法國醫生艾蒂安 - 路易斯‧法洛特（Etienne-Louis Fallot, 1850-1911）詳細地總結了這類病例，並提出其解剖學要點和診斷標準。他認為這類疾病包括 4 種畸形：室中膈缺損、肺動脈狹窄、主動脈騎跨、右心室肥厚。為了紀念法洛特的貢獻，這類心臟畸形就被命名為「法洛氏四重症」（Tetralogy of Fallot，簡稱「法四」）。法洛特雖然認識到了這類疾病的主要特徵和危害，卻跟那些根本不認識這類疾病的醫生一樣，對此無計可施。如果以 1777 年為認識法洛氏四重症的原點的話，這個問題能夠得到初步解決，已經是 167 年之後的事了。

到了 19 世紀初，醫學領域一些基礎理論已經取得重大進展，生理學、病理學與臨床醫學擺脫了教條主義的桎梏，舊的權威悉數崩塌，症狀、診斷與疾病本質之間所形成的關聯越來越清晰和豐滿，但治療方面的進步依舊相當緩慢。這種情況一度導致了治療虛無主義情緒在部分醫生中的流行，那一時代醫生的苦悶，應該是前無古人後無來者的，與後代相比，他們手上沒有有效的治療措施，治癒是不可能的奢望；與前輩相比，他們已經無法繼續使用自己並不認可的理論和手段去治療病人。他們已經懷疑諸如放血療法之類的治療可能沒用，也發現大部分藥物非但沒有多大效果還可能有害，以至於老奧利弗‧溫德爾‧霍姆斯（Oliver Wendell Holmes, 1809-1894）戲稱，如果把世界上所有的藥物都倒進大海，人類的健康狀況也許會好一些，不過魚可就遭殃了。因此，我們不能將這種治療虛無主義情緒的流行，理解為醫生對治療的消極，公正地說，是這些醫生不願意放任無效或不合理的藥物及療法的濫用。所以很

多醫生往往對屍體解剖比治療更有興趣，起碼他們在最後能揭示症狀的可能成因，並在這一揭祕過程中聊以自慰。隨著醫學的發展和進步，有效的藥物接連出現，疾病的治癒已非傳說，這讓習慣了絕望的醫生和病人產生了巨大的希望，也許今天還不能治癒的疾病明天就會有突破，因為奇蹟總在不斷發生。

但這樣的治癒奇蹟遲遲沒有降臨在先天性心臟病領域。

直到在 19 世紀末，醫學界仍普遍認為，一個因先天心臟畸形而發生青紫的孩子 —— 被稱作「藍嬰」（blue baby）—— 是超越了手術可以矯治的極限的，也許這是造物主早已判定了的死亡。那些僥倖獲得相對長期生存時間的人（畸形程度較輕），其生活品質也是極低的，他們發育差、體力差、容易被感染等。據統計，先天性心臟病的發病率為 0.7%～0.8%，未經治療者約 13% 會在 1 歲內死亡。據衛福部統計，心臟疾病已是臺灣致死率第二名主因，致死成長率亦為第二高，每天有近 60 人死於心臟疾病。其中先天性心臟病更是從兒童時期開始，成為威脅健康甚至生命的不定時炸彈。

在心臟外科出現之前的漫長的歲月裡，那些不幸生有先天性心臟病病童的家庭，只能眼睜睜地看著病魔摧殘可憐的孩兒，在一片愁雲慘霧中，靜待死神的不期而至。人們甚至不敢奢望，這樣的痛楚居然有朝一日會有個盡頭。

時間進入到 20 世紀，有些醫生已經開始坐不住了，最初為這一絕望領域帶來希望的是兩位女性。醫學領域其實長久以來一直拒絕女性的進入，但我們的故事卻必須要從兩位女醫生說起，正是她們將那鐵幕一樣的黑暗劈開了一個豁口，讓不幸的家庭得以窺見希望的光明。

第一位是加拿大病理學家莫德·伊麗莎白·西摩·阿伯特（Maude Elizabeth Seymour Abbott, 1869-1940）。

她出生後不久母親就去世了，父親也隨即棄她而去，好在 62 歲的外婆收養了她，好一個令人心碎的人生開端，但這個孩子長大以後卻為未來能進行修補心臟的手術打下必要的基礎。1885 年，她在高中畢業之後申請麥基爾大學醫學院，但因為她是女生的緣故而被校方拒絕，後來麥克唐納醫學院開設了麥吉爾醫學院的分院，她才報名成功，並成為班級裡的唯一一位女同學。1894 年，她以優異的成績畢業取得醫學博士學位後，希望進入麥基爾大學醫學院做實習生，結果又被拒絕了，原因依舊她是女生，即使她的畢業成績遠較她的大多數男同學成績更好，麥基爾大學醫學院還是沒能為她破例。

醫學界長期以來對女性的歧視令她的事業一開始就遭遇挫折，正如尼采所說，但凡不能殺死你的，最終都會使你更強大。沒能申請到在大醫院做實習醫生機會的阿伯特只好獨立執業，於 1897 年開了一家專門治療婦女、兒童疾病的診所。在此期間，她發表了一篇病理方面的論文，這引起了麥基爾大學醫學院病理系的注意，1898 年她獲得了在麥基爾病理博物館工作的機會，成為該館的助理館長，1901 年成為館長。

被後人稱為「現代醫學之父」的威廉·奧斯勒 (William Osler, 1849-1919) 也曾在麥基爾大學醫學院任職，他建議阿伯特不妨以先天性心臟病為研究方向，注意蒐集這方面的心臟標本。1905 年，奧斯勒邀請她寫了他所主編的《現代醫學》(*System of Modern Medicine*) 中「先天性心臟病」一章。他宣稱這是他曾經讀過的關於先天性心臟病這一領域裡最優秀的作品。此時，她已成長為先天性心臟病研究領域的世界權威。1936 年，她畢生心血凝成的著作《先天性心臟病圖譜》(*Atlas of Congenital Cardiac Disease*) 出版，該圖譜描述了超過 1,000 例臨床和屍檢的記錄，充分展示了人類心臟畸形的複雜多變。但所有的這些先天性心臟病，在當時都是無法治癒的。她希望她的工作能促使這種類型的心臟病最終被

治癒，遺憾的是，這一夙願並沒有在其生前達成。

　　不過，她在人生的最後幾年見到了後來幫她完成夙願的接班人海倫·布魯克·陶西格（Helen Brooke Taussig, 1898-1986），這就是我們要說的另一位為先天性心臟病治療帶來希望的女醫生，也是本章的女主角。

　　陶西格的命運在很多方面跟阿伯特都有點像，從某種意義上說，美國的陶西格簡直就是加拿大阿伯特的翻版，但陶西格畢竟稍稍幸運了那麼一點，在治療方面，她比阿伯特走得更遠，邁出了關鍵的一步。

　　陶西格出生於美國波士頓的一個知識分子家庭，其父是哈佛大學一位出色的經濟學教授，其母是畢業於拉德克利夫學院（該女子學校與哈佛大學淵源頗深，兩校於 1977 年正式合併）的植物學家。在陶西格 11 歲時，母親死於結核病，對於一個孩子來說，還有什麼能比少年喪母這樣的打擊更為殘酷的呢？這也許是後來陶西格選擇醫學的原因之一。很難想像這樣堪稱「黃金組合」家庭的孩子，居然會在學習期間飽受讀寫障礙的折磨。在父親精心的幫助下，陶西格克服了這一困難，並像母親一樣也考入了拉德克利夫學院。畢業後，她不顧父親的堅決反對，堅持申請繼續攻讀醫學學位，但哈佛大學醫學院卻拒絕了她，因為當時哈佛的傳統是拒收女生，哪怕你有一個身為哈佛著名教授的父親也不行。後來一位前輩建議陶西格申請約翰·霍普金斯大學（簡稱「霍普金斯大學」）醫學院，因為這所學校在成立之初就有部分婦女的捐款，所以這所學校招收女生的可能性更大，這一回，陶西格果然如願以償地進入了這所醫學聖殿，並最終在這所聖殿裡成就了閃光的業績。

　　在今天，已經絕少有人會懷疑美國在醫學教育及醫學研究領域中的領軍地位了，可在 19 世紀末以前，情況卻並非如此。美國當時的醫學教育、科學研究以及實踐都是遠遠落後於歐洲國家的。在歐洲，醫學院要求所招收的學生具有堅實的科學基礎，而在美國，進入醫學院的門檻

則非常低，幾乎是只要繳納學費就可以進去。1869 年一位哈佛大學的校長曾經在一份報告中不無憂慮地指出：「這個國家的整個醫學教育系統需要徹底重整，美國醫學院的畢業生普遍無知和無能，但他們拿到學位後就能對社會為所欲為，這未免太可怕了。」這一切都因為霍普金斯大學，確切地說是 1893 年約翰·霍普金斯大學醫學院的創辦而漸漸發生了變化。幾個具有遠見卓識的創業者迅速招募了一批在國際上聲望極高的科學家來當教員，比如被稱為四大創始醫師的病理學家威廉·亨利·韋爾奇（William Henry Welch, 1850-1934），內科醫生威廉·奧斯勒，外科醫生威廉·斯圖爾特·豪斯泰德（William Stewart Halsted, 1852-1922），婦產科醫生霍華德·凱利（Howard Kelly, 1858-1943），這幾位醫界菁英採取了一系列先進的改革措施推進學院的醫學教育，建立了第一個規範化住院醫師培訓專案。見此情形，美國的其餘醫學院也紛紛效仿。這使得美國的醫學科學水準在一戰前夕迅速趕上了歐洲，並在不少專業大有超越之勢。我們所講述的這個「拯救『藍嬰』」的故事，便發生在這個當時飛速發展、充滿勃勃生機的醫學院。

在 20 世紀初期，女醫生鳳毛麟角，更不必說在高手如林的霍普金斯大學醫學院了。但陶西格硬是以其優異的表現脫穎而出，贏得了導師們的認可。在前輩們的悉心指導下，她迅速成長，1930 年她已是小兒心臟病專科的主任。在那個年代，陶西格面對的主要問題是風溼熱，許多風溼性心臟病失代償期的患病兒童都缺少必要的醫療救護，在社工的幫助下，陶西格治療了很多這樣的孩子。這期間，也有一些先天性心臟病兒童患者被送到陶西格的病房，因為除此地之外，這些絕望的家長也沒地方可去。但最初陶西格對先天性心臟病的治療別無良策，難道她也要像阿伯特那樣僅僅收集死後病患的心臟標本嗎？在當時，應該沒有誰比她經歷過更多先天性心臟病兒童患者的死亡了。在多次目睹並傾聽這些可

憐家長訴說喪子之痛後，陶西格決心挑戰這一手術禁區，為這些瀕死的孩子們找到生之路，向死神反戈一擊。

　　兩位女性醫學先驅的第一次相遇是在 1931 年紐約的一次醫學會議上，阿伯特做了關於先天性心臟病的報告。1938 年春天，陶西格北上加拿大拜見阿伯特，阿伯特帶著陶西格看了大量的心臟標本，尤其是法洛氏四重症，還看了不少影像資料（當年只有 X 光片）……經過長期反覆觀察、系統性研究之後，陶西格發現，那些罹患法洛氏四重症的孩子，在其正常病程中，只有動脈導管閉合後才會明顯發生青紫，在陶西格所做的屍檢中，那些最終死去的法洛氏四重症的孩子，其動脈導管都是關閉的。這就解釋了為什麼 1777 年時荷蘭醫生桑迪福特描述的那個病例，在剛出生的一段時間內看似還好，之後才漸漸發生青紫，變成「藍嬰」。站在阿伯特等前輩的肩膀上，陶西格可以看得更遠一些了。

　　根據這一臨床觀察到的現象，陶西格設想到，如果能夠建立一個新的管道來增加肺動脈的血流，將有可能緩解病童發紺的症狀。在沒有經過實踐檢驗之前，陶西格的設想只是基於臨床觀察的理論推演，但完美的理論不代表必然的理想結局，醫學史上一些看似完美的理論在臨床實踐中折戟沉沙的例子不勝枚舉，因為醫學科學不僅需要邏輯上的嚴謹，更需要實證的有力支撐，陶西格的理論是能變成一個救治兒童病患的驚天神蹟，還是會遭到難看現實的殘忍屠殺？這一切，均需要一次手術來證明，這注定是一次不尋常的手術，到哪裡去找這麼一個有膽識的外科醫生來完成這一任務呢？

　　1939 年，哈佛大學波士頓兒童醫院的羅伯特·愛德華·格羅斯（Robert Edward Gross, 1905-1988）報導了他於 1938 年 8 月 26 日完成的動脈導管未閉合（Patent ductus arteriosus, PDA）的關閉手術，這一手術開創了手術治療先天性心臟病的先河，為其帶來了巨大聲響，格羅斯取得這一傲人

成績時，還不過 30 歲出頭，只是威廉・愛德華・拉德（William Edwards Ladd, 1880-1967）教授手下的一名住院總醫師。

在陶西格看來，格羅斯理應是她驗證自己設想的最佳人選。為什麼格羅斯所做的這次手術會引起陶西格如此的重視呢？

動脈導管原是胎兒時期位於主動脈和肺動脈之間的生理性管道，這一管道的開放是胎兒生存之必須，因為胎兒的肺處於塌陷的狀態，沒有呼吸，肺循環阻力大，肺動脈內壓力大於主動脈，血的氧合靠的是胎盤，所以原本經肺動脈流向肺部的血流壓力差透過動脈導管進入主動脈而流向胎盤。出生以後，隨著一聲啼哭，嬰兒的肺開始膨脹，進行氣體交換，同時肺動脈阻力下降，肺動脈內壓力迅速降低，在部分激素及體液因素的影響下，隨著一系列血流動力學的改變，導管管壁內的平滑肌收縮，從而引起導管內膜之間的互相接觸，導致血栓形成，從此肺動脈內的血液不再經過動脈導管，而直接注入肺臟，在隨後的數周或數月內發生纖維化，動脈導管逐漸變為韌帶。倘若在出生後 2 歲動脈導管仍未閉合，則以後自行閉合的機會渺茫，此即動脈導管未閉。如未經治療，病童死亡率很高。

格羅斯之所以會注意到動脈導管未閉這一問題，是因為他的臨床訓練起始於病理解剖，他在解剖部分嬰兒的屍體時，發現部分病童的死因是先天性心臟病，他認為雖然大部分先天性心臟病暫時無法治癒，但動脈導管未閉這種相對不複雜的問題應該是可以透過外科手段來解決的。

在 1917 年的外科年鑑上，約翰・卡明斯・蒙羅（John Cummings Munro, 1858-1910）首次提出了手術治療動脈導管未閉的可能性，但他只在嬰兒屍體上嘗試了分離和關閉動脈導管的可行性，並未在活體上付諸實踐。

而格羅斯則確信，這應該是一個可以拯救很多人的手術，但當他在

動物實驗中已經熟練了這一操作，準備以此術式造福波士頓兒童醫院的病童時，卻遭到了時任外科主任的拉德教授的強力喝止。拉德是現代小兒外科創始者，美國第一代小兒外科醫生約 75% 出自他的門下。在他看來，在距離心臟那麼近的肺動脈和主動脈之間進行手術操作，這是前所未有的事，那麼高的動脈壓，只要在操作過程中有一點差池，病童就得死在手術臺上，而且小兒的胸腔一旦被開啟，肺也會迅速萎癟，這同樣是致命的。

　　不顧恩師的反對直接蠻幹顯然不是什麼好主意，也許格羅斯應該再多一點耐心，也許格羅斯可以說服拉德教授，也許格羅斯可以再等一等……但對於當時的洛林‧絲薇妮（Lorraine Sweeney）來說，可能時間已經不多了，7 歲的她，羸弱不堪，別的小朋友在奔跑玩耍的時候，絲薇妮只能趴在窗戶上豔羨地旁觀，因為她知道，只要活動稍微一增加，她的生命可能就得畫上休止符了。母親帶著絲薇妮找到格羅斯，彷彿溺水的人抓住了岸邊的稻草，怎肯輕易鬆手？女兒一天比一天虛弱，死神隨時會降臨，與其坐以待斃，還不如冒險試試這救命的法子。

　　外科界的傳統，向來是以階級為重，格羅斯的年資尚不高，僅僅是拉德教授手下的住院總醫師，只要拉德一直不鬆口，格羅斯的手術就做不成。但如果失去這次手術機會，一則絲薇妮可能就此失去活命的機會，二則格羅斯也怕被別人搶了頭籌……

　　格羅斯的擔憂不無道理，在科學界第一和第二的命運是迥然不同的，這樣的教訓在我們後面的講述中比比皆是。

　　1937 年春天，波士頓大學的約翰‧威廉‧史特里德（John William Strieder, 1901-1993）在一次聚會中結識了唐納德‧蒙羅（Donald Munro）醫生，在交往中他們談到了唐納德父親在屍體上嘗試的動脈導管的閉合手術，唐納德甚至將其父親當年發表的文章也翻出來給史特里德看，如

此，史特里德自然也會想到用這個手術來揚名立萬。後來他遇到了一個動脈導管未閉合並感染性心內膜炎的病人，病情很重，史特里德為這個病人做了動脈導管的結紮手術。動脈導管未閉的病人通常在其左側鎖骨下的區域可聽到連續的機器狀雜音，在這次術後的第 3 天，這個病人心臟雜音消失了 —— 連同他正常的心音一起消失了，因為他的心臟停止了跳動。據說史特里德事實上在技術層面已經取得了成功，只是他的運氣實在不太好，病人可能是死於誤吸（指異物誤闖呼吸道）—— 很顯然病人的運氣比史特里德還要糟。

可等著格羅斯和絲薇妮的運氣又如何呢？拉德攔著不放行，格羅斯甚至連碰運氣的機會都沒有啊！不過，老虎也有打盹的時候，真是天可憐見，就在絲薇妮的母親快要在等待中瀕臨崩潰的時候，拉德教授居然出去度假了。

這真是天賜良機！格羅斯豁出去了。

1938 年 8 月 26 日，格羅斯成功地實施了動脈導管閉合術。

但手術不可能一個人就完成，違抗外科主任的命令，越級實施非常規的手術，如果一旦手術失敗，恐怕整個手術團隊都得吃不了兜著走。而其他夥伴居然就敢配合年輕的格羅斯幹這麼出格的事，可見年輕的格羅斯已在同事們當中擁有相當高的威信，失敗又如何，大不了有難同當。1999 年，時年已 95 歲的麻醉護理師在回憶起這段往事時，還一個勁地說簡直嚇死了，其他醫院可是剛剛因為這個手術死過人的啊！看起來，這個護理師在格羅斯做這個手術的時候是知道史特里德初嘗敗績的。但據記載，格羅斯本人似乎對此毫不知情，因為史特里德是在美國胸腔外科學會（American Association for Thoracic Surgery）的一次學術會議上彙報的這次手術，而這次會議格羅斯根本就沒有參加，事後他也沒有讀過史特里德發表在《美國心臟雜誌》（*American Heart Journal*）上的

手術結果。根據拉德教授此前對此手術異常強烈的反對態度可推測，拉德教授倒是有可能知道史特里德的手術結果，畢竟這兩家醫院同在波士頓。

手術很成功，格羅斯和絲薇妮的運氣都不錯，小孩子恢復得很快，格羅斯在巡房時對絲薇妮和她的家人說：「真是感謝上帝，這次手術如果失敗了，我就得回佛蒙特州餵雞去了。」術後 9 天，絲薇妮出院，從此就像換了個人似的，精力變得異常旺盛，以至於其家人甚至懷疑，這到底做了個什麼手術啊？是不是又幫她多裝了一個心臟？這孩子怎麼跑來跑去的沒個休息的時候啊？

長出了一口氣的格羅斯心想，嘿嘿，這回我不用回農場養雞了，教授就是回來，看到這樣滿意的結果也一定無話可說。

拉德教授度假結束回到醫院以後，很快就知道了自己這位高徒幹的好事，惜字如金的他僅對格羅斯說了一個字：「滾！」

格羅斯最後還是在農場待了幾個月。有人說，後來是拉德教授想通了，叫格羅斯回來，也有人說是醫院的高層要求格羅斯回來；總之，拉德教授到死也沒原諒這位不聽話的學生。

在 80 多歲那年，絲薇妮在一次影片訪談中談及當年的這次手術，對好多細節仍然記憶猶新。誰能想到這個已經是當了奶奶的人當年曾被醫學界判過死刑呢？一次抗命違規的手術導致格羅斯師徒出現了難以彌補的嫌隙，但成就了一個原本必死之人充滿活力的一生。

法洛氏四重症這種心臟畸形可比動脈導管未閉合複雜得多，格羅斯會與陶西格聯手來解決嗎？ 1941 年之前的某一天，陶西格赴波士頓找到了當時聲望正隆的格羅斯，詳盡地闡述了自己的觀點，並懇請他出手相助。可格羅斯仍沉浸在因他的創舉而帶來的巨大讚譽之中，未能發現陶西格理論的價值所在，他直截了當地告訴陶西格：「我的工作是關閉異常

開放的導管，而不是把已關閉的導管開啟。」

格羅斯的這一回應後來被很多醫學史專家引用，但在 1979 年洛杉磯兒童醫院舉辦的一次學術會議後的晚宴上，作為榮譽嘉賓的陶西格卻對這次會面提供了另外一種說法。她說：「既然格羅斯講了這個關於他自己的故事，那麼我也來說一說吧。當年我問他是否可以建立這樣一個人造管道，格羅斯醫生回答道：『那當然啊！我已經這樣做好多年了呢，小菜一碟。』我幾乎是低眉順眼地繼續說，這對那些因法洛氏四重症合併肺動脈狹窄而發生青紫的孩子，將有很大幫助啊！可是格羅斯先生對此毫無興趣，我只好回到巴爾的摩（霍普金斯醫院所在地）等待時機。」

我不確定這兩個版本哪個更接近真實，但可以肯定的是，格羅斯的輕率，使其失去了一個原本屬於他的機會，一個足以使其在心臟外科歷史上登壇入聖的機會。

並不氣餒的陶西格最終跟另外一名外科醫生聯手開創了一個時代，創立了一個以兩人名字命名、一直沿用至今的經典姑息手術方式——B-T 分流（Blalock–Thomas–Taussig shunt，又稱布萊洛克 - 陶西格分流術）。這一重大貢獻使兩人在學術界名聲大噪，一舉成就了兩人在業內的宗師級地位。2006 年，一位當年曾在格羅斯手下學習的醫生提到這件往事，他說格羅斯後來十分懊悔沒能對陶西格的理論給予足夠的重視，輕易錯過了這個本可改寫心臟外科歷史的機會。也許是造化弄人，這一段群星燦爛的歷史不可能讓格羅斯一枝獨秀，心臟外科的舞臺輪到另一個幸運兒登場了。

這個幸運兒名叫阿爾弗雷德·布萊洛克（Alfred Blalock, 1899-1964）。這個後來大名鼎鼎的心臟外科奠基人之一早年的經歷與幸運毫無關係，他甚至差一點英年早逝。

布萊洛克出生於喬治亞州的卡洛登，從喬治亞軍校畢業後，他服役

經歷了第一次世界大戰。在戰場上自然難免目睹很多流血與死亡，這也許與其後來在失血性休克研究方面頗有建樹不無關聯。一戰後，他自喬治亞大學取得學士學位，而後赴馬里蘭州的巴爾的摩申請在霍普金斯大學醫學院攻讀醫學，於 1922 年畢業。在霍普金斯大學醫學院學習期間，布萊洛克與自己的室友廷斯利·蘭道夫·哈里遜（Tinsley Randolph Harrison, 1900-1978）成為至交，哈里遜後來成為著名的心臟內科醫生，並以大名鼎鼎的《哈里遜內科學手冊》（*Harrison's Principles of Internal Medicine*）前 5 版的作者為世人所知，以他們後來的成就來看，此兩人可算心臟醫學領域的內外雙璧，這已是後話。

　　在布萊洛克還是醫學生時，他就參加了動物實驗研究，受到嚴格的學術訓練，並且打下堅實的實驗基礎，這對他後來事業的發展起了重大的作用。布萊洛克在畢業後向本院申請實習醫師職位時，他最初的意願是在霍普金斯醫院做一名一般外科醫生，成為時任外科主任豪斯泰德（William Stewart Halsted, 1852-1922）的弟子。豪斯泰德是外科史為數不多的可稱巨人的偉大醫生之一，他對外科學影響深遠，讓人們看到了基於解剖學病理學原理的外科學研究，使手術更強調精細和安全而非技法瀟灑和速度超群，他創立了住院醫師培訓制度，是美國現代外科的締造者，由於其貢獻卓著，被美國乃至整個外科學界幾代醫生視為偶像。但布萊洛克的申請被拒絕了，原因是成績不夠，他在眾多求職的醫學生當中成績只是中等，這自然入不了豪斯泰德的法眼，不得已，他去了泌尿外科。

　　幾個月後，豪斯泰德去世了，校方提議約翰·芬尼（John Finney, 1863-1942）為其繼任者。約翰·芬尼是霍普金斯醫院第一代住院醫師，視奧斯勒為一生的偶像，奧斯勒將其推薦給豪斯泰德時，稱「你再也找不到比他那雙更靈巧的雙手了」。芬尼擅長腹部手術，判斷力極好，豪斯泰

德妻子的闌尾切除手術就是他做的，他還是美國外科學院的創始人之一和第一任院長，也曾在一戰期間任盟軍遠征軍的首席外科顧問。當時，他已在豪斯泰德麾下工作了 33 年，按說是下一任主任的不兩人選，可對於接任霍普金斯醫院外科主任一事，他後來卻以年紀太大為由拒絕了，隨後正式的繼任者是德威特·路易斯 (Dewitt Clinton Lewis, 1822-1899)。但就在芬尼短暫掌印霍普金斯醫院外科期間，他發現了布萊洛克的外科天賦，外科畢竟是實踐性極強的專業，學習成績有時候說明不了一切，這位伯樂認為布萊洛克是個外科天才，應該讓他去最想去的地方，因此為他爭取到了去一般外科進行住院醫師培訓的機會。

可布萊洛克去了一般外科不久，就與其他幾個實習醫生發生了嚴重的爭執，結果，布萊洛克被一般外科踢出，之後又去了耳鼻喉科。直到 1925 年夏天，對一般外科情有獨鍾的布萊洛克仍未死心，他離開霍普金斯醫院，希望可以到波士頓著名的布萊根醫院 (Peter Bent Brigham Hospital) 繼續一般外科的學習，但他的好友哈里遜則建議他去田納西州納許維爾的范德堡大學巴尼·布魯克斯 (Barney Brooks, 1884-1952) 主任那裡繼續一般外科住院醫師的學習。哈里遜在霍普金斯大學醫學院畢業後，曾在布萊根醫院實習一年後，又返回霍普金斯大學醫學院繼續完成住院醫師的培訓，而後又去范德堡大學擔任第一任內科住院總醫師。相比於好友哈里遜的春風得意，布萊洛克似乎總是慢了半拍。1925 年年末，在波士頓之行泡湯的情況下，布萊洛克只好遵從哈里遜的建議來到范德堡大學，由於布魯克斯看中的是布萊洛克在霍普金斯醫院學習期間有動物實驗方面的基礎，所以讓他負責外科實驗室的工作。

1927 年，鬱鬱不得志的布萊洛克得了肺結核，要知道，真正有效的抗結核藥物鏈黴素 (Streptomycin) 是 1944 年才出現的，在這之前得了肺結核的，除非極特殊的例外，多數終難免一死。在 18 ～ 20 世紀，肺結

核在歐洲、南北美洲、非洲及亞洲的許多地方均成為一種流行性疾病，每年都導致成千上萬的人死亡，比如前面提及的陶西格的母親。這一惡疾如此可怕和常見，以致於很多文學作品中均有它的影子，像《茶花女》（*La Dame aux camélias*）中的瑪格麗特和《紅樓夢》中的林黛玉都極可能是死於該病。

　　布萊洛克最初在紐約北部的特魯多療養院度過了一年的時間，但身體狀況沒什麼好轉。在這一年他還在同一病房裡遇到白求恩醫師（Henry Norman Bethune, 1890-1939），此時的白求恩作為外科醫生和社運人士已經小有名氣，而且白求恩也參加過一戰。這樣的兩個外科醫生，在同樣幾乎是得了絕症的情況下在同一個病房裡療養，在難捱的寂寞裡，想必一定會有很多共同話題。當時的白求恩雖以社會活動而聞名，但在外科方面也絕非等閒之輩。白求恩是一位胸腔外科先驅。他在康復出院之後，就開始接受正式的胸腔外科培訓，並陸續發明了新的肋骨剝離器、開胸器及肋骨剪等手術器械，同時他也是早期嘗試戰地輸血的先驅。既然在療養院沒什麼效果，不如索性去別處求治，於是布萊洛克離開了此地遠赴歐洲碰運氣。照理說他當時的身體情況應該不太樂觀，但不知為何他還一度在劍橋大學的實驗室工作過幾個月。為解決肺結核的問題，他還在德國柏林短期停留過，為的是向德國著名外科醫生恩斯特·費迪南德·索布魯赫（Ernst Ferdinand Sauerbruch, 1875-1951）尋求治療建議。索布魯赫醫生是胸腔外科歷史上不容忽視的人物，因為開胸手術此前無法解決肺部塌陷的問題而長期沒有進展，1904 年，索布魯赫設計了一種負壓室用以滿足胸腔外科手術的需要。這在當時屬重大突破，儘管這一裝置很笨重（4,541 公斤），卻使開胸手術成為可能。布萊洛克在柏林期間已經出現了咳血，但即使如此，索布魯赫還是未能為他提供任何幫助……萬念俱灰之下，布萊洛克也只能返回特魯多療養院靜聽命運的安

排。不過幸運的是，布萊洛克居然沒經什麼有效的治療就逐漸康復了。

通常我們說大難不死必有後福，往往是對經歷過磨難的人一種善意美好的期許罷了，磨難就是磨難，它本身並不會孕育任何福祉。寫作本書時，出於對所有這些醫界前輩的敬意，我不厭其煩地標注了所有人的生卒年。到本書完成時我忽然發現，相比於同時代其他的前輩人物，布萊洛克逝去得畢竟稍早了些。我更願意相信布萊洛克的大難不死，是因為他在等待事業中的那位幸運女神陶西格，命運還不允許他在未完成其歷史使命之前就死掉，縱使是肺結核這個當時幾乎必死的理由也不行！

1928 年，康復後的布萊洛克重返范德堡大學工作，10 年後取得了全職教授的職位。在這期間，他遇到了人生中一個極重要的合作夥伴——維維恩‧托馬斯（Vivien Thomas, 1910-1985）。在學術期刊正式刊出的文獻中，有關 B-T 分流的創立，通常都只提布萊洛克與陶西格，以致於如今多數的心臟外科醫生根本不知道這一傳奇術式的背後，尚有這樣一位不可或缺的幕後英雄。

托馬斯出生於路易斯安那州，後來隨父母搬至田納西州的納許維爾。托馬斯高中畢業後原打算讀醫學專業，但由於經濟原因而夢斷，只好接受命運的安排，在 1929 年子承父業做了木匠。一個木匠怎麼跟心臟外科扯上關係了呢？原來，在大蕭條時期，失業率激增，即使托馬斯技術很棒，也還是被老闆炒了魷魚。否則，這個世界上將多一個心靈手巧但默默無聞的木匠，卻少一個手藝絕佳、對心臟外科的發展造成重大推動作用的傳奇實驗員。

1930 年 2 月，經朋友介紹，托馬斯成為布萊洛克的實驗室助手。一個大學的科學研究人員，怎麼僱用一個木匠做自己的助手？在我看來，最大的可能是，在范德堡大學這樣的科學研究機構中，像布萊洛克這樣一個籍籍無名的研究者，就算是想僱用一個擁有大學學歷的實驗室助手

也無人應徵。

　　最初，托馬斯什麼也不會，只能由布萊洛克的一個下級醫生從頭教起，化學、生理學……以及種種實驗室技術。10年後，托馬斯成熟了，在外科實驗室的作用越來越大，成了布萊洛克非常倚重的左膀右臂。野心勃勃的布萊洛克發誓，即使是在范德堡大學這個一向不為學術界所重視的機構裡，也一定要做出一番事業來。

　　布萊洛克選擇休克作為自己的研究方向。在這一領域裡，他一反前人的許多觀點，提出了許多極有價值的創見，這些成果很快在二戰戰場上的施救過程中得到了充分的驗證。因為布萊洛克提倡的救治休克的新方案，不少傷兵得以免於一死。這些研究成果使其在學術界嶄露頭角，不少實力更雄厚的醫療研究機構想把布萊洛克挖走，底特律的亨利‧福特醫院就是其中一家，他們打算聘請布萊洛克做外科總負責人。但布萊洛克提出，「要我去做主任可以，但我必須帶著托馬斯一同前去」。這個附帶條件福特醫院不肯答應，因為托馬斯是個黑人。而布萊洛克也不願妥協。

　　1941年7月，布萊洛克的老東家，霍普金斯醫院也來范德堡大學挖角了，原來在3年前，霍普金斯醫院的外科主任德威特‧路易斯就已因中風（現稱腦部內出血）而離職，校方認為這一外科掌門的位置非同小可，如果沒有合適的人選寧可空缺，經過3年的比較遴選他們最終選定了布萊洛克，更重要的是，霍普金斯醫院也願意同時為托馬斯提供職位。這下，布萊洛克在闊別母校16年之後，終於得以外科總主任的身分重回故地大展拳腳。不知當年布萊洛克因遭排擠而被迫離開霍普金斯醫院之時可曾想到過今日，他居然也像他的偶像豪斯泰德一樣成為這所醫院的外科主任，但他也能像豪斯泰德一樣名垂青史嗎？

　　托馬斯為了布萊洛克的知遇之恩與事業發展，不顧父兄的反對離開

納許維爾來到了巴爾的摩。

1985 年出版的托馬斯自傳中提到，陶西格的造訪是在 1943 年，作為黑人的托馬斯與女醫生陶西格都是霍普金斯醫院的「稀有物」，布萊洛克也是命運多舛，這一場三人的會面想來應是很有意思，好一個惺惺相惜。

陶西格感性地向布萊洛克描述著那些可憐孩子的慘狀，這些「藍嬰」們唯一的希望就是透過外科手段讓肺得到更多的血液，她多麼擔心布萊洛克也像格羅斯一樣無視這一請求啊。然而，布萊洛克卻毫不遲疑地接受了這一理論，兩人一拍即合，他也認為肺血流的缺乏是許多先天性心臟病病童死亡的首要原因。

但如何在外科層面實現陶西格的設想呢？到哪裡去找這樣一個人工管道以增加肺的供血量？托馬斯與布萊洛克同時想到了他們 6 年前在范德堡大學實驗室時經歷過的一次失敗。

原來，他們在實驗室裡曾試圖透過吻合鎖骨下動脈和肺動脈，來建立肺動脈高壓的動物模型。不過幸運的是，雖然建模失敗，但吻合倒是完成了，只不過預期中的肺動脈高壓卻沒有出現。沒能透過這種分流如願地建立肺動脈高壓的模型，實在是一種太過幸運的失敗。因為這恰好說明，在肺循環中，可以在不增加異常壓力的情況下增加肺的血流量，而這不正是陶西格所需要的嗎？這是不是就說明，可以透過吻合鎖骨下動脈和肺動脈來實現陶西格的設想呢？這種可能性顯然是存在的。

如果在人體直接實施這樣的手術，無疑是破天荒的，還沒有誰敢透過改變心臟及大血管的解剖結構來治療先天性心臟病。格羅斯因之成名的動脈導管閉合手術，不過是將異常開放的動脈導管關閉為正常罷了，其手術難度及創意與重建新的大血管吻合相比不可同日而語。這樣前所未有的嘗試，一定要有相當大的把握才可以在人體實施。首先，要在實

驗動物身上證明，這一手術可以讓法洛氏四重症導致的肺供血不足得到改善。理論上，法洛氏四重症這種畸形當然也可能出現在動物身上，不過，哪有那麼巧的事，你能找到足夠多的恰好罹患法洛氏四重症的狗供人類實驗研究嗎？

此時的布萊洛克與托馬斯，經過多年的在實驗外科領域中的並肩戰鬥，早已成為珠聯璧合的絕佳搭檔，托馬斯總是能將布萊洛克的種種科學設想轉化為實驗事實，但這一回布萊洛克的要求是，先建立法洛氏四重症的動物模型。

聽到這個要求，托馬斯頓時覺得自己的頭比平時大了 3 倍，這可是從未遭遇過的巨大挑戰，法洛氏四重症包括 4 種畸形：室中膈缺損、肺動脈狹窄、主動脈騎跨、右心室肥厚。這怎麼可能在動物身上出現？動物也是生命，不是可以隨意改變結構的積木，不可能有任何健康動物能被人為製造出這 4 種畸形來，並且還能繼續活著接受一次鎖骨下動脈和肺動脈的吻合手術。此時身經百戰的托馬斯似乎也退怯了，他對布萊洛克說：「先生，我們能否做些相對簡單一點的實驗外科學研究呢？」布萊洛克回答得簡短又意味深長：「所有簡單的工作都已經被別人做完了。」言下之意即他們已別無選擇。

科學研究中，有些看似複雜的無從下手的問題，可能會有一個直達本質的簡單直接的解決辦法。布萊洛克認為，只要能複製出肺動脈狹窄這一情況，就能滿足下一步的實驗要求，也就是說要製造一個肺供血不足的情況。托馬斯先是直接做了肺動脈與肺靜脈主幹的吻合，結果實驗動物紛紛死亡，隨後又嘗試了切除實驗動物的一側肺之後再行肺動靜脈吻合……最後，在一年多的時間裡，經過數百條犬隻的犧牲，終於成功建立了可滿足手術要求的法洛氏四重症動物模型 —— 右側肺葉的兩葉切除（狗的右側肺有四葉，左側為三葉）加肺動靜脈次級分支的吻合，在此

基礎上再行預想中鎖骨下動脈和肺動脈的吻合手術果然能改善實驗動物的「病情」。布萊洛克及時將這一進展告知陶西格，他說：「我們已經為你的設想找到實驗依據了，我想我知道這個手術應該怎麼做了。」

那麼誰將成為第一個接受這種手術的病人呢？畢竟，還沒有人敢嘗試對這樣脆弱的「藍嬰」進行有關心臟的手術。如果手術成功，那這個孩子將成為第一個受益人；如果失敗，那這樣的犧牲所引起的非議，醫生們能承受得了嗎？

艾琳·撒克森 (Eileen Saxon, 1943-1945)，女孩，出生於 1943 年 8 月，早產。小撒克森剛出生時，只有 1,105 克，出生後不久醫生就在聽診時發現了心臟雜音，可憐的小孩直到 4 個月時體重才長到 2,900 克。最初，陶西格認為這個孩子只是患有室中膈缺損；直到病童 8 個月出現活動後青紫及缺氧發作時，陶西格才意識到，這個孩子也是一個法洛氏四重症的病童。當時超音波技術還沒有出現，心臟造影技術也沒有在臨床應用，診斷方面除了視、觸、叩、聽（聽診器）等基本手段之外，就只有普通的胸部 X 光片（當時也僅在霍普金斯醫院出現數年而已）和心電圖了。陶西格透過刻苦的鑽研，已經能夠透過 X 光片顯現出來的心臟輪廓大致做出一些相對準確的判斷（診斷錯誤在相當長的一段時間內只能靠最後的屍檢來驗證）。在那個時代，陶西格憑著扎實的基本功已經將診斷水準發揮到了極致。

1944 年 6 月 25 日，撒克森住院了。即使是在持續吸氧的狀態下，她還是顯得那麼羸弱，彷彿隨時會撇下父母去往天堂。3 周後，這個孩子被安排出院，因為當時所有的醫生都覺得她沒救了。在某些棄嬰十分常見的國家，也許孩子此時已經被拋於荒野而變成一具冰冷的屍體……但撒克森的父母儘管已經瀕臨崩潰，還是在家中盡力對其悉心照顧。這個頑強的小生命在家中又苦苦撐了好幾個月。10 月 17 日，因為頻繁的

青紫發作、缺氧發作，撒克森再次住院。她的父母也許早已絕望，而這時，居然有人告知他們有一種手術也許可以救孩子的命，恐怕任何人都不會拒絕這樣的機會。撒克遜夫婦當時應該絕對沒有想過這個孩子會在醫學史上留下重重的一筆，他們沒有更多的奢望，哪怕能延續孩子一分鐘生命，能減輕孩子一點點痛苦，他們都願意冒險嘗試。

布萊洛克的很多動物實驗設想，都是由托馬斯親自操刀在實驗動物身體上完成的，經過 10 多年的打磨，托馬斯的技術已經十分了得。因此，事實上這一計畫內的手術操作的熟練方面，托馬斯已是遠在布萊洛克之上了。為保證病人的安全，布萊洛克要求自己先作為手術助手協助托馬斯，在狗身上做一次，然後再由自己主刀托馬斯作為助手做一到兩次。

但是，準備工作沒能如期完成，布萊洛克只作為手術助手協助托馬斯做了一次動物實驗，病人撒克森的病情就開始迅速惡化了。這就是臨床醫學工作的特點，病情是瞬息萬變的，尤其是小兒，你永遠不敢保證所有的治療計畫都能如期進行。再拖下去，撒克森就真的一點機會也沒了。

怎麼辦？按計畫完成準備工作，可能病童已經等不到那個時候了；冒險現在做手術，那一旦失敗，歷盡艱辛捲土重來的布萊洛克，在霍普金斯大學立足未穩，就可能從此身敗名裂。這時候，如果僅僅為自己的前途命運著想的話，完全可以按部就班地完成準備工作。就算這個病人死了，病例總會再有的，到時候再安安穩穩地一鳴驚人，豈不是更恰當？手術前布萊洛克經歷了苦苦的掙扎，周圍的同事和朋友也多勸他暫時放棄這個機會，但最終，為了不使這個病人死在眼前，他還是決定賭一下。

「在心臟上做手術，是對外科藝術的褻瀆。任何一個試圖進行心臟手

術的人，都將落得身敗名裂的下場。」

西奧多・比勒斯已經去世整整 50 年了，他的這句魔咒難道仍要絆住拓荒者的手腳嗎？

術前的器械準備已經由托馬斯安排妥當，當時根本就沒有適合吻合孩子血管的器械和針線，好多都是托馬斯根據動物實驗的需要設計和手工磨製的，比如吻合血管用的那根針，需要將原來較長的針掰斷成半英寸（1 英寸 =2.54 公分）再將其尖端重新打磨銳利……工欲善其事必先利其器，托馬斯知道他沒資格參與如此重要的手術，因此他必須讓布萊洛克手術中使用的器械完全符合特殊操作的需要。做完這些準備工作，托馬斯就只能在手術當天和其他人一樣祈禱這次手術成功了。

1944 年 11 月 29 日，護理師將那個已極度脆弱的孩子移送到手術室。布萊洛克按部就班地戴口罩、洗手消毒、穿手術衣、戴手套……當一切準備妥當，所有人員均已就位，都等著布萊洛克下刀時，他卻在掃視了手術室一圈後，對護理師說：「叫維維恩・托馬斯來手術室。」

布萊洛克要求托馬斯站在他旁邊，必要時提醒他，陶西格則緊挨著麻醉醫生梅雷爾・哈默爾（Merel Harmel）站在病童的頭端，以觀察孩子臉色的變化。第一助手是外科總住院醫師威廉・波克・朗米爾（William Polk Longmire, 1913-2003），第二助手是實習醫生丹頓・亞瑟・庫利（Denton Arthur Cooley, 1920-2016）。當手術刀從病童的左側胸壁第四肋間開啟胸腔之後，布萊洛克才意識到術中的情況遠比預想的還要棘手，病童需要吻合的血管比實驗動物的血管還要細，其直徑還不到實驗犬血管直徑的一半。手術在艱難中有條不紊地進行著，游離左肺動脈，修剪左鎖骨下動脈，布萊洛克不時地就具體操作與托馬斯小聲商議，吻合口大小，縫針間距，甚至進針出針的方向，在那一段時間裡這兩個人的意識與動作已水乳交融、難分彼此。

此時此刻，手術室外病童撒克森的父母又在做什麼呢？恐怕除了向上帝禱告之外，就只有心焦如焚地等待了吧。我曾經不止一次地目睹這樣的情景：手術室的自動門關上之後，幾個家屬相擁著輕聲啜泣。無論如何，這扇手術室的門終究會再次開啟，只是，開啟之後，還能看到親愛的孩子微笑的臉嗎？

這當然是布萊洛克等人在事業上的關鍵一搏，同時，也更是撒克森一家人向死神的抗爭之旅。手術室之門，見證了多少人間悲歡，而這一回，在霍普金斯醫院，它將見證一個重要的歷史時刻。

當時還是實習醫生的庫利記錄道：

「1944 年 11 月 29 日，這是一個在心臟外科歷史上值得紀念的日子，布萊洛克醫生將施行第一次這樣的分流手術。當手術結束，嬰兒的嘴唇顏色由深藍色的發紺轉變為令人愉快的粉紅色時，可以想見我們當時所感受到的興奮。這可能是心臟手術時代的正式開始。」

就在這種幾乎是趕鴨子上架的情況下，手術居然獲得了成功，真不知道這到底是布萊洛克的幸運，還是那個叫撒克森的病童的幸運，抑或是整個時代的幸運。該手術的確立，使許多嚴重的心臟畸形獲得了足夠的肺血流，改善了病童生存品質。那些不幸的孩子終於不必再任由死神蹂躪了，救命的曙光似已在天際出現。

這種手術雖然沒有徹底矯正法洛氏四重症的畸形解剖結構，但由於增加了肺部供血量，病童的青紫情況明顯得到緩解，運動的耐受性也得以極大提高。在當時普遍認為「先天性心臟病等於沒救」的情況下，其震撼效果可想而知。美國及世界各地的病童及家長們紛紛乘坐汽車、火車和飛機來到霍普金斯醫院求治，到 1951 年，已有 1,034 名符合手術條件的兒童接受了 B-T 分流，心血管外科以無可辯駁的益處迅速推廣。當布萊洛克和陶西格提倡的原則被醫學界確切接受時，心臟外科也開始在世

界範圍內被外科醫生承認，正式成為現代醫學中一個重要的分支。

　　被冰封了近半個世紀的心臟外科，終於破土而出。原來心臟並不是脆弱得不允許任何操作，似乎走出比勒斯的魔咒已指日可待，但事實果真如此嗎？

02

剖心暗戰，南北相爭
── 低溫開心的故事

　　陶西格與布萊洛克和托馬斯等人的故事後來被導演約瑟夫·薩金特 (Joseph Sargent, 1925-2014) 拍成了電影《天賜良醫》(*Something the Lord Made*)，於 2004 年，也即該術式創立 60 週年之際上映。影片藝術性地再現了 60 年前的那個激動人心的時刻，性命堪憂口唇青紫的病童，在分流術建立之後即轉為粉紅。需要指出的是，該片中黑人托馬斯的貢獻被大大地增加了，他成了貫穿影片始終的關鍵人物。這其實是跟最初這一手術被學術界接受時，眾人只知道陶西格與布萊洛克而不知背後還與托馬斯有關。這一處理從藝術創作上來說無可厚非，除了向觀眾介紹一段醫學傳奇之外，也將歷史上曾存在的種族主義偏見揉入其中。但該片在試圖矯正種族主義偏見的同時，卻又矯枉過正地強化了另外一個歧視女性的偏見。作為這一醫學史上重大事件真正的靈魂人物陶西格，在這部電影中僅僅是一片綠葉，不能不說是非常遺憾的事。

　　這一手術創意的提出者是陶西格，當時在技術實力方面能夠將其創意實現的也不只是布萊洛克團隊。直到多年以後，格羅斯還抱憾於沒能重視陶西格的建議，其實他也做過類似的體肺分流的動物實驗，誰讓他被動脈導管結紮術的成功衝昏了頭腦呢？1972 年 3 月，格羅斯實施了他外科生涯中的最後一次動脈導管閉合術 ── 這是他第 1,610 次實施這一手術。如果當時他能與陶西格聯手，那麼今天被稱為 B-T 分流的手術，

就應該被命名為 G-T 分流了吧。

但其實錯過這個機會的還不止格羅斯，歷史有時候真是充滿了偶然性，陶西格在當時透過臨床觀察所提出的設想，同時代另外一位學者也想到了。保羅‧克里斯汀‧史文森（Paul Christian Swenson, 1901-1962）是一位放射科醫生，他在哥倫比亞長老會醫療中心工作期間，也觀察到了與陶西格類似的現象。一個法洛氏四重症的女病童同時存在動脈導管未閉合，史文森第一次見到這個孩子時，她只有輕度發紺，過了一段時間，當雜音強度減低，通過該導管的血流減少時，她的發紺程度加重了，人也變得更虛弱。後來屍檢結果證實了法洛氏四重症的診斷，也觀察到了明顯狹窄的動脈導管，史文森推斷，她病情的惡化可能與動脈導管的變窄有關。他建議外科醫生喬治‧漢弗萊斯（George Humphreys, 1903-2001）做一個連接體肺動脈的血管通道，可能就會阻止這類病情的惡化。但漢弗萊斯複習了當時的一些實驗結果，發現這樣做可導致一系列的血流動力學紊亂，所以他拒絕了史文森的建議。史文森也隨即放棄了這一想法，沒有在這個問題上做更深入的探究。

直到 B-T 分流的論文發表，漢弗萊斯才如夢方醒，他忽略了法洛氏四重症根本不是正常的生理狀態，那個操作引發的血流動力學的「紊亂」，其實恰好抵銷了法洛氏四重症本身的病理狀態。

曾經有一次重要的機遇擺在他的面前，他卻沒有珍惜，直到 B-T 分流成為傳奇，他才追悔莫及，塵世間最痛苦的事莫過於此。

如果陶西格在第一次求助被格羅斯拒絕以後，也像史文森一樣輕易地放棄了自己的想法，那麼歷史又將是什麼樣的呢？在這個節點上，人類僥倖了一回。

在所有的賽跑中，只有少數勝利者，大多數都是陪跑者，既然成敗已定，陪跑者又何必在曲終人散之後還懊惱不已呢？更何況，在醫學的

賽跑中，無論誰率先取得突破，不都是人類與死神、與疾病鬥爭的勝利嗎？在維護人類健康這一點上，所有醫生的目標應該是一致的，既然霍普金斯點燃了聖火，那麼我們前去求取火種便是！在 B-T 分流創立最初的歲月裡，湧向霍普金斯醫院外科的不止有世界各地的病童及家屬，還有熱情高漲的外科醫生們。

庫利認為，1944 年 11 月 29 日第一例 B-T 分流手術的成功，是心臟外科的正式開端。然而歷史終究是要由人類來解讀的，我們是否可以將 1896 年德國醫生瑞恩成功地進行心臟外傷的縫合當作心臟外科的開端呢？

拋開這種不易釐清的爭議不說，顯而易見的是，那種被動的偶發的對心外傷的處理，跟後來常規進行的計畫內的心臟外科手術自然是不能同日而語的。以普通人的常識來說，心臟受了外傷，而能活著被送到醫院接受救治，這種事顯然不會是醫生經常遇到的情況。倘若這種病例一直是這樣偶然零星出現的，恐怕外科醫生很難在這方面累積足夠的經驗，更別說總結出有普遍適用性的醫學規律了。

然而，近代兩次世界大戰製造的殺戮與傷痛，卻為後來醫學的發展提供了千載難逢的「機遇」：輸血的技術在這期間逐漸成熟，對大量外傷性休克的救治促成了布萊洛克休克理論的完善。戰爭在撕裂世界，但醫生們卻仍在努力將撕裂一點點彌合。我們不難想見，這一時期心臟外傷也一定會集中出現，那麼，對這些心臟外傷的救治是否也會對心臟外科的進步有極大的推動作用呢？

至少在德懷特‧埃默里‧哈肯（Dwight Emary Harken, 1910-1993）看來，這種推動作用是不容忽視的。哈肯畢業於哈佛大學，在二戰期間摸索出了一套行之有效的在跳動的心臟上取出彈片的方法，他也成了第一個連續為 134 名在戰鬥中負傷的士兵取出胸腔內彈片的外科醫生（其

中心包膜內 55 枚，心室 13 枚）。令人稱奇的是，這其中並無一例術中
死亡，尤其難得的是，這些手術完全是在沒有先進的電子監護裝置和血
庫的條件下進行的，快速輸血則是透過向玻璃瓶裡注入氣體加壓才實現
的。相比於半個世紀之前德國外科醫生瑞恩對心臟外傷進行救治的術後
存活率，100％：40％，這種令人嘆為觀止的差距展現的是半個世紀以
來醫學水準的整體進步。哈肯對決瑞恩，這種比較不是無意義的關公戰
秦瓊，輸贏不只屬於他們個人，更屬於他們所處的時代。歷史的發展綿
延不斷，醫學史環環相扣，筆者不可能將這 50 年來種種細微的進步全部
呈現，只擷取了這樣兩個有代表性的切面，委屈了其餘的醫學前輩。

　　以哈肯為代表的那一時期外科醫生的貢獻，為現代心臟外科的誕生
和發展做了重要的前期鋪墊，甚至有人認為這些前期工作簡直就是 B-T
分流術得以確立的催化劑。

　　不過，比勒斯的魔咒好像仍然在發揮作用，一直到 B-T 分流術確立
為止，外科醫生的手仍只能停留在心臟之外，無法開啟心臟進入其內部
進行確切的修復。心臟的外壁彷彿是一道不可踰越的解剖壁壘，阻擋著
外科醫生的手術刀……於是，每天仍有大量的病人因為某些心臟疾病而
在絕望中死去，真的沒有辦法讓手術刀進入心臟內部糾治病變嗎？

　　美國現代外科的締造者豪斯泰德曾提出過著名的外科無血手術原
則：「只有充分的暴露、仔細的止血才可以給予外科醫生必要的冷靜，使
他們可以在手術臺上清晰地思考，有序地操作。」

　　這，是外科雷打不動的金科玉律。然而對維持人體的生命力來說，
對心臟完整性的任何損害都將帶來災難性的後果。跳動的心臟，湧動的
血流，如何才能安全地開啟心臟外壁，又沒有血流的干擾呢？這看起來
似乎是不可能完成的任務，使當時絕大多數外科醫生敬而遠之。只有那
些具有出類拔萃的智慧和勇氣的人，才會思考如何突破這層解剖壁壘。

包括哈肯在內，許多心臟外科的先行者為糾治心臟問題，發展了富有創造性的閉式手術方法。但這畢竟是透過心臟之外的途徑去試圖處理心臟內部的結構，很有一些隔山打牛的盲目。縫合的效果醫生根本看不到，只有靠指尖在裡面才能大致感知，不知道得有多少手指在那個時期被扎傷。

　　非常遺憾的是，這一系列方法並不可靠。初期的手術死亡率很高，雖然在後期死亡率開始下降，也確實有很多病人的生存品質因此而獲得了改善，但由於顯而易見的局限性，這種不乏粗糙且危險的嘗試，注定只能是階段性的產物。如今這部分術式大都已被臨床淘汰，然而我們不應忘記的是，醫學界為拯救病人，曾經有一些勇者進行過無所不用其極的探索。

　　我們應該明白，現代心臟外科的開端是以 20 世紀以來科學技術的蓬勃發展為重要背景的，沒有基礎醫學的發展和診查手段的進步，時代就不會產生心臟外科發展的需要。試想如果人們乾脆不曾認清某些疾病的本質，又何談正確的治療呢？這個需要大師的時代，呼喚著那些不甘平庸的人們迎難而上。威爾弗雷德・戈登・畢格羅（Wilfred Gordon Bigelow, 1913-2005）就是其中之一，他為外科醫生最終進入心臟內部進行直視下的手術操作，邁出了關鍵性的第一步。

　　畢格羅出生於加拿大曼尼托巴省布蘭登，其父為著名醫生，創立了加拿大第一家私立醫院，其母是一名助產士。1938 年在多倫多大學取得醫學博士學位後，畢格羅在多倫多總醫院做了 3 年住院醫師，1941 年作為戰地外科醫生加入了加拿大皇家軍團。二戰結束後，從歐洲歸來的畢格羅獲得了血管外科醫生的職位。1946 年，多倫多總醫院外科主任建議畢格羅到美國最負盛名的霍普金斯醫院進修心血管外科。這是第一例 B-T 分流獲得成功之後的第二年，布萊洛克的聲望如日中天，能夠到他

手下去學習自然是一個極為可貴的機會，而正是這一機會改寫了畢格羅的人生，使其在心臟外科發展史上留下了重重的一筆。

B-T 分流手術的成功引起了當時外科界的極大關注，世界各地許多優秀的外科醫生紛紛前來霍普金斯醫院參觀學習，這些學習者無不為手術之後的顯著效果所震撼，畢格羅當然也不例外。

不過，在震撼之餘他也清醒地意識到，心臟外科的未來不能僅在心臟外圍打轉，還是要開啟心臟進行直視視野下的手術。當他多次目睹過布萊洛克的那些操作都是在心臟強而有力的跳動的情況下完成的之後，更加確信如果外科醫生不能阻止血液流過心臟，切開心臟在無血術野下直視操作，那他們顯然將永遠無法糾正或治癒心臟疾病。所有人都清楚，B-T 分流並沒有真正徹底糾正病童的心臟畸形，只是增加了肺的供血，使其青紫情況得到緩解，運動的耐受性得以提高。但心臟外科不會也不應該止步於此，那些先天性心臟病病童等待的是對心臟畸形真正徹底的糾正。

可知易行難。人們在當時的觀點是，心臟的跳動要麼停不了，要麼永遠停止。而無血術野則意味著流入心臟的血液將不得不暫時中斷，這怎麼可能呢！這一時期的挑戰主要在於如何維持循環。傳統的思路是透過幫浦和管道建立繞過心臟和肺的旁路，進行體外循環，這相當於是要在體外模擬心臟和肺的功能，其技術難度不言而喻。這一研究，甚至早在 1934 年，B-T 分流手術還沒出現時就已經開始進行了，只不過孤軍奮戰的研究者約翰·希舍姆·吉本在初期的應用中遭遇了極大挫折，這使得回到加拿大的畢格羅轉而另闢蹊徑。

據說在巴爾的摩的一個難眠之夜過後，他想到了一個辦法：「我在一個夜晚醒來，想到了解決這一問題的一個簡單辦法，不需要幫浦和管道，只需全身降溫，減少人體對氧的需求，即可中斷循環開啟心臟。」

為什麼是畢格羅而不是別的什麼人首先想到了這個辦法呢？有人認為因為他是加拿大人，加拿大是個北方國家，有著寒冷的冬天，所以他才能首先想到低溫的辦法。其實，當畢格羅還是多倫多總醫院的外科住院醫師時，他的工作包括為那些因凍傷而造成手指或肢體壞死的病人截肢，這曾促使他花費多年的時間去研究人體的低溫現象。在對這一機制的研究中，畢格羅發現，重要器官及細胞的代謝能力，在體溫下降時將成比例下降。畢格羅關於低溫下中斷循環的設想正是基於這一實驗基礎。

早在畢格羅之前，已經有大量的學者研究了人體的低溫問題。有一些醫生透過物理手段降低人體的溫度來處理一些疾病，比如疼痛、發熱、晚期腫瘤甚至是精神疾病。納粹德國科學家為了提高掉進冰冷的北海中的飛行員的存活率，曾以集中營裡的人為實驗對象，將活人剝光衣服扔進裝滿冰塊的水盆中，凍暈過去之後再予復溫……天理昭昭，這一惡行後來終於因一位倖存者在紐倫堡審判（即二戰後的歐洲國際軍事法庭）中出庭作證而被世人所知。這種以活人進行耐寒實驗的行徑當然是嚴重違背醫學倫理的，但這個慘無人道的實驗卻可以說明人體對寒冷的耐受力不像想像中的那麼低。

沒有證據表明畢格羅進行研究是曾受到過德國那些惡魔所進行的人體實驗的啟發，當時的科學界一直對低溫持有一個錯誤的觀念，認為人體的代謝水準與體溫的早期下降成反比：面對低溫的侵襲，沒有一個實驗能消除人體的適應性產熱機制 —— 我們誰受凍的時候不打寒顫直哆嗦呢？這樣一來，代謝率自然要上升的。而且由於既往關於低溫與嚴重創傷和休克的長期觀念，外科醫生們不認為低溫會為人體帶來什麼好處。

1947 年，回到多倫多的畢格羅立即組建團隊開始進行低溫停循環的研究，由於這種新思路顛覆了所有的傳統觀念，自然遭到了一部分外科界人士的激烈反對 —— 而他們的反對僅僅是基於自己舊有知識的第一

反應。還好內心強大的畢格羅擁有足夠的勇氣與自信 —— 決定走自己的路，就讓他們去吵吧。

畢格羅當然不是像無頭蒼蠅般亂闖。在系統性地總結前人關於低溫研究的科學成果的基礎上，他利用動物模型證明，透過仔細的麻醉，不僅可以消除因寒冷而產生的發抖，還可以消除因之而引起的肌肉張力的增加和震顫，攝氧量的下降幾乎與體溫的降低呈線性關係。該研究第一次證明了體溫和代謝的直接關係，這一發現對心臟外科甚至對整個醫學的影響均十分深遠，不要說其他一眾人等，也許畢格羅本人當時也未必意識到該發現的意義有多麼重大。

1949 年，經過 3 年的研究，畢格羅的團隊計算，20℃的體溫可使體循環中斷 15 分鐘，這也許足夠在直視下關閉房中膈缺損了。畢格羅記錄了他第一次在直視下施行的狗的心臟手術操作：

進入胸腔暴露心臟，準備第一次在低溫下實施開啟心臟的手術。看到心臟從容而如此緩慢地跳動，感受著發涼的組織和血液，這些都讓人覺得奇異。我們以前將狗降溫到 20℃並維持了 3 小時後成功復溫。但是現在當我們停掉循環並開啟心臟，大腦、心臟、肝臟、肺將會發生什麼情況？對氧敏感的器官會因缺氧而死亡嗎？或者低溫會出現如我們預期那樣的保護效果嗎？

1950 年，在美國科羅拉多州泉市舉行的外科會議上，畢格羅報告了他的實驗結果：狗在 20℃的溫度下阻斷血循環 15 分鐘，死亡率 51%。如果不是將狗的體溫降到這麼低，只在狗的正常體溫之下阻斷狗的血液循環，恐怕 3 分鐘左右這些狗就得全死。這在歷史上是第一次，一個心臟被開啟並觀察了一段時間，最後安全關閉。演示的部分還包括一段記錄手術操作的電影膠片。

這真是令人驚喜的進步，對狗來說自然不是。當時，極端動物保護

主義者的反活體解剖活動非常激進。有人認為,醫學研究的重心從歐洲逐漸轉向美國,原因之一就是在歐洲進行動物實驗阻力太大,這幫自稱愛狗人士的偏執狂一直利用各種手段騷擾正常工作的科學研究者,像畢格羅這樣的科學家始終是他們口誅筆伐的目標,就連霍普金斯醫院即使在「藍嬰」手術取得那麼大轟動的社會效應時,也曾被一些激進的反動物實驗者圍攻過。1949 年,巴爾的摩的反動物實驗者向霍普金斯醫院的動物實驗室發出警告,要求他們不得以流浪動物進行實驗,還要將那些向實驗室提供動物的人加以拘捕。醫院的高層被這幫人搞得焦頭爛額,不得不召開一次公開聽證會,支持動物實驗的科學家和反對動物實驗的那幫人彼此激烈辯論。可秀才遇到兵,有理說不清,那幫人就是不認可動物實驗之於醫學研究的必要性。這時,陶西格將一群經過 B-T 分流手術後面色紅潤的健康小朋友帶到了現場,這些孩子顯然都是活生生的動物實驗的直接受益者,局面瞬間逆轉。次日,本地媒體熱烈地報導了此事,由此造成的結果是,後來的《反動物實驗法》在一次正式的投票表決時,以支持該法案者的絕對劣勢被否決了。

歷史畢竟不是出瘋子來寫的,一位學者曾對這類反智現象評論道:「那些反活體解剖人士大概和希特勒一樣,喜歡生活在一個科學家被殺害、醫學被拷上枷鎖的世界,但我確信,大多數思想健全的人和他們不一樣」。雖然這些事實上的反社會人士為動物實驗製造了不大不小的麻煩,但和真正的科學研究所遭遇的困難本身相比,這些雜音不值得一提,畢竟,所有成功的榮耀背後總會有陰影隨行。

經過進一步的技術改進,畢格羅在 1952 年報導了猴子在降溫至 18℃後,直視下開啟心臟的生存紀錄。由於這些令人鼓舞的結果,畢格羅認為可以準備應用低溫和血流阻斷技術,安全地在直視下修補人類的房中膈缺損了。

現在看起來，第一次在無血術野直視下實施對人類心臟內畸形糾治手術已經呼之欲出，萬事俱備、只欠東風 —— 只要有一個合適的病人就可以了。雖然此時外界質疑不斷，很多人認為他的計畫太過瘋狂，但此時的畢格羅早已成竹在胸。正當他躊躇滿志，打算如探囊取物一般將這項一定會震驚世界的殊榮納入自己懷中時，孰料半路殺出個「程咬金」，欲彎道超車搶奪這一殊榮。

一場看似波瀾不驚的暗戰就此展開。

　　*　　　　　*　　　　　*　　　　　*　　　　　*

如果說 B-T 分流的手術點燃了畢格羅一反常規出奇創新的激情，那麼接下來這位挑戰者的熱血，則顯然是因畢格羅的學術報告而沸騰起來的。在泉市舉行的那次外科會議上，畢格羅的報告引起了巨大爭議，然而同樣在會場的美國明尼蘇達大學醫院的外科醫生佛洛伊德・約翰・路易斯（Floyd John Lewis, 1916-1993）卻在讚嘆之時暗暗生出「彼可取而代之」的豪情。

同時代的人對畢格羅的評價是，他對自己的新觀念總是非常慷慨，毫無保留。1950 年代不比現在，在學術會議上放映動態投影十分容易，在那種相對落後的會場條件下，畢格羅居然能把記錄自己手術過程的電影膠片在現場演示，真可謂慷慨到家了。正是因為畢格羅在學術會議上將實驗方法透露得足夠細緻，才使路易斯有信心試一試。

但是，要想在這種極具技術含量與創新要求的挑戰中取勝實非易事，更何況別人已經贏在起跑點上了。因此，時人並不看好他，甚至不乏嘲諷。雖然許多朋友認為他是最聰明最有判斷力的天才，但路易斯自己卻甚為低調甚至有些害羞。當有人問起路易斯是否介意這些批評的聲音時，他回答得乾脆而巧妙：「如果你很少意識到那些人的所作所為，就

會大大減少對這些事情的關注了」。

　　沉穩的路易斯當然很清楚情勢，若要後發先至，則必須改進畢格羅的技術。他將狗降溫至 26 ～ 28℃，夾閉腔靜脈 8 分鐘，在直視無血的術野下施行了房中膈缺損（簡稱「房缺」）（透過外科手段建立）修補術，結果是 10 個動物，最後有 9 個得以存活。在動物實驗的存活率方面，路易斯果然已經做到後來者居上了。他是如何做到的呢？

　　原來路易斯的改進主要是對抗和最大限度地預防心室顫動 —— 一種十分棘手的心跳節律紊亂。他發現這主要是由冠狀動脈循環被氣栓阻塞和過度降溫造成的。於是他採取措施，限制術中冠狀動脈內氣栓的形成，並使溫度高於畢格羅所採用的溫度，因此手術死亡率得以大大降低。到了 1952 年，和畢格羅一樣，路易斯也覺得開展這種臨床人體試驗的時機已近成熟了。

　　現在，一加一美，一北一南的兩個人都拔劍四顧、躍躍欲試，只等決戰時候的致勝一擊。只不過科學上的這種爭鬥顯然不同於你死我活的搏命之爭，嚴格說來甚至並不存在真正的失敗者，因為無論他們中誰獲得成功，都將是人類的福祉。

　　正所謂天時不如地利，地利不如人和。以天時論，他們兩人年紀相當，均處於 20 世紀中期科學技術迅速崛起的黃金階段，時代呼喚一個可以將心臟外科更推進一步的大師，這是共同的歷史大背景。以地利與人和論，雖然畢格羅起跑在先，但路易斯也已將後發優勢利用到了極致，幾乎追平了畢格羅，甚至在某些方面還有所超越，畢竟他是站在前者的肩膀上起步的；再則，他們都必須倚靠自己所在的醫院，依靠強大的團隊合作。最後，一個看似不太重要的非學術方面的因素，卻成了決定這次競爭輸贏的關鍵所在 —— 人脈關係，他們都需要有人為其推薦一個合適的病例。

路易斯和畢格羅都仔細地尋找著第一例適合心內直視下修補房缺的病例，這一選擇的意義對於這些開拓者來說是顯而易見的。理想的病例應該是年紀小的，其心內的畸形不太可能產生遠期的不良後果。從他們認為時機成熟，提出臨床試驗設想，到最後獲得合適的病例可以一拚高下的這段時間裡，兩個人的內心一定是極不平靜的，那種混雜著興奮與緊張的期待，也許只有當事人才知道是多麼難熬。

　　畢格羅後來回憶說：「在選擇第一個合適病例的過程中，我們更希望他是兒童或青少年。但我們在一家成人醫院（多倫多總醫院）工作，沒有兒童的病例，而且當時加拿大的醫療環境對心臟外科是持保留態度的。」—— 這一番話流露出多少無奈啊。這是一個唾手可得的揚名立萬的機會，但由於國內保守的學術環境，居然沒有任何一個心臟科或兒科的醫生願意為畢格羅推薦一個適合的病例。事實上，距離多倫多總醫院不遠，穿過一條街道就有一家兒童醫院……這是畢格羅和路易斯兩個人對榮譽的爭奪，似乎也是兩個國家科技實力的一次比拚，雖然畢格羅起跑在先，不過，此時機會的天平開始向路易斯傾斜了。

　　由於一次偶然的機會，路易斯獲得了先機。明尼蘇達大學醫院的外科醫生理查德·瓦科（Richard Varco, 1912-2004）遇到了一個叫賈桂琳·約翰遜（Jacqueline Johnson）的女孩，她患有房中膈缺損，心臟聽診有雜音。這個孩子在其短暫的生命裡反覆生病（先天性心臟病的病童多數容易出現呼吸道感染），發育差，現在其心臟已經病態地增大。他認為如果任由病情發展，賈桂琳也一定會跟其他許多先天性心臟病病童一樣，很快就在絕望中走向死亡。既然在劫難逃，還不如嘗試一下最新的治療方法，當瓦科向約翰遜的家人建議也許路易斯可以用手術救這個女孩一命的時候，我想沒有任何家長會有一分鐘的遲疑，這是一個無法拒絕的建議。

這一重大手術的時間是 1952 年 9 月 2 日，在明尼蘇達大學醫院的手術室裡，手術臺上的術者是路易斯，兩位助手分別是理查德·瓦科和克拉倫斯·沃爾頓·李拉海 (Clarence Walton Lillehei, 1918-1999)。李拉海是路易斯的同窗好友，在學生時代，他們共同學習進步，課餘時間裡一起度過了很多個爛醉如泥的美好日子。正所謂打虎還需親兄弟，如此重要的一個手術，怎能少了好友的相助呢？

賈桂琳躺在變溫毯上，體溫開始緩緩下降，2 小時 40 分鐘之後，當其體溫達到 26℃時，其心率已經由原來的每分 120 次降低到每分 60 次。路易斯開始開啟賈桂琳的胸腔，阻斷了全部進出心臟的大血管，切開右心房，探查，謝天謝地，診斷無誤，確實是房中膈缺損──在當時的技術條件下，誤診遠不像今天這麼罕見，一旦出現意料之外的複雜畸形，醫生很可能無法將病童活著帶出手術室。路易斯開始俐落地飛針走線縫合這個缺損⋯⋯時間滴滴答答地走過，當已經過去 4 分鐘時，所有參與手術的人都不免有些緊張，因為如果是在正常體溫的條件下，這個時間範圍內病童的腦細胞就已經開始死亡了。當路易斯最後修補完房中膈缺損，開始關閉心房的切口，開啟阻斷的血管，重新恢復心臟跳動時，全部用時為 5 分 30 秒。路易斯完成了對該病童心臟實質缺損的確切修補縫合之後，再循常規關閉其胸壁，最後將病童置入溫水盆中逐漸復溫，這大概是賈桂琳唯一一次不是為了洗澡而被泡進一個溫水盆中。

手術順利結束之後，賈桂琳被推出手術室返回病房。這個幸運的孩子，在沒有現代外科術後重症觀察程序協助的情況下，依然得以順利康復，並於 11 天之後痊癒出院，她的心臟雜音消失了。隨訪 33 年後，病人健康狀況良好，她育有兩個孩子，甚至還當過木匠。

儘管這場低溫停循環的暗戰以路易斯率先取得成功而告一段落，但畢格羅並沒有因落敗而感慨「既生瑜何生亮」，反而為他的理論在臨床應用

中被證明有效而感到十分高興。不過，當路易斯宣稱自己是「破冰之舉」
(broke the ice)時，畢格羅還是忍不住要甩他一句「厚臉皮」(cheekily)。

　　第一例心內直視下手術的成功，為人類最常遇到的先天性心臟畸形
提供了一個可治癒的方法，開啟了心臟疾病治療的新時代。這一成功極
大地鼓舞了心臟外科同行的熱情，甚至很多原本冷眼旁觀的外科醫生也
跟著熱血沸騰，他們紛紛採納了這項技術。在整個 1950 年代，醫生們
運用直視下心內手術治療了大量簡單的先天性心臟缺陷。多倫多和丹佛
的治療中心成了開展和使用這一技術的翹楚，並在嬰幼兒的心內直視手
術中報導了驚人的低死亡率。多倫多總醫院畢格羅的團隊在 1953 年到
1960 年共實施心臟手術 50 例，死亡率 10%，而多倫多兒童醫院的威廉·
T·穆斯塔德（William T.Mustard, 1914-1987）團隊在此期間共實施心臟手
術 95 例，死亡率僅為 2.1%，好一個後來居上！也可能是畢格羅團隊所
治療的病人以成人為主，部分病人在手術時病情已進入終末期，因此死
亡率高於兒童病人。

　　在採用低溫手段進行心臟手術的後繼者中，又以亨利·施萬（Henry
Swan, 1913-1996）的成就最為出眾。他利用這一技術成功地開展了多項手
術，並完善和發展了心肌保護和空氣栓塞預防等一系列原則，這些原則至
今仍是心臟外科中的核心宗旨。總之，應用低溫直視下修復簡單的心臟畸
形，為發現並實施複雜的心臟外科手術提供了經驗。儘管亨利·施萬樂觀
且擁有遠見，但他還是清楚低溫心臟直視手術在心臟外科的應用局限。當
他試圖修復法洛氏四重症合併肺動脈狹窄（B-T 分流只能緩解症狀，而亨
利·施萬試圖根治疾病）時意識到，共存如此多畸形的情況下，是無法在
中度低溫流入道阻斷 8 分鐘的時限內完成修復的，甚至像室中膈缺損（其
複雜程度在房缺之上，法洛氏四重症之下）之類的畸形，也無法在如此短
的時間內完成修復，更複雜的修復需要一種新穎的方法。

由於處理更具挑戰性和複雜性的病變接連遭遇失敗，到了 1950 年代中後期，許多外科醫生開始對以現有的技術糾正更複雜的心內病灶變得謹慎。而作為低溫時代最偉大的理論奠基者和實踐者的畢格羅則相信，也許完善使用低溫的手段，可以使停止血液循環的時間安全地突破幾分鐘的限制，延長到幾小時。但當他將實驗用狗的心跳停止的時間繼續延長時，大部分狗都死掉了。例外的實驗動物是土撥鼠，這種小動物在實驗室的條件下體溫可以安全地降低至 3 ～ 5℃，心跳整整停止 2 小時也可以保持不死，看來這種有冬眠習性的動物體內含有某種特殊的物質，可以使其耐受低體溫及缺氧的能力大大加強，那麼如果找到這種物質並將其提取出來用在人身上，是不是就可以滿足進一步進行複雜心臟外科手術的時間要求了呢？為此，畢格羅暫時停止了自己的全部外科手術，一頭栽進實驗室專注於土撥鼠的冬眠研究，希望為心臟外科的發展找到突破口，這一回，他能再有所建樹嗎？

03

一生一夢，名垂醫史
—— 體外循環的故事

外科學最後的堡壘 —— 心臟，在經過幾代外科醫生的多次攻伐之下，眼見到破城之日即將來臨，畢格羅等的貢獻為心臟外科發展史上帶來了一個小高潮，但當他們試圖挑戰更有難度的複雜心內畸形手術時，卻難以突破低溫手段固有的時間限制，不少先行者紛紛在手術臺上折戟沉沙，路易斯就接連兩次在低溫下試圖進行室中膈缺損的修補手術，結果手術均告失敗，兩個病童都死在了手術臺上，連續的失敗挫滅了路易斯原有的激情，他放棄了進一步挑戰高難度心臟外科手術的追求，從此心灰意冷。因此，同時代的很多人對心臟外科的發展前景再次悲觀起來。

看起來心臟作為壁壘仍在固守，路易斯等試圖破壁的先驅已落得個黯然落敗的收場，城在人在，城破則人亡，心臟之城還在等待那個最終的破壁之人。我們不妨先把畢格羅對土撥鼠冬眠現象的研究放一放，回過頭來看看最初為解決無血術野而進行的傳統的體外循環研究又有著什麼樣的故事。

1903 年 5 月約翰·希舍姆·吉本 [01]（John Heysham Gibbon Jr., 1903-1973）出生在美國賓夕法尼亞州費城，母親瑪喬麗·楊（Marjorie Young,

---

[01]　吉本比父親的名字多一個 Jr，大約相當於華人社會的一對父子分別稱老李和小李，只不過他們父子名姓都是相同的。

1872-1956）是美國一位著名將軍（塞繆爾・鮑德溫・馬克斯・楊，Samuel Baldwin Marks Young, 1840-1924）的女兒，父親這一脈連續四代都是醫生。早在 1902 年 9 月 2 日，父親老吉本（約翰・希舍姆・吉本，John Heysham Gibbon, 1871-1956）也曾嘗試過在心臟上動手術，但那個病人傷得很重，半昏迷瀕死的狀態，手術前連脈搏也觸不到了，開胸探查時發現其心臟右心室的傷口可容下一根手指，這血得流出……哦，不，噴出來多少？意料之中的是，這一傷口還沒有縫合完畢，病人就一命嗚呼了。這麼重的傷，別說 100 多年前，就是現在若能救活也算不小的奇蹟，所以在當時，這一失敗應該也沒有影響老吉本的事業前程，1903 年他順利成為傑佛遜醫學院（Jefferson University）的外科學副教授，1906 年就當上教授並成為該大學外科系的聯合主席。按說，這樣的成就已足以為整個家族增光添彩，讓一個外科醫生引以為傲，不過，也許老吉本自己也沒有料到，他一生最大的成就其實是生了一個後來改變外科歷史的兒子。

少年時代的吉本除了聰明過人，學東西比其他同齡孩子快之外，似乎也別無其他超常之處。1919 年，16 歲的吉本進入普林斯頓大學學習，在此期間，豐富多彩的大學生活讓吉本的視野得到了極大的開拓，他逐漸從一個熱血少年成長為一個沉穩的青年。然而亂花漸欲迷人眼，原本受家庭影響小時候即立志從醫的吉本，此時卻愛上了文學，他正式向父親表達了自己的想法 —— 成為一個作家或一名詩人。

像大部分保守務實的父親一樣，老吉本不贊同兒子的想法，他認為相比於當作家或詩人這種不可靠的職業，還是當醫生在社會上立足謀生更穩定。

雖然不是很情願，吉本還是遵從了父親的意願，在普林斯頓大學畢業以後，於 1923 年進入傑佛遜醫學院繼續學醫之路。為什麼選這所醫學院

而不是別的，原因很簡單，吉本的爺爺、父親和叔叔都是從這學出來的，老吉本還是這所醫學院的外科教授，在業內有著較高的學術地位和威望。

為了讓兒子堅定這一選擇，在醫學院開學前的那個夏天，父親帶著他走訪了醫學院和醫院。這一番遊學，似乎讓吉本對醫學之路重新產生了一點興趣，可是強扭的瓜，能甜嗎？更何況，醫學院基礎階段的學習無比枯燥，尤其是第一年的解剖課，簡直煩透了，各種需要死記硬背的無聊醫學術語幾乎能把人搞瘋，但吉本還是投入了極大的精力，表現出了極好的學習天賦，無論是什麼內容，都能記憶得又準又快。

然而舊夢不易忘卻，在枯燥的醫學學習階段，吉本的作家夢仍不時縈繞於心，「放棄文學之路，我真的甘心嗎？我真的熱愛醫學嗎？」他每每這樣拷問自己，越這樣想他就越確信文學才是他的最愛，於是他再次鼓足勇氣把真實的想法告訴父親，說自己打算從傑佛遜醫學院退學轉而去寫作。

直到幾十年以後的 1972 年，也就是吉本去世之前的一年，他還記得那個與父親開誠布公地暢談夢想的情景。

父親斬釘截鐵地告知：「不行。」

回頭看來，整個醫學界都應感謝老吉本當時的頑固與強硬，他沒有循循善誘地跟兒子講道理，而是利用父親的權威，以不可置疑的口吻否決了吉本的想法：「學醫會為你帶來明朗的前景，如果直到畢業以後，你仍然堅持不肯當醫生，那麼不妨再商量，但是你先拿到一個醫學博士的學位，難道會影響你寫作嗎？更重要的是，做人要善始善終！」堂堂一代心肺機之父，差一點在最初就選錯了方向，否則這個世界上就將少了一個功勳卓著的醫學科學家，而多一個彆腳的詩人了。更重要的是，心臟外科的歷史必將被改寫，即使由於時代的進步，心肺機最終仍會出現，但一定會被大大地延後了。

吉本兩次試圖挑戰父親的意志，都鎩羽而歸，只能繼續自己的醫學學業。當基礎階段的學習結束，進入臨床階段的學習開始接觸病人和真實的疾病時，吉本方才如魚得水。畢竟，一個醫生只有經過病人的洗禮之後才能走向成熟，哪有純粹從書本裡走出來的醫生呢？

1930 年，27 歲的吉本結束了在賓夕法尼亞大學醫院為期 2 年的實習醫師階段之後，開始在麻薩諸塞州的波士頓市醫院做外科學研究究工作，哈佛大學外科教授愛德華·D·邱吉爾（Edward D. Churchill, 1895-1972）的實驗室最初就設立在此。開始時的吉本對於實驗外科領域還不甚熟稔，但邱吉爾教授不是那種冷峻的長者而是一位溫和的前輩，他建議吉本以動物實驗性肺動靜脈瘻肺動脈壓與血流的關係為研究方向，吉本在其悉心指引下很快摸到了實驗外科學研究的門路，迅速掌握了動物建模的手術方法。但邱吉爾教授畢竟太忙了，有很多涉及技術細節方面的指導工作，其實是由其助手瑪麗·霍普金斯（Mary Hopkinson）完成的。年輕英俊的吉本令瑪麗一見傾心，兩個年輕人在實驗室頻繁的接觸中相愛了，邱吉爾教授不僅為吉本提供了工作學習的機會，竟也無意中促成了一樁愛情。

在實驗動物身上進行血管外科的操作從技術難度上來說，比為人動手術還要困難，只是人的生命更寶貴罷了，動物實驗允許失敗，而為人動手術，一旦病人死在手術臺上，那就是外科醫生的惡夢。

吉本很快就嘗到了這種惡夢的滋味。

1930 年時，邱吉爾教授的實驗室已換到了麻薩諸塞州總醫院。10 月 3 日（吉本的回憶是 1931 年 2 月，而邱吉爾教授的回憶是 1930 年 10 月，在不同的回顧性文獻中兩種說法都有），那是個決定吉本一生命運追求的夜晚，53 歲的女病人伊迪絲·S（Edith S）在膽囊切除術後的第 15 天，出現了致命性的肺動脈栓塞，外科教授邱吉爾命令把病人移入手術室，

由吉本監護其病情（當時沒有自動的心電圖監護儀，只能人工每隔 15 分鐘測一次呼吸、脈搏和血壓），同時做好術前準備，一旦病人進入瀕死狀態，則立刻急診手術。

　　為什麼一定得到了病人瀕死才做手術呢，因為這個手術風險實在太大，切開肺動脈取出血栓，在當時的技術條件下幾乎就是挑釁死神。這一術式是以德國著名外科醫生弗里德里希‧特倫德倫堡（Friedrich Tren-delenburg, 1844-1924）的名字命名的。1917 年特倫德倫堡醫生在萊比錫第一次試圖以這樣的手術搶救病人的生命，不過遺憾的是，終其一生他也沒成功過。直到他去世前不久（1924 年 3 月 18 日），他的學生馬丁‧基什納（Martin Kirschner, 1879-1942）才第一次成功地完成了這一手術，否則他真是死也難以瞑目。1930 年代時，歐洲一共實施過此類手術 140 例，只有 9 例存活，而在當時的美國則根本沒有手術成功病人存活的報導，這種近乎搏命的手術，當然是不到萬不得已不可能實施。

　　從當天下午 3 點開始，吉本一直在病人床邊嚴密看護，整整守候了一夜。翌晨 8 點，病人突發神志昏迷，呼吸心跳停止。手術立刻開始，邱吉爾雖然以令人驚嘆的 6 分半鐘的時間完成了手術 —— 從病人的肺動脈內取出眾多血塊並縫合血管，但終於回天乏術，病人沒能再次睜開雙眼。

　　每一個醫生在其一生的執業生涯當中，都將不可避免地遭遇到病患的死亡，尤其是最初幾例病人的離世，往往會令該醫生終生難忘。這當然首先是一種惡性刺激，會對該醫生的從業產生重要影響，比如有的人會因受不了這種刺激而脫下白袍離開這個行業，有的人則在反覆的刺激中漸漸因習慣耐受而麻木。在當時死於特倫德倫堡手術（即肺動脈切開取血栓的手術）的病人，通常不會被外科醫生認為是意外，這只是邱吉爾外科生涯中極小的插曲。但對這位病人監護的那一晚，卻深深地刺激了

吉本，他後來回憶道：「……病人為求生而垂死掙扎的情景深深震撼了我，但我無能為力。當我注意到她的血管逐步膨脹，血液顏色也越來越黑時，很自然地想到這時若能將這些血液用任何方法持續抽出，去除二氧化碳，加入氧氣，再將此血液注入血管內，同時使醫生在阻斷回心血流的情況下，安全地切開肺靜脈取出血栓，就可能挽救她的生命……我們應該繞過血栓在病人體外做一部分心和肺的工作。」

在這位病人死去之前，至少已經有 100 多位病人在經過這一手術之後未能擺脫死亡的結局，但為解決病人存活的問題，當時醫生都認為，必須繼續提高手術的速度，才能提高這個手術的成功率。可手術速度的提高畢竟是有極限的，只有吉本敏銳地意識到，如果無法降低河水的高度，其實可以改變橋的高度，既然繼續提高手術速度已不可能，那麼延長病人對缺血的耐受時間如何？如果我們用一個機器把病人的血抽吸出來，在體外經過氧化之後再輸給病人，繞過病人的心肺，不就可以完成這一手術了嗎？這就是體外循環最初的設想。

在麻薩諸塞州總醫院的這一年，吉本做了兩個重大決定，一個是要發明可以暫時替代心肺功能的體外循環機，另一個就是向心愛的女子瑪麗求婚，事業與愛情，同時確定了方向。

在這個世界上，當你想到一個思路時，很可能不少人已經想過了，遠在吉本之前，已經有一些人提出過體外循環的設想，並進行過初步探索。

18 世紀末，安托萬 - 羅倫·德·拉瓦節（Antoine-Laurent de Lavoisier, 1743-1794）闡明了血液在肺內進行氣體交換的原理，並提出維持生命的關鍵是氧化。受這一學說啟發，19 世紀中葉，有一個瘋狂的學者夏爾 - 愛德華·布朗 - 塞加爾（Charles-Édouard Brown-Séquard, 1817-1894）甚至曾跑到斷頭臺前，用剛受過斬刑的人做實驗。他用自己的血去灌注死者

的四肢，結果發現原本僵直的肌肉經人血灌注後可部分恢復活性並對刺激有反應，而沒有被灌注的區域則呈現腐化。隨後，又先後有研究者嘗試了用人工的方法將動脈血灌入離體哺乳動物器官內以保持其存活，使氣泡進入靜脈血試圖氧合血液 —— 結果因解決不了致命性的空氣栓塞而作罷。

這些探索揭示了體外氧合器官的可能性，但均未能轉化為有實用價值的治療手段。進入 20 世紀，又一位極富傳奇色彩的人物涉足於此，他就是人類歷史上最偉大的一位飛行員 —— 查爾斯·奧古斯都·林白（Charles Augustus Lindbergh, 1902-1974）。關於他於 1927 年獨自一人飛渡大西洋的壯舉及對世界空郵事業的重大貢獻幾乎廣為人知，但很少有人提及 1931 年他曾在《科學》(Science) 這本著名的雜誌上，發表過一篇創紀錄的論文 ——〈一個封閉的恆壓下使液體流動的裝置〉—— 僅有 122 字，堪稱史上最短。該論文的緣起，是他妻子的姐姐伊麗莎白（Elisabeth）在 1929 年患上了嚴重的風溼性心臟瓣膜疾病，這在當時是無法進行手術治療的。林白曾多次詢問心臟專科醫師們，是否可用一種類似人造心臟的裝置暫時替代她本人的心臟，然後切開心臟進行手術治療？醫師們對此不置可否，有誰會在乎一個飛行員對如此重大醫學事件的建議呢？更何況這一想法在當時看來就是異想天開。

後來一個偶然的機會，林白結識了當時已頗負盛名的亞歷克西·卡雷爾（Alexis Carrel, 1873-1944）教授。卡雷爾覺得林白的想法很有價值，但由於當時人們對如何解決凝血、溶血以及感染等問題尚缺乏了解，所以建議暫時擱置人工心肺的研究，先進行目前為器官移植而進行的器官灌流實驗。因為器官自供體取出後，有時候無法立即植入受體，這段時間裡如何保證離體器官的活性呢？這一實驗就是試圖解決這一問題。

當時，卡雷爾教授自己正進行的多次實驗均以失敗告終，後來在其

實驗室工作的林白卻不負所託，研製出了當時最好的灌流裝置，可以儲存離體腎臟，使之能維持到移植為止。由於時代的限制，林白也沒能在此基礎上研製出用機械方法暫時替代心肺功能的體外循環裝置。對於體外循環的設想，除了上述有據可查的研究者之外，可能還有很多人也有過靈光乍現似的念頭，但怕是多半被自己猜想到的各種可能的困難嚇倒了。林白這種連死都不怕的冒險家似乎不是一個容易在苦難面前低頭的人，但在體外循環心肺機的問題上也遺憾地止步於設想而已，也許是因為他在飛行方面的成就已足夠他名垂青史，上帝也不願再將體外循環機的實現這一大任降臨於他吧。

這些前人的探索和結論雖有一定價值，但卻很少有可以直接為吉本所用的東西，畢竟提出設想和付諸實施的難度不可同日而語。那麼，吉本又是怎樣將這一看似複雜到無處下手難以完成的偉大設想變成現實的呢？

1931 年吉本回到家鄉費城，在賓夕法尼亞大學醫院做了兩年的外科醫生，1932 年與瑪麗結婚，這期間由於條件的限制並沒有開始著手研製心肺機，但吉本的心裡一刻也不曾放下這個夢想。當這種越來越強烈的願望困擾得吉本難以忍受時，他只得再次向哈佛大學的邱吉爾教授求助，希望再到其實驗室做研究，藉以開始心肺機的研製工作。

邱吉爾教授獲悉此事後，認為這一原本前程似錦的弟子已經被心肺機的念頭折磨得走火入魔了，在批准這一請求的同時也深感惋惜。這個開局即不被人看好的研究，未來發展的難度也可想而知了。就整個心臟外科發展史而言，吉本的成就無疑是里程碑式的。然而就他個人來說，這段漫長的日子由於太多失敗和冷遇，顯然又是充滿悲壯甚至有些灰暗的。也許是邱吉爾教授預料到了吉本未來可能遭遇的重重困難，也許是念及瑪麗昔日在其手下工作的舊誼，他不但答應為吉本提供研究員的職

位，同時也願意為瑪麗再次提供實驗室技術員的工作，讓這對有夢的年輕人繼續在自己麾下一起工作。人們常說每一個成功的男人背後都有一個偉大的女人，我只是隱隱覺得，吉本之所以能夠在經歷了那麼多挫折的情況下，仍然堅持研究了 20 多年並取得初步成功，瑪麗小姐一定功不可沒。自古英雄皆寂寞，但瑪麗可不僅僅是英雄背後的賢內助，她也是事業方面與吉本並肩戰鬥的合作夥伴和紅顏知己，人世間，多少庸人如行屍走肉般渾渾噩噩地蹉跎了一生的無聊歲月，而吉本胸懷壯志，且有佳偶相伴，就算未來的人生路上有再多的坎坷崎嶇，又有什麼可擔心的呢？

1933 年吉本重返波士頓繼續在哈佛大學醫學院做研究員，他幾乎是一在波士頓落腳就想立即開始心肺機的研究工作，但萬事起頭難，這一計畫要想落實到實驗，其紛繁複雜的種種細節超乎我們的想像。吉本打算先在實驗動物身上實現體外循環，待技術成熟時，再將其應用於人類。當他熱情洋溢地將這些想法與同行們探討時，卻很少得到鼓勵，很多人持極端的否定態度。大家認為，這一想法可行性太低，根本沒有嘗試的價值，如果以同樣精力去做其他研究，也許短時間內就能發表許多成果，而研究體外循環，最後的結果很可能是竹籃打水一場空。其實，就連後來批准了這一研究計畫的邱吉爾教授也差不多持同樣的看法，歷史真的要感謝邱吉爾教授的一念之差。

1934 年吉本獲得了研製人工心肺機的准許，開始時他就意識到，心肺機的設計，主要的難點在於氧合器，而作為維持循環血液流動的幫浦系統則相對好解決。

幫浦其實就是人工心臟，吉本開始自己設計了一個血液幫浦，但實驗效果不滿意，一次他邀請當時還是住院醫師的麥克·艾利斯·德貝齊（Michael Ellis DeBakey, 1908-2008）來實驗室參觀，向其談起了幫浦的問

題。德貝齊在學生時代曾設計過一種幫浦，後來他在紐奧良慈善醫院曾
利用這種幫浦來輔助直接輸血，效果很好。（在血庫還沒有出現的年代，
輸血只能透過一個供血者直接輸給受血者，這就需要一個幫浦連接在兩
者之間來輔助實現。）於是他就向吉本建議可以嘗試使用這種幫浦，並送
給了吉本一個樣品，吉本隨即採納了這個建議。這就是德貝齊與吉本的
第一次接觸，德貝齊後來也成為心臟外科一代宗師，並在人工心臟等許
多方面頗有建樹，這已是後話。

　　而氧合器就是人工肺臟，吉本最初設計的裝置是一個垂直旋轉著的
圓筒。血液從圓筒的上端沿著切線方向注入，由於旋轉產生的離心力，
血液在圓筒的內表面形成薄膜與氧氣接觸，完成氣體交換後，血液被收
集到固定在圓筒底部的一個杯子裡，再重新送回實驗動物體內。

　　1930 年代，整個世界都籠罩在恐怖的全球性經濟大蕭條當中，美國
也難以獨善其身，據猜想當時全世界有 1/3 的人失業，在那個富翁家裡
也沒有餘糧的時代，美國政府自然無法投入很多錢讓科學家用於科學研
究工作。若沒有初期哈佛大學醫學院提供的研究員職位和麻薩諸塞州總
醫院提供的實驗室，吉本的抱負很可能就會胎死腹中。

　　經過一段時間的忙碌，在妻子瑪麗的幫助下，1934 年年底，吉本用
實心的橡膠塞子、玻璃管（當時還沒有透明的塑膠管，只有橡膠管和玻
璃接頭）、廢金屬、自製瓣膜、橡皮指套等看起來像是一堆破爛似的零星
實驗雜物製成了一臺「人工心肺機」—— 單就我們知道的這些材料來說，
即便不目睹該機器的尊容，我們稱其為簡陋或者原始都不會過分。

　　就是在這樣艱苦的初始條件下，吉本夫婦不顧旁人的質疑與嘲諷，
憑著堅定的信念和一腔熱血，逐步展開、推進實驗研究。他們最初採用
的動物是貓，由於實驗經費捉襟見肘，連最低限度的供實驗研究的動物
都買不起，為了能夠免費得到實驗材料，他們夫婦甚至會在夜晚來臨

時，用鮭魚罐頭誘捕街上的流浪貓。還有一個不得已的原因是，雖然狗的心臟可能在解剖和功能上跟一個孩子的心臟更為接近，但當時那臺機器的容量卻無法在大體型的動物上進行心肺轉流。他們每周大約做 3 次這樣的實驗，將貓固定好並麻醉之後，把貓的靜脈血自頸靜脈引出，經與氧氣結合後再注入股動脈，然後鉗夾肺動脈 10 ～ 25 分鐘以模擬肺動脈栓塞。之後，還要對實驗動物進行解剖，以分析實驗過程中的得失。這樣，每一次實驗，常常要從清晨折騰到夜晚。

到 1935 年，他們已能用機器代替心肺，使貓的心臟在體外循環下停止搏動，39 分鐘後恢復循環功能。吉本在 1967 年的一次演講中提及這一次成功的實驗時激動地說：「我永遠也忘不了那一天，當我們把實驗動物的肺動脈完全阻斷，完全用體外循環的方法代替動物的心肺功能，居然可以維持動物的正常血壓，我和瑪麗激動地張開雙臂擁抱彼此，在實驗室就跳起舞來。」

其實在當時吉本也知道這次實驗的成功有僥倖的成分，還有一系列待解的難題沒有攻克，我們不妨僅以抗凝的問題為例，看看這些問題有多麼棘手。因為血液離開人體就有自發凝固的傾向，因此抗凝的問題若得不到解決，吉本的研究就寸步難行。1916 年一個叫傑・麥克林（Jay Mclean）的醫學預科學生，在生理學教授威廉・亨利・豪威爾（William Henry Howell, 1860-1945）的實驗室從狗的肝臟中提取出一種可以抗凝血的物質，命名為肝素。1933 年加拿大研究者製成了純化的肝素，1935 年肝素開始正式進入治療領域，成為治療血栓性疾病的常規療法。吉本的研究，正是開始於這個時期，可謂不遲不早剛剛好。雖然吉本在心肺機研究開始時就已將肝素用於血液抗凝，但肝素的拮抗物卻姍姍來遲了。魚精蛋白（Protamine sulfate）早在 1870 年就已被發現，只是在 1940 年以前並未獲得足夠重視，直到 1969 年美國食品藥物管理局（Food and Drug

Administration，FDA）才批准其應用於醫學領域。只有抗凝而無拮抗，這就使肝素的劑量非常微妙：使用過少則無抗凝作用，血液離體之後即無法流動而迅速凝固；應用過多則存在術後難以止血的後果，沒有拮抗物使血液恢復常態，就只能靠動物人體自身將肝素代謝掉。在如今的心臟外科手術中，只要在體外循環結束之後，給予魚精蛋白注入病人的血液中中和掉肝素的抗凝作用就行了，這個現在已經不是問題的問題，在吉本的時代卻需要外科醫生大費周章。

1935 年的這次僥倖成功，就像初入賭場的賭徒的好運一樣，給了吉本極大的自信。這樣的新手運氣使他確信自己最初的想法是正確的，體外循環的構想是可以實現的，只不過吉本在當時沒有料到，完全解決這些問題竟然用了近 20 年的光陰。

哈佛醫學院提供的全職研究員工作期滿之後，吉本再次回到費城。幸運的是，經過最初的研究探索，賓夕法尼亞大學醫學院的哈里森外科學研究部也願意支持吉本繼續心肺機的研究了。不過，不同於前期的全職在實驗室研究，他還得同時在賓夕法尼亞醫院和布林莫爾醫院做執業外科醫師。

吉本繼續在實驗室改進各方面的細節，到 1938 年，在 39 次動物實驗中，已有 13 次可以使實驗動物獲得存活，這在當時已是極為可貴的紀錄了。吉本仔細解剖實驗動物，詳細記錄分析著每一隻動物的死亡情況。他發現動物死亡的主要原因是低血氧，低血壓、休克和體溫過低，還有兩隻貓死於心包膜炎，一隻貓死於嚴重的黃疸，一隻貓死於肝壞死……這種差強人意的情形顯然距離過渡到臨床人體實驗還有很遠，安全性根本保障不了。既然問題總是隨著實驗的逐步深入而漸次浮出水面，那就一個一個地解決好了。雖然在當時，也有別的科學家為完善心肺機做出了貢獻，但相關的最主要的難題多是由吉本解決的。高處不勝

寒，這個孤獨的領軍人物在這一布滿未知困難的領域裡披荊斬棘、躑躅而行。

1939 年，在洛杉磯美國胸腔外科學會舉辦的學術會議上，已經在實驗外科領域小有所成的吉本也自信滿滿地帶著自己的研究成果參加了。在他看來這應該是一個嶄露頭角、引起學術界矚目的大好機會，說不定可以吸引到大筆的實驗經費也未可知。但遺憾的是，他的研究成果並沒有多少人在意，外科學界對該研究反應極為冷淡，只有一位來自舊金山的著名外科醫生里奧·埃洛瑟（Leo Eloesser, 1881-1976）注意到吉本的報告，但他對這一研究的評價卻是：「在我看來，這簡直就是儒勒·凡爾納式的幻想」。凡爾納（Jules Verne, 1828-1905）是現代科學幻想小說之父，他在 19 世紀的好多作品中幻想出來的事物都在後世得以實現，但一個嚴謹的實驗被冠以這樣的評價，顯然是嘲諷多於贊同。可悲的是，這種諷刺居然讓吉本感到些許慰藉，因為在學術界的一片冷落和沉默當中，諷刺畢竟也是一種迴響啊！

1941 年年初，吉本已經建成了稍大一些且機能更完備的心肺機，這一新傢伙已經能滿足稍大一點動物的體外循環，可以用狗來做動物實驗，這表明吉本距離成功已經更近了一些。但 1941 年 12 月 7 日發生的一件事讓吉本中斷了正在進行的這項將造福全人類的研究，這一天，日本偷襲了美國的珍珠港。

我們知道，吉本的家庭不止有醫學傳統，同時也有軍人血脈，他的父親老吉本即參加過美國-西班牙戰爭和第一次世界大戰，兩次都是老吉本主動投軍做軍醫，而吉本的母親也是美國軍中的一位名將之後。雖然有學者對吉本在這個時候中斷正在關鍵時期的心肺機研究，離開親愛的妻兒奔赴危險重重的太平洋戰場表示不解，但考慮到吉本的家風與熱血，他做出這樣的選擇似乎也在情理之中，國家有難，他又如何能安心

地在實驗室做研究，而讓其他同胞浴血疆場？像父親一樣，吉本也去部隊做了軍醫。因此，吉本的研究中斷了數年。

在軍隊期間雖然無法繼續自己的研究，但是他一刻也不曾停止對這一問題的思考。戰火的洗禮和隨後來之不易的勝利使他更加堅定了體外循環的設想一定會實現的信念。1945 年，從戰場歸來的吉本成為賓夕法尼亞大學醫學院哈里森外科學研究部的副教授，次年，母校傑佛遜醫學院又將吉本聘為外科學教授，並讓其負責外科學研究工作。這樣他又有了許多年輕的外科住院醫師作為幫手，繼續人工心肺機的改進。好運似乎接踵而至，在吉本的眾多年輕幫手中，有一位醫生的未婚妻的父親，是國際商業機器 (International Business Machines，IBM) 公司創始人托馬斯·約翰·華生 (Thomas John Watson, 1874-1956) 的好朋友。此時的 IBM 公司還是美國剛剛起步的電腦工業領域中的新銳，這位熱心的助手意識到吉本的研究可能需要來自 IBM 工程技術方面的支持，而 IBM 公司可能也需要拓展新領域，於是他說服自己未來的岳父為托馬斯和吉本安排了一次會面。

作為 IBM 公司創始人和電腦之父的托馬斯是一個可以寫進美國歷史的商業奇才，但很少有人會把他跟心臟外科的歷史連繫在一起，這場會面發生於 1946 年的聖誕節期間，未來的「心肺機之父」將聯手未來的「電腦之父」。

吉本來到紐約托馬斯的辦公室，托馬斯表現出了對心肺機研究的興趣，當他問吉本需要何種幫助時，吉本卻莫名其妙地答非所問，他說：「我希望您不要指望著靠這個研究賺錢，當然，我也一樣。」在商言商，與商人談合作卻要求人家只投入不要指望發財，哪有這樣只要馬兒跑卻不讓馬吃草的道理？不料，托馬斯居然爽快地答應了，因為他敏銳地意識到這是一項可能造福全人類的重要研究，值得 IBM 公司投入資金和技

術支援。吉本這才說，他希望設計出在效率方面滿足人體臨床實驗所需的心肺機，托馬斯答覆道：「好，你定個時間和地點，我安排工程師去與你詳談。」

正是得道多助的日子，吉本的堅持與階段性的成果終於為其爭取到了 IBM 公司這一重要的合作夥伴，1947 年 1 月 5 位來自 IBM 的工程師加入了吉本的研究隊伍當中。

得益於 IBM 公司這一大廠慷慨的經濟、技術支援，吉本如虎添翼，打算大展身手，他可以開始測試其最新製成的大容量心肺機的實驗效果了。雖然實驗過程中的主要問題還是由吉本負責，但 IBM 公司強大的技術力量為其助力頗多，又兼結合了其他同道的合理建議，人工心肺機在這一階段得到了極大改進。

當時需要攻克的技術難題包括：心肺機血流調節的精確度問題，為抗凝血而加入的肝素與血液的比例問題，混合氣體中氧氣與二氧化碳的比例問題，減少溶血的問題，防止各種血栓進入血管的問題，如何選擇適當麻醉劑的問題……甚至於器械拆卸、清洗、消毒、安裝等瑣碎的問題均須一一加以解決。這些問題羅列到一起，普通人看了都要頭暈的，可吉本卻憑著過人的智慧與精力直面它們。

在 IBM 公司助力下重新設計的心肺機製成了，這臺鋼琴大小、明亮發光的新傢伙與第一臺由各種實驗雜物拼湊起來的心肺機相比，就可靠性與精密程度而言，簡直就是噴射機與滑翔機的區別。

為了讓心肺機更安全，就不得不重視任何一次實驗動物的死亡，吉本經過對這一階段死亡動物的詳細研究後發現，一個極其主要的死亡原因是臟器裡的小血栓形成。這使吉本意識到，在血液回到動物體內之前，需要一個過濾器來去除轉流過程中形成的栓塞。一開始，他們用動物的肺組織充當濾網，但這一招似乎沒有奏效，實驗動物還是死了。之

後，他們選用了一種人工材料的濾網，才使這一問題獲得解決。

　　就這樣，吉本經過長達近 20 年的辛勤工作，解決了無數的細節問題，付出了常人難以想像的心血後，終於將動物實驗的結果大大改進了。1949 年到 1952 年，實驗動物的死亡率已經由 80% 下降至 10% ——這已是當時最好的實驗結果了，體外循環的維持時間也較以往大大延長，足夠外科醫生從容地完成複雜精細操作了。吉本計畫的第一個階段 —— 在實驗動物身上實現體外循環，至此已基本達到目的。基於這些成功的實驗結果，吉本開始考慮將實驗推進到第二階段 —— 進行人體試驗。

　　如果將這一階段吉本的成果與同一時期的畢格羅和路易斯相比，我們不難發現，在時間限制方面，吉本的心肺機明顯占優勢；但在動物的存活率方面，雙方只能打個平手。畢竟 10% 的實驗動物死亡率還遠說不上是可接受的安全，而且，這些還是健康動物，同樣的措施應用到一個病人身上，將是什麼結果呢？在這種尚無十足把握的情形下就要進行人體試驗，我們真的不免要為吉本和病人都捏一把冷汗。

　　這時的吉本事實上已經不再孤獨了，他階段性的成功已經吸引了一些學者的注意，在美國和幾個歐洲國家也有些人開始研製自己的心肺機了。當時明尼蘇達大學的克拉倫斯‧丹尼斯（Clarence Dennis, 1909-2005）教授就是其中的一位。丹尼斯與吉本的家世有些像，他的父親也是一位外科醫生，丹尼斯自哈佛大學畢業後，在霍普金斯大學醫學院取得博士學位，隨後在明尼蘇達大學醫院開始外科醫生的執業和研究生涯。當丹尼斯決定也參與到心肺機的研發工作中時，他第一個拜訪的就是這一領域的主帥吉本。初次相遇時，吉本曾熱情地擁抱他，並自嘲地說：「原來在這個世界上還有人不認為我只是一個做白日夢的傢伙。」

　　人的一生有許多重要的相遇，與吉本的相遇改變了丹尼斯人生的軌

跡，使其後來因心臟外科先驅的身分而留名醫學史，最早開始嘗試用心肺機做人體心臟手術的，正是明尼蘇達大學的丹尼斯教授而非吉本。1951 年 4 月 7 日，丹尼斯試圖在體外循環下修補一個病人的房中膈缺損。當他將病人與心肺機連接成功，並開啟病人心臟的右心房時，卻發現，這個心臟畸形根本不是一個簡單的房中膈缺損，而是更複雜的心內膜墊缺損。前者僅需要修補房中膈的缺損，而後者則需要修補二尖瓣、三尖瓣、房中膈與室中膈，這種不期而遇的突然變故讓丹尼斯措手不及。診斷失誤導致病例選擇不當，在沒有充分準備的情況下，他當然沒有能力正確處置，只修補了最大的一處缺損，但這顆心臟卻再也沒能跳動起來。大風颳倒帥字旗，丹尼斯出師不利。隨後進行的第二例手術，雖然診斷無誤，卻由於出現了空氣栓塞，病人也死在了手術臺上。丹尼斯經歷了手術臺上的兩連敗。

丹尼斯是在吉本的啟發和指導下開始體外循環研究的，因為吉本的無私分享，丹尼斯才得以作為先鋒一馬當先衝出去，並差點率先登頂，身處同一陣營的先鋒已經初嘗敗績，等待主帥吉本的又將是什麼樣的命運呢？

1952 年 5 月，在美國胸腔外科協會的一次學術會議上，吉本說道：「我相信我們即將迎來安全地使用心肺機治療病人的時代。」說這句話時，吉本其實剛在心肺機下完成了一次心臟手術不久。這句話彷彿展現了吉本剛剛經歷一次成功之後的春風得意，但實際上，那是一場惡夢。

1952 年 2 月，吉本的機會來了，一位體重 11 磅（約 4.98 公斤）的 15 個月大女嬰因巨大房中膈缺損而住院。吉本用人工心肺機做體外循環轉流後切開右心房，但是他卻未發現造成房中膈的缺損！驚出一身冷汗的手術團隊不得不迅速思考問題到底出在哪裡，正當吉本打算做其他部位的探查時，女嬰死掉了。後來的屍檢結果證明該病童不存在房缺，而是

巨大的動脈導管未閉 —— 誤診是導致該病童死亡的主因，真是「天亡我也，非戰之過」。動脈導管未閉的閉合手術，早在 1938 年就由波士頓兒童醫院的格羅斯成功實施了。這個病例如果不是診斷失誤，本可以透過處理未閉合的動脈導管來挽救病童生命的，這讓吉本懊惱不已。

原來，由於這個嬰兒體重過小，幾次試圖進行心臟導管檢查均沒成功（當時這還是一項較新的檢查技術，僅在為數不多的醫療機構開展，費城開展較晚，在這方面經驗還不足），而其餘的證據均顯示該病童是一個房中膈缺損的病人，因此手術切口也選在了右側開胸（如果是正中劈開胸骨進胸，可以更清楚地探查心臟大血管，也許術中就可以處理動脈導管未閉了）。這次慘痛的教訓說明，術前診斷準確性何其重要，手術切口的選擇何其重要（現在大部分心臟手術均採用正中切口）！總而言之，體外循環無錯，心肺機無錯，但嘔心瀝血了 20 年，首戰即宣告折戟沉沙畢竟不是什麼好兆頭。人體實驗不同於愛迪生實驗燈泡，失敗了多少次之後你還可以宣稱成功地發現了 999 種不合適的選擇材料。醫學實驗生死攸關，成則人生重塑，可能成就一段有意義的生活；敗則萬事皆休，一個生命就此隕落。

好在這次失敗的陰影並沒有影響吉本太久，他很快就重整旗鼓，否則他也不會 3 個月後就在學術會議上預言心肺機時代的到來。吃一塹長一智，因為初次失敗的教訓，吉本意識到了心臟導管造影檢查的重要性，因此他派一位住院醫師去霍普金斯醫院進修取經，吉本不想再次因為診斷失誤而措手不及，下一次，一定要成功。

儘管吉本對自己的心肺機仍滿懷信心，但第二例手術還是在將近一年後才計劃進行，這回選定的病人叫賽西麗婭·巴沃勒克（Cecelia Bavolek）。

直到 18 歲的那個冬天以前，賽西麗婭從未覺得自己是個與眾不同

的女孩，儘管在她很小的時候，她的父母曾被個別醫生告知，這個孩子可能罹患有某種類型的先天性心臟病。她的父母最初也被這個說法嚇壞了，在沒有針對先天性心臟病有效治療手段的年代，疑似診斷為先天性心臟病簡直是一個恐怖的預言，但由於當時的醫生水準參差不齊，診斷結果也不盡一致，可以理解的是，1930 年代的醫生對先天性心臟病的警惕性也沒那麼高。也許是上天眷顧，也許是死神忘記了她，賽西麗婭像大多數完全健康的孩子一樣平靜地走過生命中的前 18 年，沒有呼吸困難，沒有運動耐力差，沒有心衰竭，沒有反覆呼吸道感染……1952 年，她像別的年輕人一樣，滿懷希望地步入大學，以為從此將展開一段新的人生歷程，哪曾料到，她居然會跟醫學史上一次重要的事件連繫在一起，也恰恰是因為這件事，讓她幸運地躲過了死神鐮刀的收割。

1952 年 11 月，賽西麗婭開始變得異常衰弱，稍一運動就不得不躺下來休息，之後又出現心悸、胸痛，她數次入院，先後被診斷為肺炎、胸膜炎及風溼性心臟病，但這些診斷都是錯的，因此治療也不可能有效。父母心急如焚，可他們忘記了賽西麗婭在幼時曾被懷疑過先天性心臟病，也許是他們不希望是這個結果，而更願意接受一種當時有辦法治療的疾病診斷吧。1953 年 3 月 29 日，她再次入院檢查時，已經出現了咯血，這一回她接受了心臟造影檢查 —— 結果明確診斷為先天性心臟病房中膈缺損。

原來死神並未忘記這個孩子，只是放慢了接近她的腳步。說不定下次什麼時候，這個年輕的生命就會畫上句點了。這一消息真是讓人難以接受，已經養大到 18 歲的女兒，難道要這樣眼睜睜地看著她離去嗎？此時如果有人告知她絕望的父母，透過使用體外循環的手段讓心臟暫時停止跳動，而後就可能修補好女兒的心臟，他們一定是沒有理由拒絕的。吉本就這樣出現在他們面前，在這對絕望的父母眼中，吉本的樣子一定

像極了天使，高大而聖潔。賽西麗婭的雙親在詳細聽取病情，並反覆權衡利弊之後，終於下決心要冒險進行心臟手術了。

賽西麗婭和她的父母需要這一手術，吉本和整個醫學界也需要這次手術，為了這一手術，吉本已經等了 23 年。

1953 年 5 月 6 日，這是個值得心臟外科發展史大書特書的日子，手術團隊的醫生護理師們都起了個大早，因為他們要迎接一場重大考驗。為了保障手術中用血，一共有 15 名知情的醫學生為賽西麗婭捐獻了血。手術開始以後，賽西麗婭的血液流入心肺機，她的心臟暫時停止了跳動，完全依靠人工心肺機轉流 26 分鐘，吉本在心臟停止跳動的這段時間內從容地將女孩的房中膈缺損修補成功。隨後關閉心房切口，恢復病人的自主循環，心肺機停止執行並與病人脫離，最後是關閉胸部切口，手術結束。

回到病房後 1 小時，賽西麗婭逐漸醒來，雖然清晰的劇痛陣陣襲來，但她知道她的人生從此將不同了。她的術後恢復出奇順利，5 月 19 日即出院回家，並很快恢復了正常的運動耐力。這是世界首例成功的臨床體外循環下心內直視手術，2 個月後，經心臟導管檢查，顯示病人的心房缺損已被完全修復。在 1980 年代後期的隨訪中，病人生活品質良好，一直存活到 2000 年，當她離開這個世界時已 65 歲。

孟子曰：「君子之澤，五世而斬」，作為家族中的第五代醫生，吉本後來卻因發明心肺機成為體外循環技術之父。如果當年老吉本順從了兒子的意志，歷史又當如何？據說「一個人像一個時代會超過像他的父親」，據同時接觸過吉本父子的人說，他們兩人確實在對病人的熱忱與對事業的追求方面有諸多相似之處，吉本像他的父親，但也沒有落後於時代，他既沒有辜負父親的期待，又開創了心臟外科的新紀元。

部分研究顯示，當你做出了一個決定，其實早在你意識到這一決定

並決定實施之前，大腦已經提前發生了相應的變化，因此有人認為「自由意志」可能根本不存在。也許吉本內心深處是熱愛著醫學的，只是他自己還沒意識到，也許他兩次向父親提出想去從事文學之路，大腦給出的指令卻是要接受父親的建議而不是固執己見。無論如何，吉本父子不太可能在當時就準確意識到後來會發生的事情，但所謂知子莫若父，可能老吉本早就為兒子設計好了未來之路，也對兒子的前景有一個大致的預期，可是沒料到，兒子居然青出於藍，而勝於藍，大大超出了他的預期。

20 年辛苦無人問，一舉成名天下知。當丹尼斯得知消息去電向吉本表示祝賀時，吉本的興奮溢於言表，兩位寂寞的孤膽英雄真應該為此大醉一番。

不過吉本期許的那種一鳴驚人、舉世轟動的效果並未出現。我們應該還記得，房中膈手術的第一次直視下修補，是 1952 年 9 月路易斯在明尼蘇達大學利用低溫下阻斷血流成功實施的。到 1953 年，低溫已經在一定範圍內得以普及和應用，因此吉本的這一次原本具有非凡意義的成功，在當時並沒有取得應有的關注，其光芒由於低溫所取得的卓越成果而顯得黯然失色。如果 1952 年 2 月吉本的第一次嘗試沒有因為誤診而失敗，那麼，這第一例房中膈的修補手術就是由吉本完成的了。果真如此的話，這種低溫反客為主的情形還會出現嗎？答案已不再重要，重要的是，扭轉形勢，迎頭趕上。

方法只有一個，那就是繼續做幾個成功的手術，向世人展示心肺機在心臟外科領域裡壓倒性的技術優勢。可按當時的情況，從病人的角度來說，這等於是在已有一個風險相對較低的選擇的情況下，醫生卻建議病人選擇另一個成功把握並不大的方法，其中的唇舌之功定不會少。

然而更為遺憾的是，吉本再也沒有能夠重複這一令人鼓舞的結果。

1953 年 6 月，吉本又做了兩例心臟手術，第一例病人還沒等手術修補缺損正式開始就差點死在手術臺上。手術刀還沒切到心臟呢，心臟就先停止跳動了。經過搶救恢復心臟脈搏之後，吉本又將病童與心肺機連接，雖然成功地修復了房中膈缺損，可卻怎麼也脫離不了心肺機了。每次吉本試圖停機，這個孩子的心臟就會停跳，就這樣反覆折騰了近 4 小時，吉本終於放棄了。這孩子死掉了。另一例，吉本遭遇了與丹尼斯類似的情況，該病童不只存在一處房中膈缺損，還同時有其他心臟畸形，以吉本當時的經驗，尚無法處理這種複雜的情況，這個孩子的生命也就此結束了。

同一時期，另外幾個獨立的研究者在體外循環下嘗試簡單心內修補的努力，也因為導致了意料之外令人費解的死亡而歸於徒勞。這一連串接踵而至的打擊終於擊潰了這位強人的意志，絕望的吉本對體外循環機的臨床應用徹底失去了信心，告別了他已傾注 20 多年心血的研究領域，從此再也沒使用過心肺機，沒進行過心臟手術。

1951 年到 1955 年的 4 年間，自明尼蘇達大學醫院的丹尼斯開始，一共有 6 個中心應用心肺機進行了共 18 次體外循環下的心臟手術，除 1953 年 5 月吉本成功過一次之外，其餘均遭到失敗。17 死而 1 生，這些慘敗使對直視手術修補複雜心臟疾病的悲觀情緒愈加蔓延。體外循環機的安全性及可行性受到人們的懷疑，其他各個心臟中心對體外循環的研究也紛紛下馬。此路似已不通，畢格羅對土撥鼠冬眠的研究也誤入歧途，他沒能使低溫心臟手術的戰果進一步擴大 —— 手術時間的限制沒有進一步被突破。

似乎所有的路都被堵死了。難道人類對複雜心內畸形手術的征戰之路，已經到了山窮水盡的地步嗎？

04

瘋狂設想，絕地中興
—— 交叉循環的故事

　　心臟外科發展到這一階段的特點是，透過常規應用低溫和流入道血流阻斷，可以以最低的死亡率來矯治簡單的心臟缺損。那麼對絕大多數外科醫生而言，又何必冒險進行進一步的體外循環實驗呢？但不幸的是，那些手術無法解決的複雜的心內畸形，卻恰恰是最需要手術處理的部分，因為這些病人的病情更重，自然預期壽命更短。

　　行百里者半九十，也許吉本再堅持一下，體外循環機就可以在他的手中得到完善了。但我們無意苛求吉本，畢竟他已經為這一事業奉獻了20多年的生命，幾乎將體外循環機帶入了臨床實踐，我們的英雄累了。

　　當時，令人不解的是，雖然體外循環應用於臨床實驗接連遭到失敗，但相同的技術應用於動物實驗卻能不斷地產生不錯的存活率，這卻是為何？有學者解釋說，那些最需要開啟心臟做手術的病人，由於衰竭和複雜的病變無法承受這種操作，而健康的實驗動物則沒問題。他們相信問題並不在於灌流技術或心肺機，而是病人病態的心臟本身導致了失敗。這些病人在承受這種強度的手術打擊之後無法恢復良好的供血功能，而同樣的打擊在健康的狗身上則沒問題。這種「病態心臟」的理論很好地解釋了相同的技術在病人和健康動物身上明顯不同的結果，因而被廣為接受，甚至導致研究人員質疑心臟直視手術的終極價值。

　　理論往往是落後於實踐的。事後諸葛似的總結，如果能上升為正確

的理論，那麼將反過來極大地推進實踐；如果是錯誤的理論，則將影響甚至延緩實踐的腳步。很不幸，這一「病態心臟」理論屬於後者。

很顯然，主帥吉本的折戟沉沙對體外循環機的研發事業是個不小的打擊，但即使在如此慘淡的情況下，仍然有猛將堅持下來。吉本的好友，前面提到過的體外循環機的另一位研究者，克拉倫斯·丹尼斯教授就是其中的一位，他在 1955 年 6 月也成功地進行了體外循環下心內直視手術，這是世界第二例。但使整個事件發生根本性轉機的卻另有其人，他就是明尼蘇達大學的克拉倫斯·沃爾頓·李拉海。

李拉海出生於明尼亞波利斯的一個挪威裔家庭，父親是牙醫。李拉海很小的時候就表現出了出色的實作能力，這或許是其將要從事外科事業的一個最初預兆。就讀於明尼蘇達大學之後，他先後於 1939 年獲得學士學位，1942 年獲生理學碩士學位，1951 年獲外科學博士學位。

二戰服役期間，李拉海因表現出色，獲得美軍青銅星章。自 1945 年起，李拉海在明尼蘇達大學醫院接受外科住院醫師培訓。1949 年，李拉海不幸罹患了惡性淋巴瘤。當時這種病的 5 年生存率只有 10%，但他卻在根治性手術之後，奇蹟般地痊癒了，並選擇了一個當時多數外科醫生望而卻步的高難度領域 —— 心臟外科。

1952 年 9 月 2 日，李拉海作為助手參與了心臟外科史上極其重要的一次手術，即約翰·路易斯利用低溫中斷循環的方式為賈桂琳·約翰遜成功實施的房中膈缺損修補手術。不過不會有人想到，在路易斯手術取得成功的那一瞬間，李拉海除了衷心地為自己的朋友感到高興之外，還想到了另一名美麗的少女 —— 多蘿西·尤斯蒂斯（Dorothy Eustice）。

「如果尤斯蒂斯撐得再久一些，也許我們就可以救她了。」他在心中如是說。

1952 年 7 月 20 日是李拉海最後一次見到尤斯蒂斯的日子，地點是

明尼蘇達大學醫院地下一樓的解剖室，這最後一面李拉海見到的其實是她的屍體……

1951 年 11 月，23 歲的尤斯蒂斯已經是第六次住院了。李拉海的母親從朋友那裡聽說了這個可憐的女孩，認為自己引以為傲的兒子可以救她，於是讓李拉海去尤斯蒂斯的病房看看。第一次見到尤斯蒂斯時，李拉海便被她的美深深地震撼了，她嬌媚得彷彿是一個陶瓷娃娃一般，深邃的眼眸幾乎要讓人迷失……怎麼看也不像是一個被疾病長期折磨、已經被醫生判過好幾次死刑的人。但李拉海還是知道她是瀕死的，因為當聽診器放到她的胸前時，耳朵裡傳來的是近乎哀鳴的病理性心臟雜音。

當時還沒有哪個外科醫生能夠修補房中膈缺損，李拉海多麼希望她能免於一死，或者能夠將時間拖得長一些，讓這份美多在世間停留幾分鐘也好。因此，每次路過她的病房時，只要有時間他總要進去看一看，陪她聊一聊。尤斯蒂斯喜歡的東西都很簡單，如針織、小動物、香草味的冰淇淋……可是她知道自己已時日無多，沒多少時間繼續享受這些美好了。當時，明尼蘇達大學醫院正在進行著幾項有關心臟病方面的研究，李拉海經常和她講起相關領域的進展，這些渺茫的希望在尤斯蒂斯最後的歲月裡給了她莫大的慰藉。

遺憾的是，尤斯蒂斯終於沒能撐到獲救的那天。她的死帶給李拉海極大的震撼，如此年輕、如此美麗的一個女孩，這麼一個簡單的缺損就要了她的命。病理醫師開啟了尤斯蒂斯的身體，開始切取、秤量各個器官，最後，把心臟交到了李拉海手裡。李拉海接過這顆心臟，內心深處波濤滾滾。但他仍保持著一個職業科學家及頂尖外科醫生必要的冷靜，迅捷但小心翼翼地切開了這顆心臟 —— 幾天之前它還在一個美麗少女的身體內不停地跳動，湧動著溫熱的血，現在卻永遠停下，被冰冷鋒利的刺胳針切開了。李拉海只用幾針就把那個存在於左右心房之間的缺損

縫合上了。他仰頭長長地舒了一口氣。看來，只要有一個可行的方法，任何一個受過訓練的外科醫生都可以輕而易舉地縫合這個缺損。1952 年夏天，一個偉大的構想開始在李拉海的心裡紮根，他決心一定要找到這個辦法，以拯救更多像尤斯蒂斯這樣的病患，結束這些不斷上演的人間悲劇。

低溫中斷循環的方式雖然在 1952 年 9 月之後取得了相當程度的成功，但其缺陷是顯而易見的。受制於時間，很多更複雜的心臟畸形根本無法完成手術矯治。人工心肺機是當時最流行的一個思路，可除了主帥約翰・吉本曾成功在心肺人體外循環下完成了一例房中膈缺損修補手術之外，其餘人最初的嘗試均告失敗。也許李拉海在最初也沒能想到，他居然在那樣一個關鍵的時刻登上心臟外科的歷史舞臺，續寫了那一曲壯美的醫學傳奇。

1953 年 8 月，在明尼亞波利斯舉行的一次外科學術會議上，吉本向與會的同道們通報了自己接連兩次手術失敗的消息，他說，將暫時停止使用心肺機進行人體手術 1 年，直到他能夠找到造成幾次死亡的原因及其解決辦法之後再繼續。作為眾望所歸的心肺機研究的主帥，人們當時以為他很快會重整旗鼓捲土重來的，但 50 歲的吉本在 1 年以後再也沒有做過任何心臟手術，他背過身去離開了他傾注了幾乎畢生熱情的領域，留給後人一個厚重的身影，心臟外科歷史上屬於吉本的時代結束了。

直到多年以後，吉本回憶道：「那是我唯一的一次做了手術卻沒有親自寫手術紀錄（助手寫的），我不願再回憶那些細節，那將使我再度陷入緊張與興奮的雙重煎熬，即使數年後心肺機已得到了廣泛的應用，我仍不願翻閱那些充斥了心臟外科方面進展報導的外科雜誌，我知道，是我開啟了那潘朵拉之盒……」

按照希臘神話的說法，大地上最早的人類是被普羅米修斯創造出來

的。他是被宙斯放逐的古老神祇的後裔，這一代的人類沒有災禍，也沒有疾病，他們幸福安逸，無憂無慮。這一群新出現的生靈很快引起了眾神之祖宙斯的注意，此時的宙斯剛剛推翻了古老的泰坦神，成為了宇宙新的主宰，他要求人類敬重諸神，並以此作為保護人類的條件。但普羅米修斯不希望宙斯因為答應保護人類而提出苛刻的獻祭條件，於是決意在獻祭時用他的智慧來矇騙諸神。結果其伎倆被宙斯識破，宙斯感覺受到了莫大的羞辱，決定報復人類——他拒絕向人類提供生活所必需的火。可是機敏的普羅米修斯趁太陽神阿波羅不備，用一根長長的茴香桿在太陽馬車裡偷來了火種帶回大地，星火即刻燎原，大地上很快烈焰沖天。宙斯眼見陰謀沒有得逞，於是便想出了新的災難來抵消火為人類生活帶來的福祉。他令手下的諸神雅典娜等人共同造了一個美女，使其具有種種魅惑的力量，最後宙斯為這個美女注入了惡毒的禍水，並將她取名為潘朵拉。潘朵拉來到人間，找到了普羅米修斯的弟弟埃庇米修斯，請他接受宙斯給他的贈禮。普羅米修斯警告過弟弟，不要接受宙斯的任何禮物，要立即把它退回去，可為色所迷的埃庇米修斯已完全把哥哥的警告當成了耳旁風，毫無防備地接納了她。結果這個手捧著一個緊閉大盒子的女子走到埃庇米修斯面前後，突然開啟了盒蓋，一股黑煙迅速飛了出來，從此，天地間充滿了災禍，疾病在人類中蔓延，死神在人間步履如飛……其實，潘朵拉手捧的盒裡還深藏有希望，但這個惡毒的美女謹遵宙斯的告誡，趁希望還沒有從盒子裡飛出時就趕緊關閉了蓋子，因此希望就長久地被關在盒內了。

如果按照這個傳說，心臟病原本也是無治癒可能的，難道吉本的意思是說，他再次開啟了潘朵拉之盒，釋放了其中治癒的希望？還是說他開啟盒子釋放出了更多的瘋狂？

吉本選擇放棄的時候，也是心臟外科學研究究到最谷底的時候。當

時，美國心臟協會和衛生及公共服務部均停止了所有關於心肺機的研究資助，這對於正處於困境的心臟外科來說，無疑是釜底抽薪似的打擊。

為什麼吉本和丹尼斯等前輩會接二連三地遭遇失敗呢？是心臟外科真的沒有前途？還是體外循環這個思路根本就是錯的？抑或是整個研究路徑出現了方向性的嚴重誤導？

剛剛殺入戰陣的李拉海，舉目四望，唯見一片悲觀的氣氛和早已潰不成軍的同行，要孤軍深入，還是隨波逐流、趁機開溜？老兵隱退時，新兵決定固守，就算戰鬥至最後一人，也要堅挺得像一支隊伍。其實吉本與李拉海都剛剛經歷過戰火的洗禮，他們都是戰士。李拉海仔細梳理著整個複雜過程的全部細節，從動物實驗到有限的臨床應用，從美洲本土到歐洲大陸，不放過任何一個可能有助於突破困境的線索。

問題到底出在哪裡？

1953 年的某一天，一篇題為〈實驗性心血管外科〉的文章進入了李拉海的視線，這篇文章刊載於《英國外科雜誌》(*British Journal Of Surgery*)，發表時間是 1952 年 5 月，這個時間，恰恰在吉本的第一次臨床應用失敗之後，第二次手術成功之前。很顯然，一直埋頭苦幹的吉本，沒有注意到這篇來自大西洋對岸的文章，基於同樣的理由，丹尼斯也肯定沒注意到這項研究。這項來自英國皇家外科實驗室的研究，揭示了一個一直以來不為外科界所重視的奇靜脈循環的價值。

奇靜脈是一條怎樣的靜脈呢？

奇靜脈是上腔靜脈的屬支，起自脊柱右側的右腰升靜脈，沿胸椎體右側上行，最後，繞右肺根上方注入上腔靜脈回流至右心房。奇靜脈在上行過程中接受右側肋間靜脈、食道靜脈和半奇靜脈的血液，收集胸腔後部臟器及靜脈叢的靜脈血，同時與腹後壁、肋間的靜脈也存在吻合。

在既往的研究中，人們都已經發現，如果在通常條件下將實驗用犬

的上、下腔靜脈同時阻斷，犬隻將會在很短的時間內死去，但幾乎所有人都忽略了一個細節，如果在阻斷上、下腔靜脈回流的同時，保持奇靜脈的開放，實驗結果會不會有所不同呢？

李拉海和同事們透過文獻研究發現，有些研究者在實驗過程中，夾閉了奇靜脈，為的是心臟內更確切的無血的術野，畢格羅和吉本等人的動物實驗就是這樣操作的，還有一些研究者則根本就沒提自己究竟怎麼處理奇靜脈的，難道對奇靜脈不同的處理方案完全不值得深入討論嗎？在隨後的動物實驗中李拉海團隊發現，如果將實驗犬隻的上、下腔靜脈血流完全阻斷，但保留奇靜脈血流回流至右心房，實驗犬的心、腦等重要器官在經過至少 35 分鐘的時間之後，也未出現顯著的損害。可奇靜脈循環僅占全身血流量的1/10而已 [8～14毫升/（公斤·分）] 啊！難道說，維持實驗動物的存活，同時保證心臟內部一個相對清晰的視野，僅用遠遠小於正常血流量的灌流就可以？也就是說，吉本可能是高估了維持人體存活所需要的血液的流量，調高了心肺機的難度。如果英國皇家外科實驗室的這個研究是可靠的，那麼我們是不是可以認為，不用給人體提供 100%的灌流流量，一樣可以滿足動物實驗或心臟手術的要求？

這一研究對於正陷入冥思苦想的李拉海來說真不啻於暗夜燈火，莫非體外循環的解決之道就在這神祕的 10%？

絕知此事要躬行。

李拉海讓助手莫利·科恩（Morley Cohen）重複一下這個實驗，看看能否重現僅以 1/10 的供血就能維持重要器官功能活性的結果。科恩選用了 19 隻實驗犬，閉合上、下腔靜脈，但保留奇靜脈的正常回流，經過對實驗犬隻不同體重與右心回流血液的反覆測算，科恩得出結論，英國同行的研究結果雖然有違既往的醫學常識，但確實可以重現，也就是說，在麻醉狀態下，只需要正常血流量的 1/10 就能滿足實驗動物的心腦功能

不受損害。

　　這次重複實驗的結果，讓李拉海非常樂觀，他認為即使為這個實驗數據留一倍餘量，也就是只用提供 1/5 的正常血流量，也足以大大降低心肺機設計的難度。吉本如果想到這一點，是不是就可以重整旗鼓再次啟動心肺機的臨床研究了？

　　年輕的李拉海決定用這個實驗結果召喚心肺機研究領域的主帥吉本歸隊！

　　李拉海認為，他可能找到了解決問題的方案，因為降低心肺轉流的灌流流量，就等於大大降低了執行心肺機的難度。可是當李拉海在明尼亞波利斯的一次會議上將動物實驗揭示的奇靜脈現象告知吉本時，不料卻被吉本潑了一盆冷水。吉本認為李拉海說的情形根本就不成立，正常血液流量的 1/10 怎麼可能保障實驗動物的安全？更不要說將這樣荒唐的設想冒險應用於臨床了，吉本認為如果灌流達不到一個較高的流量[100 ～ 165 毫升 /（公斤·分）] 根本就行不通……

　　吉本的反應令李拉海情緒複雜，20 多年前吉本不顧主流學界的質疑，苦心孤詣、熬盡心血終將心肺機的夢想變為現實。而今少年子弟江湖老，昔日初生牛犢不怕虎的熱血青年，如今已蛻變為學界權威，屠龍者自己也成了龍，面對年輕後輩極有價值的提議，居然就這樣輕易地給否定了。

　　曾記否，當年還有人稱吉本的心肺機的研究是儒勒·凡爾納式的幻想呢！

　　不過，李拉海的熱情並沒有被吉本的冷水澆滅，正像當年的吉本一樣，他堅信自己的想法是正確的，屬於吉本的時代即將過去，心臟外科的舞臺上，又將迎來一位耀眼的天才。

　　李拉海決心按照自己的思路開展體外循環研究，降低灌流流量，

降低心肺機的操作難度，就一定能將心臟外科的發展再大大朝前推進一步。

雖然沉穩內斂的吉本不認可高調張揚的李拉海的某些觀點，但學術觀點的交鋒卻沒有影響吉本對這位充滿朝氣的年輕人的欣賞，因為他深深知道，希望仍在這年輕一代人的身上，畢竟，吉本自己夢開始的時候，也不過 28 歲。

可當李拉海決心進行心肺機的實驗時，卻發現當時的條件已經根本不允許他進行如此昂貴奢侈的探索了 —— 明尼蘇達大學醫院唯一的心肺機已經被丹尼斯帶去新任職的紐約一家醫院。

難道這樣一個閃亮的點子就要因實驗條件的限制而就此沉寂了嗎？

你要煮飯，可居然連鍋都沒有，這能行嗎？當然有人可能會想到，如果太餓了，想把食物弄熟也不是非有鍋不可，可以採用原始的方法，直接用火烤成不成？那麼，人體體外的循環除了人工心肺機外，還有別的什麼原始途徑嗎？我們人類社會再回到原始形態當然是不可能了，但是人之初的形態又是如何的？人不是出生以後才有自己獨立的循環和呼吸嗎？在此之前人的生命體系是如何維繫的呢？

這一靈光乍現的思路，來自李拉海的助手科恩。李拉海在協助路易斯完成了那次意義非凡的手術之後，就已經是明尼蘇達大學的助理教授了，科恩則是他的一位全職助手。1953 年秋的某一天，李拉海發現這位昔日的得力助手最近有點心不在焉，便問其故。原來，科恩的妻子懷孕了，他總是在實驗室裡分心想著他的妻子和尚在腹中的孩兒。李拉海不禁和他談起了孕育胎兒這件事，話題不覺間扯到了胎盤 —— 既然胎兒可以從胎盤獲得氧合血，我們為什麼不能用動物實驗來模擬這種情形呢？這真的又是一個幸運的遺憾，當年布萊洛克遺憾地沒能如願以償建立肺動脈高壓的動物模型，導致了陶西格與其聯手，創立了經典的術式 B-T

分流。而今，實驗條件的限制，居然使李拉海迸發出以活體作為「心肺機」的神奇構想，而這一構想恰恰為已經看似山窮水盡的體外循環研究帶來了柳暗花明的一線轉機。

如果說吉本等開拓者們展現了無與倫比的智慧與勇氣的話，那麼李拉海的所作所為則幾乎超越了人類想像的極限。1954 年，在心臟外科直視手術研究領域一片軍心渙散的時候，他居然試圖以病童的父親作為「心肺機」，用活人交叉循環的方法挑戰歷史上首例室中膈缺損的修補術，這真是只有瘋子才能想出來的辦法。

我們還是先從李拉海團隊的動物實驗說起。

他們用兩條狗進行心臟手術，一條是手術狗，為受體；另一條模擬胎盤的原理當作氧合器，稱為供體。這是一種新的體外循環方法──「交叉循環法」。動物實驗進行得非常順利，1953 年 10 月 22 日第一例交叉循環動物實驗即大獲成功。同時一個意外的發現是，實驗動物的術後恢復如此之快，狀態如此之好，是此前應用人工心肺機時從未有過的。又經過幾個月的系統改進及相關機制的深入研究，成竹在胸的李拉海認定，在人工心肺機幾乎缺席體外循環人體實驗的關口，這項全新的技術值得進行一項人體實驗。

交叉循環法的原理為，在同樣的時間裡使病人和正常的供體之間交換等量的血流，透過精確的流量幫浦來控制流量，而病人心臟的靜脈流入則完全阻斷，以保證可直視下切開心臟。一旦病人與供體建立連接，該病人的身體就可以源源不斷地從供體那裡得到充分氧合後的血液供應。沒有複雜的機器，也不需要調解動態的平衡，因為供體的循環及時自動地承擔著這些重要功能。這就解釋了為什麼實驗動物的術後恢復，較以前用機器進行體外循環時快。這一方法，至少從理論上似乎既規避了應用低溫和心肺人體外循環實驗過程中相關的常見併發症，且相對而

言，沒有時間限制。

這一想法剛一丟出就引起軒然大波，這對已有的臨床醫學外科實踐體系是一個極大背叛。出於倫理學的考量，讓一個「無辜」的健康人在手術室裡冒著潛在的危險（不管多麼小）作為供體循環，哪怕只是暫時的，也是不能被接受的。有些批評者甚至說：「你們想要創造歷史嗎？想要做外科歷史上第一個可能死亡率為 200% 的手術？」

這是一個今天看來也不乏瘋狂的設想，在當時，得是什麼樣的家長敢把自己的孩子交到這樣的醫生手裡？而且還可能把自己的性命也一併搭上？這種家長是鬼迷心竅了嗎？一種幾乎是本能的直覺告訴我，能冒險做出如此決定的家庭，其背後一定有不同尋常的故事……

1950 年夏天的一個晚上，當多娜跟她的妹妹雪莉一起在小床上睡著的時候，弗朗西斯‧格利登（Frances Glidden）和她的丈夫萊曼‧格利登（Lyman Glidden）絕對想不到第二天早上的情形。雪莉早上醒來的時候還以為姐姐仍在貪睡，直到她們的母親進來，才發現多娜已經死了，那一年多娜才 12 歲。兩年前，當醫生診斷多娜為先天性心臟病時，格利登夫婦根本不信，在他們眼裡，多娜沒有太大異常，運動能力良好，飲食、睡眠都沒有問題，只是好像比別的孩子感冒的次數多一些。當然自此以後，這對夫妻的心頭就蒙上了陰影，不知道那一場悲劇將在何時到來，只不過他們心頭尚存僥倖。1950 年春天開始，多娜的狀況明顯變糟了，體力變得很差，經常呼吸困難，甚至有一次在院子裡直接昏死了過去。多娜住進了明尼蘇達大學醫院，醫生為其做了心臟導管造影，證實她所罹患的是先天性心臟病，室中膈缺損。這種病在當時是沒救的，醫生們除了建議低鹽飲食之外別無良策。這時候格利登夫婦才放棄幻想，清楚地知道，無情的死神已經向這個孩子慢慢逼近了。只是他們絕沒想到或者說是不願意看到，死神的步伐居然如此之快。

1952 年夏天，當弗朗西斯發現自己再次懷孕時，她和丈夫仍不時地想起他們那可憐的女兒多娜。1953 年，這個叫格雷戈里·格利登（Gregory Glidden, 1953.02.24-1954.04.06）的孩子剛出生時似乎並無異樣，只是生後不久，弗朗西斯和萊曼就驚恐地發現，格雷戈里也非常容易「感冒」。他們已經知道了，先天性心臟病的孩子容易出現呼吸道感染，但他們不願意相信自己居然那麼倒楣，會再次攤上這種事。

每次住院時，抗生素治療似乎都很有效，醫生也不認為格雷戈里有心臟方面的問題。但反覆幾次住院之後，弗朗西斯越想越慌張，她把耳朵貼近格雷戈里的胸口，耳畔傳來了她曾經十分熟悉的惡夢般的聲音 —— 跟當年多娜的心臟雜音一樣！這回，醫生也聽到這個雜音了，低調的收縮期雜音 —— 典型的先天性心臟病的雜音。應該是存在某種缺損，是房中膈缺損，還是害死了多娜的室中膈缺損？

將格利登夫婦吸引到明尼蘇達大學醫院的主要原因，是當時他們已經聽說這所醫院可以做房中膈缺損的修補手術了。換一句話說，是路易斯在 1952 年的那次影響深遠的成功手術，使這對絕望的夫婦看到了生的希望。但心臟導管檢查發現，格雷戈里患的還是室中膈缺損，這種病恰恰用路易斯的低溫阻斷循環的辦法處理不了。當時，在 1954 年春天之前，還沒有任何一個醫生能夠在活人身上成功地修補這種缺損。剛剛升起的希望，幾乎又在瞬間破滅。因此當有人告訴他們，聽說有個叫李拉海的年輕醫生發明了一種新的方法，在實驗室已經取得了重大成功，可能修補室中膈缺損時，他們雖然感到這是最後的救命稻草，但又不敢抱有太大希望。不過無論如何，他們都要冒險試一試，他們不想再次經歷喪子之痛了，哪怕有巨大的風險，哪怕是用自己的生命去換取⋯⋯

雖然李拉海對交叉循環抱有極大的信心，相信自己的手術刀一定能夠治好格雷戈里的病，但當他打算安排這樣一次「冒天下之大不韙」的

手術時，才發現自己所要面對的阻力是如此之大，質疑、批評的聲音如暴雨般襲來。因業務之爭原本就與外科有嫌隙的內科主任也趁機發難，希望醫院的高層能夠向外科施壓，阻止這一嚴重違背醫學倫理的危險探索。

然而，箭在弦上不得不發，為了病童格雷戈里的一線生機，李拉海還是向自己的導師歐文·H·奧根斯汀（Owen Harding Wangensteen, 1899-1981）正式遞交了實驗申請。奧根斯汀對這位愛徒一向關愛有加，這一次更是力排眾議批准了該試驗計畫，他在批准書中答覆道：「親愛的李拉海，放手去做吧，別的事情你不用管。」

短短的一句話，寄託了奧根斯汀無盡的期待。若沒有他的鼎力支持，這項關乎心臟外科走向的實驗絕不會進行得如此順利。另外，當年李拉海罹患惡性淋巴瘤時，為其做根治性手術的主刀醫生，正是奧根斯汀。1981 年 1 月奧根斯汀去世後，醫學界對其讚譽有加。評論者認為，明尼蘇達大學能夠在 1950 年代對心臟外科的發展做出許多開創性的貢獻，湧現出一批享譽世界的心臟外科大師，與奧根斯汀銳意創新進取、大膽扶持年輕人的開明作風是分不開的。如前文已經提到過的克拉倫斯·丹尼斯和約翰·路易斯俱屬奧根斯汀麾下，甚至就連後來在波士頓兒童醫院成名的格羅斯最早也與奧根斯汀有過一面之緣。當時奧根斯汀剛剛當上外科主任，年輕的格羅斯希望到奧根斯汀手下進行住院醫師的培訓，奧根斯汀知道眼前這位年輕人是一位難得的才俊，但因手頭沒有足夠的經費只能與其失之交臂。幾年以後當格羅斯在他處聲名鵲起，奧根斯汀懊悔不已，他決心再不要因經費問題而錯過人才，於是他透過各種途徑為本科室爭取經費支持，結果使明尼蘇達大學醫院的外科經費從 1930 年代僅有的 2 萬美元增加到 20 年後的 100 多萬美元！奧根斯汀本人雖未專注於心臟外科領域，但他對心臟外科的發展卻起著至關重要

的作用。每當我想到此人，腦海中總是浮現出一個絕頂睿智的大宗師形象，仙風道骨長髯飄飄，彷彿金庸筆下《倚天屠龍記》中的張三丰。事實上奧根斯汀本人的成就也確實符合一代宗師的名頭，因他對腫瘤外科、腸阻塞等方面的貢獻而獲益的病人迄今何止萬千，這裡且不細說。單說這 1954 年 3 月 26 日 —— 心臟外科歷史上最令人激動的一天。

當天發生在明尼蘇達大學醫院手術室第二手術間的這一幕，如果能夠被搬上銀幕，即使在最蹩腳導演的執導下，也足以使影院裡的多數人痛哭失聲。作為供體的父親尤其讓我感動萬分。試想在當時，這個實驗在一片激烈的反對聲中才勉強得以實施，手術過程中將會發生什麼更沒有人可以預料得到。當這一對父子在麻醉前深情地對望一眼之後，他們是否有可能活著再見？

李拉海和他的 3 個年輕同事，以病童的父親作為供體，用管道和流量幫浦將父子的循環系統連接在一起。確認這種交叉循環可以同時保證一大一小兩個生命的安全維繫之後，李拉海阻斷了病童自身的循環，切開了他的心臟。經探查後發現，該病童的心臟問題確實是室中膈缺損，術前的診斷無誤。「兄弟們，」李拉海語調平靜地說道，「我們可以繼續了。」12 針，他冷靜沉著又不失迅捷地用 12 針即縫合了這個缺損。室中膈缺損，這一發生率最高（占先天性心臟病的 25% 左右）、戕害小兒生命最多的先天性心臟病，終於在人類發達的現代醫學面前第一次臣服。

在一篇發表於 1986 年的回顧性文章中的評論區，有一位醫生（文森特·L·戈特，Dr. Vincent Lynn Gott）提到當年那一次驚心動魄的手術時，還心有餘悸地寫道：「那一天的情形我永生難忘，手術室裡瀰漫的是前所未有的混雜著興奮與緊張的氣息，其沉重程度讓周遭的空氣幾近凝固，彷彿需要身處其中的人用手術刀才能劈開。然而，在我們所有人當中，處在暴風眼中心的李拉海反而是最平靜的一個，好一派處變不驚的風範。」

當病童格雷戈里與父親的交叉循環被中斷後恢復自己正常的血液循環時，他的心臟已經脫胎換骨，不再是一顆破損的心了。手術過程異常順利，並沒有出現之前批評者所擔心的一臺手術父子雙亡的悲慘局面。在手術臺上，李拉海還戴著沾滿鮮血的手套與幾位助手逐一握了手，他們的眼神交換的是同一句話：我們，贏了。在觀摩廳，一直為自己的愛徒捏了一把汗的奧根斯汀熱淚盈眶。

可是，李拉海等人是否高興得太早了呢？別忘了當初吉本第一次在人工心肺人體外循環下的手術成功之後，就再沒能重複這一結果，同樣的悲劇會再次上演嗎？更何況，即使手術獲得了成功，病童格雷戈里就一定能順利度過術後恢復期嗎？這畢竟是一次破天荒的手術，格利登夫婦能否將格雷戈里活著抱回家，避免又一次的喪子之痛？

格雷戈里恢復得似乎不錯，術後第一天，他已經可以喝水、喝奶了，第二天吃了荷包蛋。一直到 4 月 1 日，也就是手術後的第六天，格雷戈里每一天都比之前的狀態好一些，勝利在望了。無論是參與了這次治療的醫護人員還是病童的父母，差不多每一天都在緊張與不可思議的興奮當中度過，格雷戈里也成了醫院裡的明星病人。

但後來情況漸漸發生了變化。格雷戈里出現了呼吸急促、缺氧等情況，李拉海認為可能是呼吸系統出現了感染，遂開具了抗生素，並用上了一切支持手段。但不幸的是，格雷戈里的病情還是一天天變糟糕了。4 月 6 日上午，格雷戈里望了這個世界最後一眼，就再也沒睜開眼睛。他的心跳，停止了。

李拉海是多麼不甘心就此認輸。他立刻積極展開搶救，甚至直接用針筒刺入格雷戈里的胸腔進行心臟內的注射，但終究沒能令病童起死回生。1954 年 4 月 6 日上午 9 點 15 分，李拉海無奈地宣布：搶救無效，病人臨床死亡。

「對不起，」正如許多醫療影視劇中的橋段那樣，李拉海非常誠懇地對弗朗西斯和萊曼說，「我們已經盡了全力。」孩子的母親悲痛難忍，泣不成聲，「是的，我知道你們盡力了」。她強忍著內心的劇痛，幽幽地問了這樣一句：「您不是說手術很成功嗎？為什麼格雷戈里還是離開了我們？」「只有一個辦法能讓我確切地知道格雷戈里的死因到底是什麼，」李拉海小心翼翼地提出問題，「可是，你們能允許我對格雷戈里進行屍體解剖嗎？」夫婦兩人一臉驚愕，彷彿已流血的心頭又被人重重地戳了一刀。李拉海不等他們回答繼續動情地說道：「只有這樣，相信我，只有這樣，才能讓格雷戈里的死有價值。透過對他的解剖，我們將能發現極其重要的問題，換句話說……他的死必將換來其他病童的新生。」

這對夫婦終於同意了李拉海的請求，連續兩次喪子之痛，使他們深深地懂得同樣家庭將面臨的悲劇，他們願意為這些家庭祈福，他們希望李拉海最終能夠獲得預期的成功。

還是那間解剖室，李拉海不由再次想起兩年前的那個夏天，當時他面對著尤斯蒂斯的心臟，發誓要找到一個可以安全進行心臟修補手術的方法。而今，他的方法第一次嘗試就遭到失敗。他決心找到原因，真是這個方法不可行，還是有別的什麼狀況？李拉海再次開啟了格雷戈里的身體，剖開心臟，那個經過外科醫生妙手修補的缺損已經完全癒合！也就是說，格雷戈里的直接死因並非手術，而是肺感染，也即他開創的這一方法值得繼續進行嘗試、探索。

於是……

1954 年至 1955 年，幾乎是孤軍奮戰的李拉海團隊透過使用親子之間的交叉循環，為存在複雜心臟畸形的 45 名兒童施行了直視下的心臟手術。在這些應用交叉循環的手術中，有一例情況極為特殊，因為該病童擁有一種罕見的血型，甚至他的父母與其血型也不完全匹配。經過多方

尋找，一個叫霍華德・霍爾茨 (Howard Holtz, 1925-2015) 的 29 歲年輕人自告奮勇，為救這個素不相識的小孩甘願冒險為其做供體。對於這種令人難以置信的義舉，霍爾茨卻只有輕描淡寫的解釋：「如果我的孩子也遭遇這樣的情況，我希望會有人為了救他而冒險做這個供體，我只不過是做了我希望別人也能做的事而已。」

根據 1986 年李拉海團隊發表的對當年那批手術病童的隨訪文章，全部 45 例手術中作為供體的，父親 25 位，母親 10 位，親屬 5 位，非親非故的志工居然有 5 位之多！如果說由父母或至親作為供體進行交叉循環的手術讓人們感受的是血濃於水的偉大親情的話，那麼這 5 位志工的無私奉獻和勇氣更有理由讓我們為人類世界捨己為人慈悲為懷的高貴感動非常。

必須要指出的是，所有這些複雜的病變（其中有 27 例是室中膈缺損，10 例是法洛氏四重症，5 例是房室管畸形，1 例是肺動脈漏斗部狹窄），都是靠此前既有的技術無法解決的，全部接受手術的 45 名心臟嚴重受損的病人中，有 28 名複雜的心臟畸形得到了治癒。45 名循環供體均得以存活，那種傳說中惡夢般的 200％的死亡率並未出現。到 1986 年，術後 30 年隨訪的結果為 22 名病人 (49％) 仍然活著，並過著有品質的生活。

很多在解剖室看過法洛氏四重症解剖的醫生認為，複雜到這種程度的心臟畸形，即使用最精妙的手術技法也不可能將其徹底修復。當年的「藍嬰」手術令霍普金斯醫院的外科醫生布萊洛克和內科醫生陶西格一戰成名，那次手術只是在一定程度上能夠緩解法洛氏四重症的病情，並非根治。因此，當李拉海宣稱可以對這種疾病進行根治性手術時，很多人都表示懷疑，但那些親臨現場觀摩手術的人，在瞠目結舌之外，就只有心悅誠服了。

這些顯著的臨床試驗結果，顯然比其非凡的手術技巧更令人吃驚。這使當初吉本暫時失利之後學術界盛行一時的「病態心臟」理論被徹底打破了，心臟外科開始走出谷底，進入了一個快速發展的階段。

＊　　　　　＊　　　　　＊　　　　　＊　　　　　＊

　　都說孩子是一個家庭的希望，好比初升的太陽，那麼這些為拯救萬千孩子性命而勇敢探索孜孜以求的科學家，無疑就是那修復希望托起朝陽的巨人。李拉海所取得的巨大成功，將明尼蘇達大學醫院一下變成了世界心臟外科學的第一重鎮，各地的參觀學習者絡繹不絕。後來這些學習者中又有不少人續寫了輝煌，其中最有名氣的一位是來自南非開普敦的外科醫生克里斯蒂安·伯納德（Christiaan Barnard, 1922-2002），他在1967年的石破天驚之舉，再次續寫了心臟外科的輝煌。這是後話，且待後面細說。

　　不過李拉海並沒有被一時的勝利衝昏頭腦，他清醒地意識到目前這種方法中，供體的自我平衡機制將自動糾正無數不知名的、由全身灌流引起的生理學紊亂，這對供體的健康顯然存在潛在威脅（進行交叉循環的45名供體雖然無一例死亡，卻有一位母親因操作失誤發生了不可逆的腦損傷，為本有一個先天性心臟病孩子的可憐家庭雪上加霜）。也正是由於這個原因，活體交叉循環技術並沒有得到廣泛開展。因此李拉海預言道：「交叉循環的臨床經驗 ── 尤其是對供體的不良影響，使我們清楚它顯然不可能一直作為體外循環技術，為了病人和（尤其是）供體的安全問題，必將會發展出一種超越這項技術的體外循環措施。」在一篇李拉海發表於1955年的文章正文後面，布萊洛克點評說：「我真沒想到我在有生之年還會見識到這種手術，李拉海團隊的想像力、勇氣及其業績值得讚揚，有些複雜的心臟畸形真是讓人做夢也想像不到該如何修補……但

我不認為這一方法（指交叉循環）是心臟外科的最終解決之道，我想還是我們協會主席吉本開創的人工心肺機的思路是對的。」

於是，包括李拉海在內，許多研究者又重新開始重視人工體外循環的研究，在吉本研究的基礎上，對心肺機做了進一步改進和完善。

不得不承認，到目前為止，在已被應用到心外手術的技術中，交叉循環是最符合病人生理的技術。放棄一個在生理上近乎完美的技術，轉而採用了一個至少當時看來在生理上比交叉循環尚有不足的技術，李拉海醫生的這一作為在外科醫學史上是令人嘆服的。但這又是倫理學壓力之下必然的選擇，你不能總在每次做手術的時候，都讓另一個健康的人冒著一定風險，而且一旦發生重大失敗，真的可能是兩條命都交代了。

李拉海的預言很快得到了證實。到 1958 年，僅僅在吉本第一次體外循環下手術成功的 5 年之後，畢業於哈佛醫學院的約翰·韋伯斯特·柯克林（John Webster Kirklin, 1917-2004）即報導了在梅奧醫學中心成功地將梅奧 - 吉本設備應用在 245 例體外循環手術中。受到李拉海和柯克林成功的鼓舞，世界上許多大學的研究團隊重新恢復了心臟直視手術的研究計畫。

柯克林自醫學院畢業後就接受了一段時間的神經外科方面的訓練。二戰結束後，從軍隊歸來的柯克林到波士頓兒童醫院格羅斯手下做住院醫師，這段經歷讓柯克林轉而對心臟外科產生了興趣，於是他果斷決定不再做神經外科醫生了，要在新興的心臟外科領域有一番作為。果不其然，柯克林最終在梅奧醫學中心改進了吉本的心肺機，發展了安全、可行、可靠的體外循環措施，取代了交叉循環成為心內直視手術的首選方法，將吉本未竟的事業推向成功。

在心外科領域其他人都已退縮或冷眼觀望的那 12 ～ 18 個月，整個世界可能僅有明尼蘇達州的李拉海和柯克林在探索心臟直視下的手術，

真可謂絕境中的孤膽雙雄，風頭一時無兩。他們雖然在研究方向上略有不同，但在心臟直視手術領域他們都想拔得頭籌，柯克林堅信吉本的心肺機值得繼續嘗試，李拉海則劍走偏鋒獨創瘋狂的控制性交叉循環，率先在臨床應用方面取得突破，搶到了先手。

1954 年春天，當李拉海的心臟直視手術被媒體報導時，柯克林坦言：「雖然我十分嫉妒，但也非常尊敬他。」隨後，柯克林和同事在明尼亞波利斯觀摩了李拉海成功地應用控制性交叉循環實施心臟直視手術之後，這種敬意尤為強烈。李拉海和柯克林這兩位醫生雖然競爭激烈，但彼此之間也能在正式或非正式的場合坦誠交流共享得失。有時候當柯克林對某種疾病的手術治療失去信心時，李拉海也會鼓勵這位對手：「這真是一個難治的疾病，但我們會掌握治療它的方法的。」

想當初吉本對跟梅奧醫學中心的柯克林分享他的技術藍圖是非常猶豫的，因為他擔心由於梅奧醫學中心強大的實力，柯克林會先於他完成第一例體外循環下的心臟手術。不過謝天謝地，吉本最終還是和盤托出了他的技術藍圖，而最後恰恰是梅奧醫學中心將這項技術的應用推向了極致。為紀念吉本的卓越貢獻，他們將改進後的設備命名為「梅奧 - 吉本」。如果當時吉本由於一己之私而選擇了保守，這項大業就此跌入谷底而無法中興也未可知。

低溫在此時則已成為心臟手術的常規並行手段，用以減少單獨應用體外循環對人體固有的損害 —— 在血流減少的時間段內保護重要的臟器，如腦、心臟和脊髓。

自此，由於有了體外循環技術這一有力的武器，心臟外科醫生可以從容地在無血術野下對心臟進行精細的矯正與修補，挑戰更複雜的手術。陰魂不散的比勒斯魔咒此時才被徹底擺脫了，心臟外科一掃陰霾，飛速發展，手術適應症範圍不斷擴大。後來甚至出現過 3 個獨立的研究

者，分別在幾乎相同的時期內發展了同一術式。由於無法確定究竟誰是第一個，學界只好把這一手術命名為達穆斯 - 凱 - 史坦塞爾（Damus-Kaye-Stansel，D-K-S）手術。而這一術式糾正的畸形又絕不簡單——單心室，也即只有兩個心房一個心室。由於這一手術太過複雜，本書就不再細說了。至今，心臟外科仍是極富挑戰且集中了最多前端技術的外科分支之一，這朵最年輕的外科之花，在經歷了無數淒風冷雨之後，終於可以在萬丈的霞光之中，精彩綻放。

人工心肺體外循環這一技術，自問世以來即是一個不斷完善進步的系統。梅奧 - 吉本心肺機的氧合器部分，是由呈網格狀或實心的屏障構成的，稱為碟式氧合器。在血槽內轉動時，屏障的表面形成一個很薄的血膜，氣體交換正是在這個血膜的表面上進行。這種早期的氧合器需要特別大的預充量（即手術開始前將管道內注滿血液），對血液的破壞非常嚴重；而李拉海跟其助手研製的鼓泡式氧合器，雖然在很多方面優於碟式氧合器，並一度占領了主要的市場，但由於當時沒有有效的過濾器，很多病人因氧合器產生的泡沫而在術後出現了「灌流肺」或「灌流神經系統併發症」。一直到 1980 年代後期，隨著臨床上更安全可靠的膜式氧合器的出現，鼓泡式氧合器才逐漸被淘汰。

現在，體外循環技術雖已相當成熟，據猜想，全世界每年在人工心肺機的輔助下開展的心臟直視手術大約 100 萬臺，但該技術遠非盡善盡美，更非絕對安全（有些手術的病死率為 1%），併發症如腦中風、凝血功能障礙、對血液成分的破壞等問題並未徹底解決。這促使外科醫生開始考慮使用體外循環之外的替代方案，不難預料，這又將是另一番艱苦卓絕的征程了。

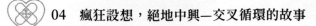

05

千古謎題，憑誰能解
── 血液循環的發現

　　如果從 1930 年麻薩諸塞州的不眠之夜，吉本決定研製體外循環機算起，到 1960 年代體外循環機走向成熟，前後歷時 30 多年，差不多也就是一代人的心血。但這 30 年間的故事並非憑空而來，而是在千百年來人類不斷探索累積的基礎上發生的。正如我們無法事無鉅細地重現浩繁的人類歷史一樣，窮盡心臟醫學史上的每一個技術細節也是不可能完成的任務，在繼續講述有關心臟外科的精彩故事之前，我們不妨先回溯一件醫學史上的重大事件 ── 血液循環的發現。毫不誇張地說，若沒有血液循環的發現，不但不可能有後世心臟病學的發展，甚至整個現代醫學都將駐足不前。

　　人類早在文明曙光初現時，就已經注意到了心臟這個神奇的器官。它在我們胸腔裡的跳動，甚至在我們尚未看到這個多姿多彩的世界以前就開始了。古人認為心臟代表著想像力的中心，醫學哲學家用心臟來說明仁慈、理解、生命、死亡和很多情感反應。不同地區的遠古文明都有自己對心臟的解讀，比如古代印度就將心臟視為神經系統的中心，古代中國也認為心主神明，現代漢語中的心知肚明及英語裡的 My heart will go on（我心永恆），都是心臟這一器官的古代文化象徵意義上的傳統遺存。這裡的「心」(heart) 顯然指的不是那個作為血液幫浦的心臟，隨著醫學界對血液循環的揭示和對大腦功能結構的認知，人們漸漸意識到，

既往人們以為歸屬於心臟的功能，其實是由腦來發揮的。但傳統的慣性卻不會因為科學的進步而立刻停止影響，就像「心知肚明」、「我心永恆」這種詞彙已經固化為人類文化的一部分一樣，心臟這一器官的文化象徵意義短期內也不會在我們的觀念裡完全根除，因為我們都是遠古觀念的囚徒。

對於現代人來說，血液是循環的這一觀念就如同地球是繞著太陽轉一樣屬於最基本的常識，但人類對這一看似尋常的生理規律的認知過程，卻十分曲折。也許是古代中國人最早提及了血液循環的概念，在古老的醫學典籍《黃帝內經》中有這樣的記載：「經脈流行不止，環周不休……氣之不得無行也，如水之流，如日月之行不休……如環之無端，莫知其紀，終而復始。」但中國古人並未詳細闡明心臟泵血的確切機制，而是憑著哲學般的玄思認為這是由陰陽兩氣推動的。

古希臘醫生希波克拉底（Hippocrates，西元前 460- 前 370）認為血由肝臟和脾臟不斷製造，並送到心臟中加熱，或運送到肺中，透過自氣管而來的空氣冷卻；古希臘哲學家亞里斯多德（Aristotle，西元前 384- 前 322）認為，心臟是人體最重要的器官，是人和動物的行動指南，它是智慧的泉源，情感的核心。亞里斯多德認為心臟在結構上有 3 個腔，並命名了主動脈（aorta）。透過對雞胚的觀察，他發現心臟是第一個形成的器官。其後，古希臘的醫生透過解剖屍體，發現動脈中的血液都已流到靜脈，動脈是空的。因此他們得出結論，認為動脈內充滿了由肺進入的空氣。

幾百年後，羅馬醫生克勞狄烏斯·加倫（Claudius Galen, 129-199）解剖活動物，將一段動脈的上下兩端結紮，然後剖開這段動脈，發現其中充滿了血液而不是空氣，從而糾正了古希臘傳下來的錯誤看法，這已經是一個了不起的超越。此時，加倫發現了動脈血與靜脈血的不同，將

其分別描述為鮮紅（bright red）的血與暗紅（dark red）的血。關於血液流動的理論，加倫建立了一個符合邏輯的龐大體系，圓滿地解釋了血液、食物和空氣之間的關係，我們不妨從食物開始來介紹一下加倫的理論。他認為，食物被人吃進去之後，經過胃、腸透過靜脈進入肝臟，在肝臟裡，食物變成暗紅血液，這種血液一部分流進身體各處，一部分進入右心室，進入右心室的血液其中一部分進入肺，在那裡釋放廢料，另一部分則穿過左右心室中膈膜上無數的小孔進入左心室，在這裡接受由肺部來的空氣從而變成鮮紅血液，然後再流向全身各處。這兩種血均一次性分布到外周，並由組織器官消耗掉。血液就這樣不斷地由食物進入肝臟後生成並在體內作潮汐式的漲落運動，在這套理論中，肝臟是血液之源。

加倫對醫學的發展有重要的貢獻，是繼古希臘醫生、醫學奠基人希波克拉底之後最重要的古代醫學理論家。也許有些讀者會想當然地認為古代醫學家的作品應該是相當鄙陋的，而事實上並非如此。現有的加倫作品經過整理後，數量竟多達 22 卷，共計 2,500 萬字（換算成漢字，約是本書的數百倍），這還不包括據說已失傳的 1/3。加倫認為自然界的萬物均有靈性，人類亦然，人的身體受靈魂操控。這種觀點與基督教的某些理論正好吻合，因此雖然他並非基督徒，但由於他對人體的這種解釋頗合教會的胃口，他的著作也由此得以流傳。教會認為，任何與加倫觀點相左的看法都是邪惡的，應該受到詛咒和懲罰。

加倫的學說就這樣與宗教、迷信彼此糾纏著流傳於世，在 2 ～ 16 世紀長達 1,400 多年的漫長歲月裡，一直被奉為醫生和解剖學家的「聖經」，對醫學影響極大，並作為權威的說法制約著醫學的發展。

在今天，恐怕只要是受過基本教育的讀者都能發現加倫對血液流動描述的荒謬之處。科學有兩條腿，其一是邏輯，其二是實證。加倫的理

論無疑是瘸腿的，因為這套看似在邏輯上無懈可擊的理論，沒有任何客觀事實的佐證。但這對古代醫生並未造成任何困擾，因為這是聖人加倫說的，那麼我們就當它是真的，只要這套理論能為當時的醫療實踐加以指導那就足夠了。既然偉大的加倫把一切醫學現象都解釋清楚了，我們又何必試圖發現新的理論呢？但現代醫學科學直到今日也不可能像古典理論那樣完美地解釋所有的生命現象，很多空白一直留到現在，我們已有的和不斷在拓展的成果，就像一個直徑在不斷擴大的圓，其外延在不斷地拓展新的未知領域，這一科學探索的過程，永遠都沒有盡頭。

　　此後的幾百年間，又有學者陸續描述了諸如肺動脈、主動脈等解剖結構，但是他們都未能對加倫的主要錯誤有所糾正，甚至有人還煞有介事地描繪了加倫提出的由右心通往左心的小孔。這種因迷信權威而導致的對客觀事物進行錯誤主觀描述的現象，在後來的醫學發展中也常常上演。時至今日，也許我們已經不大容易理解，為什麼這些親自做過解剖的學者，卻仍然照本宣科地重複既往的錯誤？就算講師沒有發現，難道學生們也都眼盲了嗎？按照古斯塔夫‧勒龐（Gustave Le Bon, 1841-1931）在《烏合之眾》（*Psychologie des Foules*）中的說法，群體歪曲自己目睹的事物的例子不勝枚舉，因為集體觀察是錯誤率最高的，它往往只是某個人的幻覺，透過傳染，進而暗示別人。就像心臟中膈上由右心進入左心的無數個小孔，最初就極可能只是加倫的幻覺，為了建立一個可以解釋一切生理現象的體系，加倫需要這樣的幻覺。這樣的幻覺代代相傳，直至千餘年之後，才有些孤獨的智者開始對這種傳染產生了免疫，他們在好奇心的引領之下試圖擺脫古老權威的桎梏。

　　文藝復興運動時期形成的解放思想、重視實驗研究的良好氣氛，使一些有為的學者和醫生開始質疑和挑戰教會所推崇的加倫的權威理論。當時的學者們已經發現心臟其實是 4 個腔，而非亞里斯多德認為的 3 個。

達文西是文藝復興運動的先驅，他在 14 歲時成為佛羅倫斯一名藝術教師的學徒，這位老師要求他的學生都要學解剖。10 年後，達文西成長為一名非凡的藝術家，得到了許多資助甚至特權，應該說是藝術將他引向了解剖學。他以一種近乎病態的痴狂進行解剖研究長達 50 年之久，還被授權可以在佛羅倫斯的一家醫院進行屍體研究。據說這位藝術家在屍體堆裡度過了許多個特別的夜晚……這些不同尋常的經歷讓達文西對人體結構有了深入的了解，並能夠畫出真實精準的內臟解剖圖。達文西曾經對心臟的結構和功能進行過細緻的觀察，在他的手稿中記載著如何將蜂蠟注入牛的心臟，以便了解心室的形狀及其功能。他還研究了心臟瓣膜的結構和功能，甚至到了 2005 年，他有關心臟瓣膜的繪圖作品，還啟發英國帕普沃思醫院一名心臟外科醫師發展出了一種修復心臟瓣膜脫垂的新術式。這種對準確的追求，顯然不同於古希臘哲學從思辨和空想出發的認識論，他透過實踐探索世界的奧祕，而不盲目接受傳統觀念或崇拜古典著作。這種觀念後來經伽利略 (Galileo Galilei, 1564-1642) 發展，由培根 (Francis Bacon, 1561-1626) 總結成為近代自然科學的基本方法。

　　達文西 (Leonardo Da Vinci, 1452-1519) 無疑是個超越時代的巨人，後人評價他說，當眾人仍在沉睡時，他早在黑暗中醒來。然而遺憾的是，這樣一位先知在過早地醒來之後，似乎只是在自顧自地塗鴉玩耍，並未大吵大嚷試圖喚醒同時代的凡人，於是他只能形影相弔地清醒著，而一眾凡人則繼續懵懵懂懂地酣睡。達文西那些有關人體解剖和心臟的認識在當時沒能產生廣泛深刻的影響，他的許多研究成果是幾百年之後人們發現了他的手稿才公之於世的。

　　後來成功地讓同時代的醫生睜開惺忪睡眼的是近代解剖學奠基人——比利時醫生、解剖學家安德烈亞斯·維薩里 (Andreas Vesalius, 1514-1564)，他出生於達文西去世前 5 年。他進入帕多瓦大學時，文藝

復興正處於高潮，但醫學院還未完全擺脫中世紀的精神枷鎖，解剖教學也只是對加倫學說抱殘守缺，實驗對象多數時候只是狗或猴子等動物，人體解剖的機會極少。這種教學方法實在無法令維薩里滿意，於是他就自己去刑場和墓地尋找屍體。這種行徑當然既違背道德又違反法律，所以他只能在半夜出沒，解剖也需要偷偷摸摸。為了降低腐爛速度，他常在寒冷的冬天實作。就是在這樣艱苦的條件下，他認真從事屍體解剖，詳實記載人體結構，累積了許多前所未有的第一手數據，糾正了當時一直沿用的加倫解剖學中許多關於人體結構的錯誤說法。

在對心臟的解剖過程中，他沒有找到加倫提到的心室中膈上存在的從右心室通向左心室的小孔。因此他疑惑：血液究竟透過什麼途徑從右心室進入左心室的呢？維薩里對加倫學說的信任也一度超過了他自己的眼睛，他在著作中寫道：

在不久以前，我還不敢對加倫的意見表示絲毫的異議。但是中膈卻是跟心臟的其餘部分一樣厚密而結實，因此我看不出即使是最小的顆粒怎樣能夠從右心室轉送到左心室去。

最後他選擇相信自己的所見，拋棄了加倫的觀點。不死讀書、不唯上，只唯實。他認為研究醫學的正確道路，不是去問加倫曾經說了些什麼，而是用自己的眼睛去觀察事物的本來面目。維薩里奠定了近代解剖學的基礎，也促進了近代生理學的誕生。他在 1543 年出版了《人體的結構》（*De Humani Corporis Fabrica*）一書，詳盡闡明了自己的學術觀點，當時他還不到 29 歲。自這一年起，人體自身小宇宙的結構才開始被準確地描述，也是在同一年，已近垂暮之年的哥白尼（Nicolaus Copernicus, 1473-1523）出版了《天體運行論》（*De revolutionibus orbium coelestium*），宣告古老的地心說成為歷史，人類對廣袤宇宙的科學探索，正式開啟。

選擇相信自己的眼睛而不是迷信權威的學者，在這一時期不止維薩里一位。他的同學，西班牙醫生米歇爾‧塞爾維特（Michael Servetus, 1511-1553）在1553年出版的一部著作中發表了他對人體血液循環的發現。他明確地否定了加倫關於血液從右心室穿過中膈進入左心室的學說，提出了血液從右心經過肺到左心的洞見，這其實就是肺循環的概念。他在書中闡述的肺循環是人類探索血液運行方式的一次重大進步。後人稱讚塞爾維特是歐洲第一個具有血液循環系統認識的人，也是第一個對加倫的「潮汐說」進行有力駁斥的人。

關於塞爾維特的死因，流傳著一個源自恩格斯（Friedrich Engels, 1820-1895）的較為煽情的說法：「正當他將要發現血液循環過程的時候，喀爾文便燒死了他，而且還活活地把他烤了兩個鐘頭；而宗教裁判所只是把布魯諾簡單地燒死便心滿意足了……1553年10月27日，塞爾維特被綁在火刑柱上。他的頭頸上套著花環，那是被硫磺浸過的，花環的鐵鏈上扣著他的著作，腳下堆著其他的著作及溼稻草及青樹枝。行刑的牧師最後一次問塞爾維特是否願意放棄自己的學說，塞爾維特保持莊嚴的沉默。昏暗的悶火和濃重的煙霧，不僅吞噬了一位傑出的科學家，而且使醫學史上具有劃時代意義的血液循環發現推遲了半個多世紀。」

一個科學烈士的形象就這樣被塑造出來了。但西方提到他的死因時，則主要歸咎於當時的宗教爭端。事實上，與其說塞爾維特死於科學與宗教的鬥爭，倒不如說其死於宗教內部的傾軋。他出版於1553年的那部提到肺循環的著作《基督教的復興》（*The Restoration of Christianity*），其主旨是批判「三位一體」舊教義，倡導一神教派新教。這當然是舊神學頑固勢力所不能容忍的，再加上他本人也過於激進，這才惹來了殺身之禍。維薩里的結局也有一個類似的誤會。被判耶路撒冷朝聖之後他死於歸途，當時他的著作已出版20年。將宗教裁判所對維薩里的迫害簡單地

歸結為其解剖學研究，是缺乏證據的，西方醫史學者通常認為這是後世的以訛傳訛。

1903 年，日內瓦的喀爾文主義者集會表達了對燒死塞爾維特一事的悔意，因為他們在回顧這樁舊案時，發現死刑判決是錯誤的，因為恰當的判決應該是放逐。其實最初關於處死塞爾維特的爭議僅在於，是用「仁慈的火刑」（先弄死再燒）還是「不仁慈的火刑」（活活燒死）。有神論者的仁慈和幽默感真是讓人猝不及防，他們後來還為塞爾維特這位殉難者樹立了紀念碑，那先前到底在幹嘛呢？

與塞爾維特同時期的義大利博物學家、醫生安德烈亞·切薩爾皮諾（Andrea Caesalpinus, 1524-1603）分別於 1571 年和 1593 年出版的兩部著作中提出了區別於加倫學派的重要看法。他是一位極具語言天賦的科學家，他曾用詩歌化的語言描述說，「心臟是血液之源，透過四根大血管灌溉全身，就像天堂裡流出的四條河流……」他認為血液在心臟收縮時被排放到動脈（包括肺動脈）中，而在心臟舒張時血液則從腔靜脈和肺靜脈流回心臟。他還認識到，流向組織的血液只能透過動脈，而流回心臟的血液只能透過靜脈。可以說，切薩爾皮諾不但形成了肺循環的觀點，而且也具有體循環的概念。這幾乎已經和現代血液循環的科學觀念十分接近了。

維薩里在 1543 年就離開了帕多瓦大學，為其著作《人體的結構》的出版這件大事而奔走，另一位解剖學家里奧多·克倫布（Realdo Colombo, 1516-1559）接替了他的教職，克倫布可能早在 1545 年就闡釋了肺循環系統，但他囊括該學說的著作《解剖學》（*On anatomizing*）直到 1559 年才由其子女出版。

前面提到的幾位學者都在不同程度上動搖了加倫學派的觀點，與此同時，加倫學派的學者們也有新的解剖學發現，當然，這些發現是用來

驗證加倫的「正確性」的。西羅尼姆斯・法布里休斯（Hieronymus Fabricius, 1537-1619）就是加倫學派的著名代表，他的貢獻在於發現了靜脈中瓣膜。但他只在 1574 年的著作中詳細描述了瓣膜結構、位置和分布，沒能正確地解釋瓣膜的作用。因為按照加倫學派的理論，無論是動脈還是靜脈，血液的方向都是如同潮汐一般可以進退的，其區別僅在於動脈與左心相連，而靜脈與右心相連。我們現在知道，靜脈瓣膜的作用是確保血液可以朝向心臟流動，避免逆流。而法布里休斯由於堅持加倫學派的觀點，錯誤地認為瓣膜可以對血液的流動起一定程度的阻滯作用，以免其像洪水一樣突然湧向手或腳。

法布里休斯的解剖功底不可謂不深厚，但其精準的刀法卻只能探究人體的結構，無法解釋刀鋒所及部分結構的功能。新瓶到底裝了舊酒，新的解剖學發現仍然做了 1,500 年前舊理論的注腳。

亞里斯多德和加倫對心臟的觀點一直影響了人類千餘年，從 1543 年到 1599 年這 50 多年，我們不難發現人類對心臟和血液循環本質的認識速度大大加快了，在那個即將擺脫中世紀黑暗的躍升年代，諸多天才以歷史上前所未有的速度及數量突然出現，他們好像生來就注定要發出智慧的光和熱以驅散那蒙昧的漫漫長夜。以醫學領域為例，那便是上述前仆後繼的種種探索一點一點地蠶食動搖著陳腐的血液「潮汐運動說」，一個嶄新的科學的血液循環學說即將誕生。

　　＊　　　　　＊　　　　　＊　　　　　＊　　　　　＊

在英國艾塞克斯郡漢普斯特德聖約翰教堂（離倫敦約 80 公里）的一處紀念碑上，有這樣一句話：「發現血液循環，造福人類萬世不朽。」這是威廉・哈維（William Harvey, 1578-1657）的墓誌銘，人們以此來紀念其在醫學上的卓越貢獻。

哈維出身於英國肯特郡福克斯通的一個小鄉紳家庭。他 16 歲進入劍橋大學學習，19 歲獲學士學位，1599 年到義大利帕多瓦大學學醫，1602年獲醫學博士學位。當時的帕多瓦大學極負盛名，有很多著名的學者均在那裡工作，比如前面提到的維薩里和發現靜脈瓣膜的法布里休斯。哈維曾向後者學習解剖學，法布里休斯的這一學術貢獻，正是促使哈維思考血液循環規律的出發點之一。法布里休斯在教學中廣泛使用屍體解剖的演示，讓哈維留下了深刻的印象，大概從那時起哈維便抱定這樣的信念：「解剖學家不應該憑著書本學習和教課，應學習解剖並以解剖進行教學。」

　　哈維在這裡受到了文藝復興時期進步思想的深刻影響，並有機會接觸到了關於血液運動研究的新資料，這成為哈維提出血液循環學說的重要基礎和前提。

　　哈維 24 歲時學成回國，擔任聖巴多羅買醫院的內科醫生。在行醫的過程中，他越來越有名望，於 1618 年被選為內科醫師協會會員，同年成為英王詹姆斯一世的御醫，後來又當了英王查理一世的御醫。查理一世和哈維關係很好，甚至和他一起觀察過小雞的心臟跳動。

　　1615 年哈維被選為倫敦醫師公會的解剖學教師，從 1616 年 4 月起，哈維開始講授解剖學，並公開宣講他所創立的血液循環學說。1628 年哈維出版了《關於動物心臟與血液運動的解剖研究》（*Exercitatio Anatomica de Motu Cordis et Sanguinis in Animalibus*）一書，這本只有 72 頁的冊子清楚地描繪了「靜脈 - 右心房 - 右心室 - 肺動脈 - 肺 - 肺靜脈 - 左心房 - 左心室 - 主動脈 - 全身動脈 - 靜脈」的血液循環路線，宣告了關於人體血液循環運動科學理論的正式誕生。這一年，距他的老師法布里休斯去世剛剛 9 年。

　　與以前的探索者相比，哈維並沒有發現新的、重大的解剖學事實，可為什麼他能夠揭示血液循環真正的奧祕，成為破解這 1,000 年謎題的

最核心人物呢？

也許我們可以從他的研究過程中尋找答案。

既然哈維思考的出發點之一是其老師法布里休斯對靜脈瓣膜的發現，我們不妨也從此入手。法布里休斯對靜脈瓣膜的解釋無法令哈維感到信服，他敏感地覺察到靜脈瓣一定跟某種特定的功能相連繫。這種直覺可能是他在接觸了大量最近的關於血液運動的學說之後產生的，也可能是深受同時代也在帕多瓦大學任教的伽利略科學思想的影響，他猜測靜脈瓣的作用可能在於確保血液只能做由靜脈流入心臟的單向運動。

為證實這一猜測，他做了這樣一個簡單直觀的實驗：用帶子紮緊手臂，發現遠心端（手掌方向）的靜脈膨脹 —— 這不正是現在靜脈採血時普遍的做法嗎？隨後他用手指向遠心端擠壓，觀察到遠心端的靜脈更加膨脹，而帶子以上的靜脈血管則呈空癟狀態。這個實驗無疑證明了哈維的猜測，同時也表明他的老師法布里休斯所說「瓣膜可以對血液的流動起一定程度的阻滯作用，以免其像洪水一樣突然湧向手或腳」，這個認識是錯的。靜脈瓣膜顯然無法使血液從靜脈流向身體各部分，血液只能從動脈流向身體，靜脈瓣膜最終將使血液從靜脈返回心臟。

然而推翻一個曾被廣泛接受的舊學說，並非像推倒西洋骨牌那般容易，否定了個別細節，其整個理論就自然而然地隨之土崩瓦解了。畢竟推翻加倫的理論並非哈維的終極目的，他想要做的是建立符合客觀事實的新學說，這就需要扎扎實實地對自己的每一步假設小心求證。

對靜脈瓣膜作用的科學解釋，彷彿是將統治了醫學界千年之久的舊學說撕開了一道豁口。哈維乘勝追擊，順勢又研究了動脈瓣、二尖瓣與三尖瓣。他發現了這些瓣膜的一個共同作用 —— 它們是控制血液單向流動的機械閥門，可以保證血液由靜脈流入心房，由心房進入心室，再由心室進入動脈。

為驗證這一猜測，他在活蛇身上做了這樣一個實驗：用鑷子捏住蛇的靜脈，蛇心馬上變小變白了；一鬆開鑷子，心臟則立即充血；再用鑷子夾住動脈，心臟就脹大變紫，似乎頃刻就要爆炸。哈維為什麼選擇蛇作為觀察對象？是因為醫學的象徵乃是蛇杖嗎？非也。面對條忽來去、快如閃電的心臟搏動，試圖發現其奧祕的哈維也曾頗感棘手，但經過大量活體解剖之後，哈維發現蛇的心跳速度較慢，恰恰是最理想的觀察對象。

　　前面的種種觀察和實驗，其實已經在邏輯上證明了血液循環的機械運動機制，而真正徹底將「血液潮汐學說」置於死地的，是哈維開展的一個更為精彩的定量計算實驗，儘管這所謂的定量實驗以今日對精確性的要求來看不免有些粗糙，但這畢竟是人類醫學史上開天闢地第一次引入數學這一工具。

　　哈維根據心臟的平均容積，設定左心室的血容量約 2 盎司（約56.7 克）。因動脈瓣膜的存在，左心室收縮後排出的血不能倒流，而心臟每分鐘大約要跳 72 次。這樣，一小時內心臟要排出的血就是 8,640（2×72×60）盎司，差不多 540 磅（約 245 公斤），這幾乎是一個肥胖成年人體重的 3 倍！如果加倫的理論成立，那麼肝臟在一小時內就必須造出相當 3 倍體重的血，而一天要造出約 70 多倍體重的血，這豈非太荒唐了？

　　真相只有一個 —— 血液是循環的。

　　從哈維的著作中，我們能看出他提出血液循環學說有可能是受到古希臘「天人合一」學說的影響，因為他曾舉亞里斯多德描述自然界水循環的例子來說明血液是循環的：太陽照射地面上的河流，水氣因受熱而蒸發至空中凝結成雲，繼而以雨的形式灑落大地，正是由於這樣的循環運動，生物才有新老更替。哈維認為，心臟的運動為血液循環提供了重要

的條件，故而心臟是生命之源，正如太陽是世界的心臟一樣，心臟也是身體這個小宇宙的太陽，正是因為心臟的運動，血液才得以執行，為人體各機能的運作注入新鮮的營養。

只是在當時的條件下，哈維並不能清楚地了解血液是怎樣由動脈流到靜脈的。當時的顯微鏡還不完善，無法觀察到動脈與靜脈之間的微血管。儘管如此，哈維還是根據他的觀察和實驗做出了正確的推斷，血液是由心臟經過動脈到靜脈再回到心臟這樣循環不息地流動的。他藉助大膽的想像和理性思維，對動脈和靜脈之間的連繫進行了推測和預言。他指出兩者的連繫可能是動脈把血液輸送到肌肉中去，再透過肌肉中的小孔滲透到靜脈中來。這個基於事實的科學推論，在他逝世 4 年之後得到了確切的驗證。那時顯微鏡已得到改進，義大利的解剖學家馬爾切洛·馬爾皮吉（Marcello Malpighi, 1628-1694）在 1661 年發現了動脈與靜脈之間的微血管，這一年馬爾皮吉 33 歲，剛好《關於動物心臟與血液運動的解剖研究》出版 33 年，也就是說，馬爾皮吉恰是這一驚天鉅著的同齡人，一個尚有待完善的學說與一個注定要將其完善的研究者在同一年誕生，儘管只是偶然，但我們卻不妨詩意地理解這種巧合，也許有些人就是背負著某種使命出生的。

這一學說在今天早已廣為人知，無可置疑，但我們真的很難想像，像這樣以大量事實材料作為基礎、如此嚴謹精確的推演論證，都必須經過頑強而長久的抗爭後才得到普遍認同。

事實上，至少在 50 年之後，哈維的學說才被一部分先進的學者認同；而哈維這一學術貢獻的價值，則是在其去世 200 年後才得到完整的評價。

阻撓這一學說的原因是複雜而多樣的。首先，哈維的發現不僅是發現了新的規律，而且也發現了研究生命現象的新方法。在人類一定的歷

史時期，舊傳統的觀念往往有很強的生命力。所謂百足之蟲死而不僵，要從根本上改變舊的世界觀，自然要比接受一兩件並不危害總體理論基礎的新事物要困難得多。

　　因此，不僅很多和哈維同時代的人這樣，某些後來的學者也是如此，繼續奉行著扼殺當時醫學思想的加倫學說來講授解剖學。非常諷刺的是，加倫的真正偉大之處並不在於留下了一系列傳承千餘年的具體的醫學結論，而是提出了一系列符合科學探索的方法論。他說，任何人都應相信親眼所見，而不是盲信教科書所言，對醫學真理的信仰應建立於實際進行解剖之所得。加倫當年雖然對自己和自己的著作自視甚高，但在這一點上仍然有著十分清醒的認知，他確信自己必然會被後人超越。所以，表面上看似是對加倫學派欺師滅祖者的維薩里以及哈維，其實才是加倫實證精神的真正傳承者，大師的靈魂，往往只能在其顛覆者的體內才有機會重生。

　　假如加倫能「穿越」到哈維所處的時代，他恰恰可能是哈維理論最堅定的支持者，看到那麼多攻擊哈維的庸碌之輩的所作所為，他一定會狠打這些打著支持他的旗號的「不肖子孫」的屁股。這些所謂的加倫學派的支持者，僅僅是將加倫著作中的具體解剖學描述奉為神明並頂禮膜拜，反而捨本逐末地忽略了加倫強調的重視親身實踐的科學原則。

　　醫師同行中的積極反對者們要求這一新發現馬上就要有什麼實際用途，這對承認哈維的新學說產生極大的阻礙作用。就算你說的是對的，血液確實是在做循環運動，又有什麼實際意義呢？這種發現能多救活幾條人命嗎？指導醫生的治療行為不還是得靠加倫的經典著作嗎？很多權威醫師的反對意見就是這樣，他們認為新的血液循環學說只不過是無任何實際作用的「奧妙的幻想把戲」而已。這種鼠目寸光，這種詰問，我們是否覺得似曾相識？200多年以後的某一天，當法拉第（Michael Faraday, 1791-1867) 向人們展示電磁感應現象時，也沒有多少人明白這一現象的意義。有人問他：「你研究這玩意兒有什麼用呢？」法拉第反問道：「一個嬰兒能有什麼用？」

《關於動物心臟與血液運動的解剖研究》出版後的幾十年裡，人們對哈維的攻擊此起彼伏從未間斷，但哈維並沒有過多地參與由其著作引發的爭論，表現出了極強的自制力。對於這一學說引起的爭議，哈維似乎早有先見之明，他在該著作中寫道：「有些問題無疑是超前的、新穎的，我害怕別人嫉妒的目光，更害怕在大眾面前樹敵，受幾千年教條主義影響的人們，某種觀念一旦植入便根深蒂固，人們對先人的崇拜無可厚非，但我更信奉真理，相信明智的人永遠會站在真理一邊。」後人很少提及的一個細節是，哈維其實是個易怒的人，年輕時就有佩劍的習慣，他可不只是為了時髦，而是經常因為一些小事就拔劍相向。可當他堅信的科學真理被一群鼠輩肆意詆毀時，他卻在很長一段時間內表現出了令人驚訝的沉默。其中可能的原因包括：第一，他希望能有其他人站出來回應這種種指責，結果卻事與願違；第二，當時英國國內政局動盪，人人自危，哈維也不想節外生枝惹禍上身。

不難想像，在那樣一個迷信愚昧、危機四伏的年代裡，像哈維這樣一個性情暴烈的科學天才該是多麼痛苦。哈維認為，有些對他的攻擊已經完全踰越了學術爭論的底線，他對這些粗鄙的攻擊在一封私人信件中回應道：「就連瘋狗也不會去撕咬真理的基石。」

他敏銳地意識到血液循環這一發現意義極其重大，他認為「如果醫學各部門能夠對這一真理善加利用，不知有多少事物可得到揭露，多少疑難得以消除。在仔細地思考之後，我認為內容可以增加擴大，如果得償所願，這本著作的價值將遠遠超過這書的大小。但是要結束它卻不是我一生所能完成的……我的學說只不過剛開闢了一條路，可以讓更有才

幹的人們用以更完善地研究這一問題。」

　　如果我們將哈維提出的血液循環理論與加倫的理論相比較，我們很容易發現，前者遠不如後者周全。它僅僅揭示了血液是如何循環的，並未涉及消化與呼吸。它解釋不了食物與血液的關係，也解釋不了呼吸運動的機制。血液循環理論就像一把鋒利的匕首，一下刺穿了加倫學派的幻象，但卻無法在這宏大的幻象坍塌之後立刻提供一個同樣周全的替補。海市蜃樓般的大廈消失了，而血液循環理論尚不能構成哪怕一座簡陋的房屋。它僅僅是一塊堅硬的磚石，這是科學進擊古典哲學的開端，哈維一勞永逸地解決了一個他透過實驗與數學可以解決的難題，而諸如呼吸、消化這些其他科學之磚則有待後人繼續澆築了。

　　顯而易見，如果說哈維之前學者的探索只是對加倫的舊學說有所衝擊的話，那麼哈維的血液循環理論則徹底將血液潮汐學說送進了墳墓，動搖的是加倫醫學理論的根基。有些學者認為哈維沒有因批判加倫這一醫學權威而像「維薩里、塞爾維特那樣付出生命的代價」，是因為哈維是查理一世的御醫。這一看似可以自圓其說的看法，其實是經不起推敲的。對英國歷史稍有認識的讀者，都應該很清楚查理一世的結局，他在1650年即被克倫威爾（Oliver Cromwell, 1599－1658）送上了斷頭臺。如果宗教裁判所要在此時加害已經失去國王庇護的哈維，豈不是易如反掌嗎？事實上，自1640年代以來，哈維的生活境況因為英國國內戰爭之後發生的幾件事而變得複雜起來。作為朝廷的御醫，哈維不得不留在倫敦，他的住宅連同圖書館的實驗筆記和手稿都被議會派洗劫一空。克倫威爾勝利之後，哈維只能在自己的幾個兄弟家裡輪流住著。但是在這樣顛沛的日子裡他仍然繼續進行著科學研究工作，這些研究成果都收錄在他的第二部著作《論動物的生殖》（De Generatione）裡，其中詳細闡述了生殖胚胎學的原理。很顯然，哈維後期潦倒的境況主要是由於其在政治

上忠於腐朽的王室，但他在科學上卻絕對是革命的、進步的。

直到生命的最後一年，哈維仍然思維敏捷，中國有「人活七十古來稀」的說法，在當時的歐洲，79歲也是罕見的高齡了。他幾乎沒什麼嗜好，只滿足於最基本的生活，在經歷了人生的大起大落之後，他已變得溫和而謙恭。他在這一年的一封信中寫道：「上帝不會把自然界的密碼直接公之於眾，他寧可讓我們透過不同尋常的跡象去尋找蛛絲馬跡，正如人們透過罕見疾病的研究去找出疾病的共通性一樣，醫學實踐的道路將越來越寬、越來越廣……可悲的是我對此已無能為力，我想我確實已經厭倦了在新領域的研究，我該退居幕後了。」一位好友這樣形容他的晚年：「他的生命之火在熄滅時就像一簇火花，轉瞬即逝，不驚擾任何人。」

恩格斯在《自然辯證法》(*Dialektik der Natur*)中曾經對19世紀中期各門學科應用數學的情況做過如下概括：「在固體力學中是絕對的，在氣體力學中是近似的，在液體力學中已經比較困難了，在物理學中多半是嘗試性和相對的，在化學中是最簡單的一次方程式，在生物學中等於零。」這真是智者千慮必有一失，豈不知哈維早在17世紀前期就已將數學方法用於血液循環研究？這種以數學為工具的嚴謹計算和科學推理，要比以往探索者的論證更為清晰和嚴謹。

哈維的傑出貢獻在於他不僅為生物學和醫學提供了嶄新的科學認知，更是為生物學、醫學研究開創了新的方法。他把實驗方法引入了醫學，做出了用實驗方法解決醫學問題的榜樣，真正開啟了一個實驗醫學的大時代。後人認為他完成了近代醫學的一次偉大革命，這是關於人體生命的概念框架的根本變革，哈維之後的生物學和醫學已經再不是原來的樣子了。因此，後人把1628年哈維發現血液循環作為醫學生理學成為實驗科學的里程碑。

在哈維的學說正式提出 300 多年之後，當初質疑這一理論有什麼實用價值的短視之輩的嘲諷之言猶在耳畔，而人類已經能夠在心臟上動手術了。自然規律沒能讓這些人活著看到這些成就，倒也省去了他們自搧耳光的尷尬。

06

血濃於水，性命相托
—— 發現血型的故事

　　從 17 世紀哈維發現血液循環的規律，到 20 世紀心臟外科的開局，此間尚有 300 多年。倘若心臟外科是一座摩天大廈，那哈維的貢獻則不啻為整座大廈最深層的基石。這之後 300 多年的光陰裡，一磚一瓦不斷產生。我無力一一呈現所有的磚瓦，儘管我深知它們均為人類的心血與智慧凝結而成。

　　我決定講述血液，從迷信與荒蠻開始。

　　人類最初對血液的迷信與崇拜，一點也不輸心臟。神祕的血液被賦予了種種象徵。在不同地域的文化背景中，人們以不同的方式對血液進行著原始的詮釋，但萬法歸宗，所有的不同最終均指向生命與健康，人們相信血液具有某種神奇的力量。於是，古埃及的國王用奴隸們的鮮血沐浴，以期驅除疾病甚至返老還童；古羅馬的貴族在失敗的鬥士瀕死前，衝入競技場內吮吸其血液，希望自己能從中獲得勇氣與力量。也許中國人和日本人是相對幸運的，中國的皇帝相信鹿血有養身之功，日本人則認為飲大熊的溫血能夠治病。如果中國皇帝也認為人血才有那種傳說中的功效，恐怕皇家園林裡就不會出現鹿苑，而將是百姓的纍纍白骨。有一位詩人甚至在詩歌裡講述了這樣一個令人不忍卒讀的故事：一位純潔的少女，相信處女心臟中的鮮血可以治療心上人的怪病，為此，她居然請人剖開了自己的心臟……

這些在醫學蒙昧時代有關血液的種種記載使我無比困惑，醫乃仁術，可本章中的有些醫學史實卻未免過於殘忍，何曾有半點仁道的影子？

　　在這些古老的記載當中，有一個事件被很多學者認為是有關輸血實踐的最初探索。1492 年，羅馬教宗依諾增爵八世（Pope Innocent Ⅷ，1432-1492）因病陷入半昏迷狀態（後人推測可能是慢性腎病）。正當眾人無計可施之時，一位名叫亞伯拉罕·梅雷（Abraham Meyer）的醫生出現了，他承諾可以醫好教皇，但需要 3 個處男的血。很快，3 個不幸的 10 歲男孩被選中了，梅雷依次將 3 個男孩的「好血」輸給教皇，同時將教皇的「壞血」交換給男孩。3 個男孩先後在抽搐中衰竭而死，然而教皇的病情並沒絲毫改善，他也很快就死了。短短的一瞬，4 條人命即葬送在庸醫之手。詳細描述這個故事的是義大利歷史學家帕斯奎爾·維拉里（Pasquale Villari, 1827-1917），但其中的細節是有些爭議的。許多人認為，實際的情況更可能是教皇喝下了 3 個男孩的血，因為沒有任何證據證明那個叫梅雷的醫生此前做過有關輸血的實驗。如此冒險的事，恐怕他並不敢直接在教皇身上試。

　　這一血腥、荒誕甚至不乏殘忍的開端，或許注定了人類對輸血技術的探索必將是一條漫長而曲折的道路。

　　我們很難相信，在哈維的血液循環學說出現之前，會有成功的輸血案例，但確實有學者做過這樣大膽的設想。1615 年，化學家安德烈亞斯·利巴菲烏斯（Andreas Libavius, 1555-1616）就詳細描述了輸血的過程，包括獻血受血雙方的身體情況、所需要的器具、具體的步驟等。他甚至還提到，為了讓年輕人在獻血後恢復體力，需要給予其良好的食物和悉心的照料。遺憾的是，他並沒有將這一設想付諸實踐。

　　提出血液循環學說之後，哈維雖然敏感地意識到這將對後世醫學發

展產生極大的影響，但終其一生，也沒在醫療實踐中運用過輸血技術。受其學說影響，有些醫生認為既然血液不息地循環流動，那麼是否可以將藥物輸入血管治病呢？當時的確有人大膽地將藥液輸入病人的血管，但很多人就此死了，醫生們弄不清是什麼道理。這一過早出現的靜脈點滴的萌芽就此夭折。此外，哈維對生殖和胚胎的解析曾使一些人過度聯想，認為人和動物可以雜交，藉以改變人的性格。例如讓人和羊交配，人的性格就可以變得溫馴。所以，哈維的偉大發現一度使歐洲人錯誤百出，造成過一些荒誕劇。

　　最早的輸血紀錄，也是為人輸入羊的血，這也許與上述思潮不無關係。哈維之後的學者們探索輸血的方法可謂花樣百出，除了有學者利用哺乳動物成功地進行了輸血實驗外，還有人異想天開地用雞來做輸血實驗。後人多認為該實驗意義不大，實驗者甚至都沒記錄輸血後雞的結局。當時還有一個令人費解的現象是，詳細地描述了輸血的方法、但未進行任何實踐的學者不止化學家利巴菲烏斯一人，但他們都不約而同地認為輸血可以使人恢復活力甚至重返青春。

　　1665 年 2 月，英國牛津大學年輕的生理學家和醫生理查德‧勞爾（Richard Lower, 1631-1691）成功地演示了動物之間的輸血。他先將一條狗放血至瀕死的程度，然後用一根鳥羽毛管連接供血狗的頸動脈與受血狗的頸靜脈，讓血液流通，結果接受輸血的狗竟活過來了。

　　勞爾這次成功的實驗，激發了很多歐洲學者的熱情，一系列類似的實驗相應展開，並最終導致動物為人輸血的出現。當時，人們認為羊溫順、聖潔，因此覺得輸入羊血可以治療精神錯亂、癲狂的病人。然而，關於誰是第一個進行動物為人輸血的學者，英法兩國一度存在爭議。英國人認為是勞爾，法國人則認為是讓 - 巴蒂斯特‧德尼（Jean-Baptiste Denys, 1640-1704）。

1666 年 11 月 22 日（另一說為 1667 年 11 月 23 日），勞爾和助手艾德蒙·金（Edmund King）為一個名叫亞瑟·科伽（Arthur Coga）的 32 歲男子輸血，科伽希望透過輸入羊血改變自己的性格。輸血進行了兩分多鐘，之後病人未見明顯不良反應。6 天後病人在英國皇家協會報告了他的感想，他認為自己的性格確實變得比輸血前溫和了。這極大地震撼了當時的社會。在醫學史上，勞爾被公認為是最早試行輸血的先行者之一。不過，我們今天知道輸入羊血可改變人的性格不過是無稽之談。科伽之所以會在輸血後有那樣的感受，恐怕跟自我強大的心理暗示有關，因為事後不久，他就要求勞爾再為他輸一次羊血，十有八九是故態復萌了。不過這次勞爾拒絕了他。

　　如果按英國人的說法，法國醫生德尼進行的第一次動物為人的輸血實驗，應當在勞爾之後，也即 1667 年 6 月 15 日。不過，以今人的觀點來看，這一次輸血似乎意義更大。一個 15 歲的男孩因為發熱被實施了 20 多次放血療法，之後就感覺身體沉重，乏力，精神狀態差，記憶力減退。在被輸入了羊血之後，他的這些症狀均得到了一定改善。這個病例似乎無法僅僅歸結為心理暗示。因為，顯然，這個孩子輸血前的症狀，恰恰是反覆放血之後出現的貧血導致的。輸入羊血之後，至少其血容量有所提高，相關的症狀隨之稍有好轉也就不足為奇了。在 17 世紀的歐洲，放血療法是很多疾病的主要治療手段，這與當時盛行的體液病理學說有關。在那個放血療法盛行的年代，多少人就這麼稀裡糊塗地被醫生送上了西天，甚至百多年之後的美國總統喬治·華盛頓（George Washington, 1732-1799）之死據說也與放血療法有關。當時的人們一方面迷信血液有種種神奇的力量，另一方面又篤信透過排放這種珍貴的液體可以治療許多疾病，心智不夠堅強的醫生，搞不好會被這種前後矛盾的醫療手段搞到精神分裂也未可知呢。相比被普遍接受的放血療法，輸血還是一

個比較邊緣化的治療方法，只有極少數膽大的醫生在探索。

不過由於免疫反應的存在，異種之間的輸血畢竟還是十分危險的事，很多病人均因輸血而死。上述兩例輸入羊血而居然沒死的人，只能說十分僥倖。由於輸血是如此危險，所以這種方法多用於絕症病人——在倫理方面，反正也是個死，不如用輸血的方法冒險一搏，興許奇蹟就在自己身上發生了。這種病急亂投醫的心理，古今皆然，這種心理的存在，一方面使各種居心不良的騙子總有生存空間，另一方面也為必要的科學探索提供了難得的良機，魔鬼與天使都在爭奪這樣的機會。

通常，輸血前病人要立下切結書，表明一旦死去與醫生無關。看來即使是膽子大的醫生，也深知輸血的危險，不願為此惹上麻煩。但是，德尼到底還是吃上官司。

1668 年，34 歲的男子安托萬・莫魯瓦（Antoine Mauroy）找到德尼，自稱因為感情問題被狂躁症折磨了七八年，今天擺脫了妻子的控制，希望接受輸血療法。德尼詳細記錄了該男子接受輸入羊羔血之後的症狀，包括腎區疼痛、噁心、嗜睡（昏迷？）一夜之後，排出了很多醬油色的尿液……這些症狀均是典型的溶血反應，只是當時的人們還不知道機制。由於 3 天之後，該男子的尿液恢復了清亮，而且精神狀態也有改善，德尼還以為那種尿液是病人排出的對大腦有毒的某種物質。殊不知，那是紅血球被破壞後經腎臟過濾產生的血紅蛋白尿（或稱血紅素尿）。經過最初的兩次輸血之後，德尼竟然天真地以為病人真的被他治癒了，他不無得意地向大眾宣告了這一結果，很快這一消息就傳遍了巴黎。如果事情就此了結，也許輸血技術的歷史將會是另一個樣子。可是偏偏幾個月後輸血產生的神奇效果就在莫魯瓦身上消失了，他的妻子說，他的情緒比過去狂躁得更嚴重了，她替丈夫向醫生要求再輸一次血。這一次，醫病雙方就沒那麼幸運了。事實上，這一次由於莫魯瓦躁動得實在太厲害，

輸血的操作根本就沒有完成，德尼還沒來得及切開動物的血管，就不得不縫合病人的切口，提前結束輸血。在德尼離開後的第二天晚上，莫魯瓦莫名其妙地死掉了。

由於德尼所主張的輸血療法與當時盛行的放血療法背道而馳，他在巴黎醫師公會中樹敵甚多。莫魯瓦死後，3 名醫師公會的成員慫恿莫魯瓦的老婆將德尼告上法庭。法庭上，巧舌如簧的德尼據理力爭，雄辯滔滔，一直堅稱病人絕對不是死於輸血，因為第三次的輸血根本就沒能成功進行，此事肯定另有蹊蹺，直逼得原告一方閃爍其詞。這搞得聽眾席上一干人等十分困惑：這情況，到底誰才是被告啊？

經過深入調查之後，一個令德尼也沒想到的真相是：雖然當時輸血的死亡率奇高，可是莫魯瓦真正的死因卻是他老婆投毒。所用的毒藥，正是古今中外赫赫有名的三氧化二砷 —— 砒霜。這種入水之後無臭無味的毒藥之王，不知道製造了多少冤魂，甚至也幾乎毀了輸血這項重大技術的發展。但與陰險歹毒的人心相比，砒霜之毒又算得了什麼呢？參與此案調查和審判的很多人都懷疑，這位妻子用於下毒的毒藥很可能是德尼的對手提供的。在莫魯瓦死後，曾有醫生給這位妻子一筆錢要求她一口咬定就是德尼幫她丈夫輸血才導致其死亡的，這一點在庭審時已經有數位證人提及過。

法庭最後宣判德尼無罪，那位妻子則被指控犯有謀殺罪，隨即被帶走。她的餘生都將在監獄裡度過，但其背後的指使者卻僥倖逃脫了當時法律的制裁。2011 年，美國作家霍莉·塔克 (Holly Tucker) 還把這段塵封的歷史寫了一本書，書名叫做《血之祕史：科學革命時代的醫學與謀殺故事》(*Blood Work: A Tale of Medicine and Murder in the Scientific Revolution*)，歷史終究沒有放過這些扼殺輸血技術的陰謀家。沒有人知道這些人將毒藥送給那位妻子時的真實動機是怎樣的，我以最大的善意揣測，

也無非是他們可能覺得輸血不安全，為了阻止這個不安全的療法的實施，犧牲一個瘋子或許是值得的。但按照霍莉‧塔克的觀點，這幫人之所以處心積慮地一定要毀掉輸血，根本就不是為了病人的利益，而是因為這種將不同物種的血液相混會讓他們在宗教或道德層面感到極端不舒服……

德尼無罪這一判決結果當然令巴黎醫師公會的人們大失所望，他們沒想到自己精心布局的構陷沒有奏效。但欲加之罪，何患無辭？以此為由，他們規定沒有醫師公會核心會員的同意，則不許再進行輸血的嘗試。這等於是行業內部禁止輸血這一手段了，因為在其後的 10 年裡，這些核心會員一次也沒同意過輸血治療。1678 年，也即這一場官司發生的 10 年之後，法國議會乾脆在法律層面禁止輸血的實施，英國皇家學會也緊隨其後禁止輸血，1679 年羅馬教皇也頒布法令禁止輸血。

本來理查德‧勞爾的動物實驗事實上提示了輸血可以用來救治缺血類的疾病，比如那條瀕死的狗所表現出來的休克。可隨後人們用輸血來處理的情況，卻多半是希望輸入羊血可以改變人的性格，或用以治療瘋癲這類精神疾病，絕少有人意識到補血應該用以對付失血或缺血。因此，這種一開始正確但隨後就跑偏了的探索，在當時被歐洲禁止，想來也就沒那麼遺憾了。表面上看來，導火線似乎是德尼的官司，但德尼再有能耐，也斷不至於得罪了整個歐洲。對輸血技術的探索在這一時期遭遇重創彷彿是歷史的必然。可我還是忍不住要假設，如果當時人們的實踐就是為了對付失血，那麼即使有奇高的死亡率，可有關輸血技術的一些關鍵性問題（比如血型）是否會提前解決呢？然而禁令高懸，探索者們紛紛退卻，有關輸血的研究，就此停滯了 150 多年。又有誰能預料到這個當時危險重重的輸血邪術，在幾百年後竟成了造福眾生的救命之術呢？

一紙禁令畢竟無法永遠阻擋科學的進步，尤其擋不住人們面對死亡

時竭力求生的本能。就在這艱難的抗爭中，輸血術漸漸復甦，彷彿是天際出現的一絲絲微光，使探索者們在漫漫的長夜之後，終於看到了一點點光明的希望。

詹姆斯·布倫德爾（James Blundell, 1790-1877）是英國當時著名的生理學家和醫生，他發現因出血瀕死的狗，若及時輸入另一隻狗的血液即可獲救，由此產生了將人的血液輸給嚴重出血的人以挽救其生命的設想。既然輸狗血可以救狗命，那麼救人命自然需要人血。作為後人，我們無論如何都覺得這本是自然而然的思路，輸血的開端卻居然是幫人輸羊血，這件事回想起來未免太荒謬了。不過這種想法可能僅僅是事後諸葛似的自以為是，也無須太苛責古人。

在巨大的代價都成了過眼雲煙之後，歷史在輸血的問題上彷彿畫了一個圓又回到了起點。這一回，研究者們朝著正確的方向前進了。

1818 年 12 月 22 日，布倫德爾為一個罹患胃癌（當時還沒有胃癌的診斷，稱其為幽門硬化）而瀕死的病人輸入了 14 盎司（約 400 毫升）的人血（動用了好幾個捐血者，中間間隔數分鐘），病人果然獲得了一定程度的好轉。但畢竟晚期胃癌在當時是不可治的，對身體造成的破壞也是多方面且嚴重的，輸血僅是對胃癌造成的貧血情況有改善而已，病人還是在 56 小時之後死掉了。

「工欲善其事，必先利其器」，布倫德爾為輸血設計了一系列別出心裁的設備。但由於當時的醫生們尚不知道無菌操作的觀念，也不知道如何抗凝血，更不知道血型不合會導致致命性的溶血反應，因此再巧奪天工的設計也無法保障輸血的安全實施，批判的聲音自然不絕於耳。輸血之路，即使找對了正確的方向，若沒有愚公一般在崎嶇中執著的堅持，最終也難以踏上成功的坦途。

1818 年至 1829 年，布倫德爾共實施了 10 例人人之間的輸血，其中

4 例獲得了成功。第一個成功的病例是一位產後大量出血的婦女，她在接受了丈夫 8 盎司（約 230 毫升）的血後僥倖逃過了鬼門關，成為人類歷史上第一個經由輸血起死回生的產婦。這個病例後來發表在 1829 年的《刺胳針》(Lancet) 雜誌上。這時，布倫德爾已經立場鮮明地對異種輸血進行了批判，在肯定了異種輸血的危險性後，主張同種輸血。隨後，大量產後失血的病人因此而獲救。

布倫德爾當時清晰地記錄了有些病人在輸血後出現的「發熱、背痛、頭痛和醬油色尿」這類典型的溶血反應，只是他尚無法給出合理的解釋。

布倫德爾在這一時期對輸血發展的貢獻可以說是至為關鍵的，畢竟 150 多年的禁忌足以使多數人不敢越雷池半步。但匪夷所思的是，英國《牛津國家人物傳記大辭典》中，關於布倫德爾的詞條，卻隻字未提他對輸血方面的突破性貢獻，倒是記載了他於 1877 年逝世時，身後留下了 35 萬英鎊的鉅額遺產。

1881 年外科醫生豪斯泰德曾旅行到紐約州的奧爾巴尼去拜訪姐姐，不料恰好趕上她臨產大出血，為治療奄奄一息的姐姐，他想到了輸血法，用針筒抽出自己的血液，注射給姐姐。數年以後他回憶此事時說：「當時的情況十分危急，姐姐瀕臨死亡，我冒著莫大的風險，僥倖救治成功。」豪斯泰德的這一次嘗試很可能也是受到了布倫德爾的啟發，後來他還發表過一篇應用輸血的方法救治一氧化碳中毒的論文。

繼布倫德爾的研究之後，歐洲又有一大批生理學家透過自己的研究支持布倫德爾的發現和所提出的觀點 —— 屏棄異種輸血，提倡同種輸血。隨著輸血例數的逐漸增多，拜輸血所賜活命的人自然不少，但輸血的安全性仍然無法令人滿意，悲劇時有發生，醫生們繼續關注著那些莫名其妙的死亡。為什麼有的人能獲益，有的人反而很快就死了呢？

關於血液時而能救人性命、時而能加速死亡的特性，古希臘人早在神話時期就有所隱喻，相傳醫神阿斯克勒庇俄斯曾擔任軍醫為戰士療傷，挽救了很多生命，受到了民間廣泛的崇拜。一個偶然的機會讓他從智慧女神雅典娜那裡得到了一小瓶神奇的血液：從左邊取藥就能成為致命的劇毒，從右邊取藥則可為起死回生神藥。這與人類早期在探索輸血救命的過程中遭遇的情形何其相似啊，只不過醫神似乎能控制這瓶血液的藥效。相傳希波克拉底乃是醫神的後裔，根據希波克拉底誓言，「仰賴醫神阿波羅、阿斯克勒庇俄斯及天地諸神為證，鄙人敬謹直誓，願以自身能力及判斷力所及，遵守此約……」，這個誓言昭示著希波克拉底並沒有忘記自己的血脈傳承，可惜，那個可以控制血液效果的技術希波克拉底並沒有繼承下來，否則後人又何至於要付出如此的代價來重新探索呢？

不過既然是神話，自然就只能姑妄聽之，當不得真，解決輸血奧祕的鑰匙，只能是科學手段。

1865 年法國化學家路易士・巴斯德 (Louis Pasteur, 1822-1895) 提出了疾病的細菌學理論；兩年後英國外科醫生約瑟夫・李斯特 (Joseph Lister, 1827-1912) 提出了著名的外科消毒法，這在醫學史上乃是具有里程碑意義的大事件，對外科而言意義尤其重大。隨著無菌術被外科領域的普遍接受，無菌原則隨即被順理成章地引入輸血的操作規程（很難想像當時用於輸血的器具都沒有經過消毒吧）。同時，人們也在探索以更好的方法來阻止血液凝固。這些探索都是為了不斷改進輸血的安全性，但最頭痛的事依然沒有解決：為什麼有的病人在輸血後會出現布倫德爾所描述的那種情況（發熱、背痛、頭痛和醬油色尿），甚至有的還會因此而死去呢？當醫生們遭遇到這種現象的次數越來越多的時候，就有人試圖探究這背後的祕密了。問題充分暴露之日，也便是問題即將解決之時。

兩位德國的病理學家率先在溶血的問題上取得了認知上的突破。1874 年，埃米爾·潘弗克（Emil Ponfick, 1844-1913）在描述異種輸血後發生的溶血反應時，首先提出那種病人輸血後排出的深顏色的尿不是血尿，而是血紅蛋白尿。他最早提出血紅蛋白（hemoglobin）一詞，認為病人尿中的血紅蛋白來源於供血者的血液破壞。他警告波羅的海醫師協會要警惕異種輸血的危險。倫納德·蘭多伊斯（Leonard Landois, 1837-1902）對既往大量輸血病例進行了分析，並結合自己的研究於 1875 年發表了輸血研究論文，提出如果一種動物的血液進入另一種動物的血清中，血液就會發生凝集或崩解。他認為輸血失敗和死亡病例是由於「血液不合」導致的溶血反應。既然異種之間的輸血會發生溶血反應，那麼人與人之間那些失敗的輸血案例是不是也是同樣的原因呢？從此，人們的思考和探索逐步集中到「溶血反應」這一問題上來，相關研究開始拓展延伸。經過幾百年艱難的探索，以無數條枉死的人命為代價，輸血術中最關鍵、最核心的祕密終於要被揭開了。

　　1899 年，英國病理學家塞繆爾·喬治·沙托克（Samuel George Shattock, 1852-1924）發現，當正常人的紅血球進入肺炎病人的血清中時，將發生凝集。他認為這與近期學者發現的肥達反應（Widal test，即傷寒血清凝集試驗，用以診斷傷寒副傷寒）是同一原理，並將此結果於次年發表在《病理學雜誌》（Journal of Pathology）上，推斷這是炎症病人特有的現象。回顧這一發現，以我們今天的知識，不免要為沙托克萬分遺憾了，他已經摸到了發現血型之路的大門口，卻只在門縫瞥了一眼就跑開了。假如他繼續擴大試驗人群，用不同人的紅血球和血漿相混合，也許發現血型這一具有里程碑意義的世紀殊榮，就將歸屬於他了。可惜，雖然他也試驗了健康的人之間血清與紅血球的混合，其結果卻恰恰支持了他最初的假設，因為他發現沒有凝集現象的發生。

根據這一試驗結果，我們不難推斷出這一可能：在他前面的試驗中，健康的人與病人不是同一血型，所以他觀察到了凝集現象，而後面僅以健康的人為研究對象進行試驗時，又恰好選的全是同一血型的人，因此沒有發生凝集……真是好一個陰差陽錯與造化弄人，如果說前人在不知血型的祕密之前，異體輸血因恰好是同型血而救人成功實屬僥倖的話，那麼因同樣的原因而與血型的發現這一歷史殊榮失之交臂的沙托克就實在是太不走運了。

　　走運者是奧地利生物學家卡爾·蘭德施泰納（Karl Landsteiner, 1868-1943），1900 年他僅用自己及 5 名健康同事的血液分別混合其紅血球和血清就找到了正確方向。他發現，每個個體的血清不與自身紅血球發生凝集反應（如果自體的紅血球和自己的血清也要發生凝集反應，恐怕這個世界上早就沒有幾個活人了，通通得死於自發溶血），而他的兩名同事之間的紅血球與血清交叉混合以後，則都會發生凝集反應。蘭德施泰納還發現他自己的血清可分別凝集兩位同事的紅血球，而兩位同事的血清並不能凝集自己的紅血球。原來紅血球與血清混合後是否會發生凝集並非如沙托克所猜測的那樣是炎症病人特有的現象，而是另有可循的規律。根據混合後血細胞是否會凝集，蘭德施泰納將血液分為 A、B、C 三型（其中 C 型後被更名為 O 型）。他認為不同血型的血液，其紅血球各含有不同的凝集素原，而血漿中又含有不同的凝集素。在輸血時，如果特定的凝集素原與相對應的血清凝集素狹路相逢，血液就會發生凝集，凝集群的紅血球可以堵塞微血管，在補體的作用下紅血球即可發生溶血反應。此前數百年間因輸血而發生的無數悲劇背後的神祕機制，終於被徹底揭示。

　　1901 年，蘭德施泰納發表了那篇有關血型分類的著名論文〈正常人血液的凝集作用〉（*Zur Kenntnis der antifermentativen, lytischen und agglu-*

tinierenden Wirkungen des Blutserums und der Lymphe)。次年他的學生在更大的人群（155 例）中進一步證實，除了前述 A、B、C 三型外，還有第四種例外血型。這些人的血清與 A、B、C 紅血球均不發生凝集反應，但其紅血球可被 A、B、C 血清所凝集，表明其紅血球上存在 A、B 兩種凝集素原，而血清中卻沒有可凝集 A 和 B 的凝集素。可蘭德施泰納當時卻認為這一發現只是一種例外情況，並沒有將其作為一種獨立的血型來考慮。直到 1906 年，有學者再次負責對當時的研究報告進行複查確認時，才明確了第四種血型的存在 —— AB 型。至此，ABO 血型系統的四種血型才全部被發現。

隨著近年來免疫學的進展，我們逐漸認識到紅血球凝集實際上就是一種免疫現象，凝集素原就是抗原，凝集素就是抗體，紅血球凝集的本質就是抗原 - 抗體反應，而血型就是紅血球上特異抗原的類型。蘭德施泰納不僅描述了人類紅血球表面抗原的差異，而且建立了免疫反應中的一個重要原則 —— 抗原及其相應的抗體無法同時存在於一個正常個體中。

歷史發展至此，其餘的事似乎理應水到渠成了，畢竟人類已經為輸血這一技術付出了太多的代價。可事實卻是，ABO 血型的重要性及其在輸血中的意義並沒有如我們想像中的那般很快引起人們的重視。直到 1911 年美國血清學家魯本・奧滕伯格（Reuben Ottenberg, 1882-1959）建立了臨床鑑定 ABO 血型方法，並建議選擇 ABO 血型相符的血液相輸，這樣才能避免輸血反應。但這期間仍有一些學者在著述中無視同血型輸血的理論，繼續誤導醫生們的實踐。

雖然幾乎所有的人都厭惡流血與死亡，近代人類歷史上兩次大規模的群體性廝殺還是出現了，一個個鮮活的生命在流淌了大量的鮮血之後，絕望地死掉了。

只有安全地為大量失血的傷員及時輸入血液，才有可能挽救他們的生命。由於戰傷而大量失血的事件不斷發生，用輸血的方法挽救傷員生命的需要顯得十分迫切。就這樣，在瘋狂殺戮進行的同時，就在那些大人物威風八面、運籌帷幄的同時，尚有無數無名的醫生，為挽救傷員進行著積極的探索和艱苦的努力。

於是一系列的進展先後出現：德國醫學家率先利用蘭德施泰納的理論，將凝集反應應用於輸血前的配血試驗，只有紅血球和血清混合後不發生凝集的人之間才能進行輸血。此項舉措挽救了大量傷員，該方法得以在戰火中迅速推廣。1914 至 1915 年，比利時人、阿根廷人、美國人分別獨立地找到了用檸檬酸鈉使血液不凝固的方法，使血液可以離體儲存，將人與人之間直接輸血變為間接輸血，這就使血庫的建立成為可能。

1933 年，蘇聯的列寧格勒醫院建立了世界上首個血庫，1937 年美國芝加哥的庫克鎮醫院建立了美國的第一個血庫。輸血技術終於在幾次戰火的洗禮中日臻完善。當我們回望這段一波三折的歷史，在無盡的唏噓感慨當中，不禁對血型發現之前那段輸血的歷史倍感驚訝 —— 我們居然在黑暗裡摸索著爬行了那麼久！可是當血型終於被發現時，人們卻沒能及時認識到它對輸血技術發展的深遠意義。所幸，蘭德施泰納的貢獻並沒有被忽略太久，在戰火中突然醒悟過來的人類世界，於 1930 年將諾貝爾生理學或醫學獎授予 ABO 血型的主要發現者蘭德施泰納。

血型的故事到此並未結束，1939 年，兩位醫生發現一位 O 型血的婦女在輸入了她丈夫的 O 型血之後，她的血清居然可凝集其丈夫的紅血球，這卻是為何？後來這位婦女又產下一個死胎，胎兒死亡的原因是發生了嚴重的溶血性貧血，這兩者又有什麼關係？

1940 年蘭德施泰納與另外一位合作者又發現了人類的另一個血型系

統 —— Rh 血型系統。在前面的例子中，該婦女為 Rh 陰性血，其丈夫是 Rh 陽性血（大多數人為這種情況），在第一次輸血時，在該婦女的體內就生成了會攻擊 Rh 陽性血液的抗體。此後，她在一生中都會不斷產生 Rh 抗體作為其血液的一部分，當她懷孕時，如果胎兒恰好擁有了遺傳自父親的 Rh 陽性血，那麼母體就會對這個胎兒造成攻擊，導致其死於溶血。這一發現進一步提高了輸血技術的安全性，並為防止 Rh 血型不合導致胎兒溶血死亡提供了理論依據。

繼上述 ABO 血型系統和 Rh 血型系統之外，其他科學家們不久後又陸續發現了 MN、P、K、Fy、Jk、Le、Diego 等更複雜的血型系統（其中 P 和 MN 血型系統也是蘭德施泰納與其他合作者共同發現的），只不過這些血型系統通常不做常規檢查，以至於很多臨床醫生也不很熟悉，通常一旦發生難以解釋的溶血反應，就必須做相應的檢查以逐個排除。二戰後人類白血球抗原（human leukocyte antigen，HLA）系統的發現，更是為器官移植供體的選擇提供了強大的安全保障，這項進步後來獲得了 1980 年的諾貝爾生理學或醫學獎，有關器官移植方面的內容，我們還會在後文中詳加敘述，在此先按下不表。

更多新的血型系統的祕密之所以能夠被充分揭示，全是拜蘭德施泰納所開創的血清學檢測方法所賜，這一系列研究也為近代免疫學的發展提供了重大幫助。他所開拓的研究領域和他的學術思想，遠遠超越血型的範疇，深刻地影響著免疫學的發展。

據說蘭德施泰納是個不喜歡張揚的人。得知自己獲得諾貝爾獎時，他正在實驗室裡工作，後來一直忙到很晚才回家，夫人早已睡了。蘭德施泰納甚至沒有叫醒她，跟她分享這一從天而降的喜訊。面對媒體的採訪，他告知記者，不希望在獲獎正式文告之外加上任何讚美之詞，以免有自吹自擂之嫌。

1939 年，他成為洛克斐勒研究所的名譽退休教授，但他退而不休，還像從前一樣以極大的熱情專注於科學研究工作。直至 1943 年 7 月 24 日他在實驗室工作心臟病突發時，其手中還擎著吸量管，這一天成了他最後的一個工作日，住進洛克斐勒研究所醫院後，他還因擔心他的試驗而掙扎著想出院……這一回，他的願望沒能實現，兩天後，他在這間醫院裡去世。

　　後人尊稱蘭德施泰納為「血型之父」，他的身形先後被印上了郵票和鈔票（1968 年奧地利與民主德國均發行了紀念他 100 週年誕辰的紀念郵票，1997 年版奧地利 1,000 先令鈔票上使用了他在維也納大學實驗室工作的形象）。是他開啟了血型研究的大門，在整個 20 世紀，他的同道們共檢測出 25 個血型系統，包括 270 多個血型抗原；是他使臨床輸血技術的安全性大大提高，因這項技術而獲重生的人每年都以百萬計。

　　2005 年 5 月 24 日，在第 58 屆世界衛生大會上，192 個世界衛生組織成員國透過決議，將每年的 6 月 14 日定為國際性紀念日「世界捐血者日」，這一天是蘭德施泰納的生日。他的功勳，世人不會忘記。

07

續寫神奇，風雲再起
—— 心臟起搏的故事

　　所幸，後來的輸血技術最終抖落了曾經的愚昧與殘忍，成為挽救重症病人的生命、推動手術學科發展的一股重要推力。尤其是，若沒有輸血技術的出現，體外循環心肺機的設想就絕不會成為現實，心臟大血管的手術將仍是外科學的禁區。

　　然而隨著心臟手術例數的逐漸增多，很多不曾出現過的棘手的術後問題也開始浮出水面。李拉海在 1998 年的一次訪談中提到，當我們開始在心臟內部進行手術操作時，已經有人預計到，如果我們在某些特殊的位置進行縫合，心臟傳導阻滯就肯定會出現 —— 這可是足以致命的情況，為什麼會出現這種情況呢？這還要從心臟那神祕的結構說起，那是哈維未曾涉足過的神祕疆域。

　　　　*　　　　　　*　　　　　　*　　　　　　*　　　　　　*

　　哈維在向同時代的人解釋心血運動的規律時，有一句話被他反覆提及：「上帝絕不做無用功，他絕不會貿然造就一個心臟，也絕不會在其作用還沒有成為必需之前使其運動」。哈維之所以用這樣的說理方式，一方面，是受時代的局限，當時的人們普遍會認為心臟乃至整個人類的樣子，都是被上帝設計出來的，哈維雖然具有一定的科學思想，但還不太可能徹底擺脫神創論的影響，能夠合理解釋心臟的結構及功能為何會

如此精妙複雜，自哈維的血液循環理論提出之後，還要再等上 231 年，即直到 1859 年 11 月 24 日同為英國人的達爾文 (Charles Robert Darwin, 1809-1882) 出版的《物種起源》(*On the Origin of Species*) 提出了演化學說，才能解釋生物的複雜性；另一方面，哈維也深知自己對血液循環只知其然不知所以然，他開啟了心臟研究的科學之門，留給後來者的是無限廣袤的探索空間。

哈維僅知道心臟是血液循環的主要動力器官，其泵血的功能有賴於心肌能夠有規律地收縮和舒張，但他不知道心臟為什麼會跳動。哈維在他的另一部著作《動物之發生》(*On Animal Generation*, 1651) 中寫道：「脈搏起源於血液，心耳的搏動由血液來激發。」我們今天當然知道，這個說法是錯誤的，哈維的後繼者們，已經逐漸掌握了科學的研究方法，在沒有確切的證據之前，不會再輕易地迷信權威了，正如哈維預測的那樣「我的學說 (指循環學說) 只不過剛開闢了一條路，可以讓更有才幹的人們用以更完善地研究這一問題。」

血液循環的發現前後經歷了 1,500 多年的時間，心臟為什麼會跳動又需要多長時間來解答呢？這一充滿挑戰性的問題，自哈維之後，一直有學者試圖回答，他們當然不會滿足於「這就是上帝讓它那麼跳的」這種解釋，因為說到底，醫學的目標畢竟是要治療疾病維護健康。因此醫生必須要有一套與複雜的生理及病理現象相符合的科學理論，由這套理論所衍生出來的治療原則，一定要使醫生在治病時更有效率，否則如果只滿足於對生命現象的宗教解釋，那麼醫生在治病的過程中怕就只有安慰的作用了。

當然，關於生命奧祕的科學解釋也不見得立刻就能產生足以指導醫生治療疾病的理論，但科學發展的每一步驟都是朝向未知領域堅實的一步，彷彿是在一片空白區域完成了一幅大拼圖的一小塊，一旦這個拼

圖足夠完整，那麼，治療疾病的相應的理論（或藥物和方法）就必然會出現。

為了讓讀者更容易理解心臟各部分迅捷而協調的運動，哈維曾做過一個比方：「可以把心臟看作一個火器般的裝置，當我們的手指扣動扳機後，便激發了打火石，打火石撞擊鋼鐵產生火花，火花點燃火藥，火焰蔓延，進入槍膛，引起爆炸，迸出彈丸，從而完成射擊，這一系列的運動以迅雷不及掩耳之速度發生並完成。」

那麼，關於心臟的跳動，究竟是誰扣動了扳機？

關於這一問題的科學解釋，在 19 世紀一度存在過兩種不同的學說，其爭論的焦點在於心臟的跳動是由心肌自身的激發還是由外部的電刺激或區域性的神經節控制？一種觀點認為是由心肌自身的激發導致的心臟跳動 —— 此為肌源性理論，另一種觀點則認為心臟的跳動是由外部的電刺激或區域性的神經節控制 —— 此為神經源性理論，這場爭論持續了將近百年之後才有定論。

德國哥廷根大學生理學家阿爾布雷希特·馮·哈勒（Albrecht von Haller, 1708-1777）曾提出心肌的易興奮性是由其內的血液導致的，這顯然是受了哈維的影響，但他並未為這一假設提供更多的依據。1812 年，法國生理學家和醫學家西澤·勒加盧瓦（César Legallois, 1770-1814）進行了一系列的研究，他用橫斷破壞脊髓的方法觀察到心臟會因此而停止跳動，因此他認為心臟的跳動受控於神經，這一試驗結果廣為流傳，很多人深信不疑。在 1830 至 1840 年代對位於心臟內外的交感、副交感神經及神經節的發現，以及對心臟及神經電刺激的結果，也支持神經源性理論。我們日常的生活經驗，似乎也提示心臟的跳動或與神經支配有關，比如當我們激動時，當我們見到心上人時，當我們悲痛欲絕時，都可以引起心跳的節律改變，使得心跳減慢或加快。

但這仍然無法解釋，為什麼心房與心室的收縮和舒張是彼此配合的，否則如果心房和心室一起收縮，那麼血液將流向哪裡呢？更何況早在西元 2 世紀，加倫就觀察到切除體外的去神經的心臟，在離體後它還能繼續跳動，加倫認為：「我們可以觀察到從胸腔取出的心臟可以繼續跳動相當長的一段時間……這表明心臟的功能不需要神經支配。」這顯然與西澤的實驗結論是互相矛盾的。看來，僅靠神經系統的支配並無法完美地解釋這一問題。

　　1839 年東普魯士學者楊・伊萬傑利斯塔・浦肯野（Jan Evangelista Purkinje, 1787-1869）在綿羊心室的心內膜下發現了灰色平坦的膠質纖維網，這些纖維由多核緊密聚集的多面體形式構成。最初，他認為它們是軟骨纖維；6 年後他又改稱那些組織為肌性的結構。

　　浦肯野是一個涉獵極廣的人，會寫詩，能說 13 門語言，曾活躍於捷克的民族主義運動中，還翻譯過好友歌德（Johann Wolfgang von Goethe, 1749-1832）和席勒（Friedrich von Schiller, 1759-1805）的詩歌。當然，他最廣為人知的成就還是在醫學研究領域，在很多方面他都是一位先行者，比如率先描述了浦肯野效應（光的強度減弱時，視覺感受的變化對紅色和藍色不同）等視覺現象，大腦皮質中的浦肯野神經細胞，皮膚中的汗腺，胰腺提取物對蛋白質消化率的影響，洋地黃毒性對視覺和心臟的影響，使用顯微鏡用玻片切片機製作切片，高等生物體纖毛運動，神經對胃酸分泌的影響，活體毛細管顯微鏡的使用，夢心理學的新視角等，他還是第一個研究指紋科學的人……

　　事實上，浦肯野直到離開這個世界之前也沒能正確解釋這些結構的功能，自然也未意識到這一發現的重大價值 —— 這一發現後來是心臟電傳導系統發現之旅的起點。這一結構生理學意義的闡明還是在多年以後，浦肯野之所以能有這一發現，可能純粹是出於科學家的好奇心。

1880 年代，生於義大利，成長在英國的華特·加斯克爾（Walter Gaskell, 1847-1914）透過對沒有神經節或神經連接的烏龜心臟的研究後發現，心臟每一部分的節律能力不取決於神經節細胞的存在，而取決於心肌本身，他能夠證明，透過傳導，心跳成為一種彼此協調的肌肉蠕動波，這種搏動始於近心耳的靜脈竇，經房室連接部，之後到達心室。他指出，心臟的某些部位比其他位置更易產生自律性，靜脈竇是這種節律的主要發生部位。他的觀點支持心臟衝動的肌源性的起源和傳播。

他從大量的實驗中得出結論，心臟的跳動從最有節律的部分開始，以波的形式按一定的速度傳播至心臟的其餘部位，傳播速度取決於不同部位的心肌特性。透過切割不同部位及深度的心房組織，加斯克爾製造了不同程度的房室傳導阻滯。隨著切割越來越深，心室對來自心房的搏動做出反應也越來越慢，如果將心房完全橫斷，則受心房影響的心室搏動將完全停止，只有重新開始以獨立於其心房的頻率跳動，他稱這種現象為「完全阻滯」。1886 年，他發現如在青蛙和烏龜的心臟特定的位置切割，將阻斷心房和心室之間的協調收縮。

這些實驗首次證明了心房和心室之間存在特殊的肌纖維結構，為真正理解心臟起搏提供了必要的基礎。

根據加斯克爾的研究，心房和心室之間必然存在特殊的結構負責將來自心房的搏動傳導至心室，那麼這一結構到底是什麼？

威廉·希氏（Wilhelm His Jr., 1863-1934）也對刺激如何從心臟的一個部位傳導到其餘部位感到困惑。希氏的父親是一位胚胎學家，他利用父親教過他的胚胎技術，透過對不同類別的脊椎動物的心臟神經系統發育的觀察，證明心跳在腦神經或神經節開始發育前就出現了。這也就推翻了心臟起搏是由神經控制的理論，這些研究在神經系統理論仍處於支配地位的時候，為心肌源性學說提供了強而有力的支持。

希氏知道加斯克爾的實驗，為了尋找連接心房和心室之間的特殊傳導結構，他透過檢查在胚胎發育的不同階段的心臟切片，揭示了存在於心臟的上部和下部之間的結締組織束形成一個完整的環。1893 年，他在萊比錫描述了那個後來被稱為希氏束的橋接結構：「我成功地找到了一個將心房和心室中膈壁連線起來的肌肉束……它起源於右心耳的後壁，近心房中膈，在房室溝上沿室中膈肌的上緣附著……沿著這一點向前延續，在近主動脈的區域，分叉為左右束支。」

　　他認為該特殊的束支將心房直接連接至心室肌，但他卻沒有進行任何實驗證明其猜測，他說：「我不能肯定是否是這條束支將衝動從心房傳導至心室，因為我沒有進行任何有關切斷該束支的實驗。」

　　遺憾的是，他沒有在這一領域繼續深耕，後來離開了胚胎學與房室傳導領域，成為一位專注於尿酸和痛風性關節炎等方面的教授和專家。

　　將上述研究做出統一整合的，是日本學者田原淳（Sunao Tawara, 1873-1952）。

　　田原淳出生於日本九州島，被身為醫生的叔叔收養。在東京大學學醫期間，他表現出了對解剖學的興趣。近代以來，當古老封閉的日本島國被西方列強的堅船利炮叩開大門之後，勵精圖治的日本政府進行了一系列改革，其中在醫學教育方面的舉措是，果斷拋棄了皇漢醫學，轉而向西方學習。新政府一方面招攬德國教授到日本教書。作為交流，同時也將日本學生送往德國接受醫學教育。1903 年畢業後，田原淳幸運地成了他們其中的一員。

　　他去往德國馬堡，在路德維希‧阿紹夫（Ludwig Aschoff, 1866-1942）病理解剖學研究所工作，阿紹夫是一個國際公認的病理學家，是 20 世紀早期最有影響力的病理學家之一。當時，阿紹夫對心衰竭的病理生理學特別感興趣，著重研究神經控制、心肌和瓣膜。阿紹夫要求田原淳對 150

例心肌炎的心臟進行組織學檢查，經過深入的研究，發現了導致風溼性心肌炎的結節，該結節後來命名為阿紹夫小體（風溼小體），關於風溼對心臟的影響我們在後面還將繼續講述，在此且按下不表。

作為心臟研究的一部分，田原淳也對房室束區進行了仔細的檢查，尤其對傳導系統的解剖結構進行了較為全面的研究。經過艱苦的研究工作，田原淳發現希氏束的軌跡是向後延續終止於房中膈基底部一個緊湊的網狀纖維節點，隨後又向心臟的遠端延續分為連接於扇形的「散在於心內膜下的特殊肌束」的兩束分支。在阿紹夫的幫助下，田原淳很快意識到這些特殊的纖維束正是60多年前浦肯野發現的「膠質纖維網」。

1906年他發表了這一重大發現，他說：「我將在醫學史上首次提出一個關於房室束和浦肯野纖維的完整而一致的解釋。」天才的田原淳意識到浦肯野細胞的功能乃是一個電路，他將其命名為「房室連接系統」，該系統起源於房室結，穿過房中膈的纖維軟骨部分為希氏束，然後分為左、右束支，向下走行到達終端的浦肯野纖維。他說：「這個系統是一個閉合的肌肉束，像一棵樹，有其起始部位、根和分支……該系統連接於普通心室肌直至其終端。」同時代歐洲的科學家稱：「隨著田原淳對傳導系統的發現，心臟的研究進入了一個新的時代。」

可以說，田原淳的解剖研究為心臟電生理學的發展奠定了基礎。因此房室結也被稱為田原結。1906年田原淳回到日本，成為九州大學的病理教授，並兩次任日本病理學協會主席。1914年，因其在心臟傳導系統中卓越的研究工作，田原淳獲得日本皇室親自賜獎的日本學士院恩賜獎，此為日本最權威的學術獎項。

作為一個取得如此成就的科學家，田原淳留給周圍人的印象卻是低調謙遜，他的一位老師對他評價說：「有些人常常很自豪地對自己的學術成就誇誇其談。但田原淳卻沒有這種自大。他很少談到自己的成就，只

在他的學生們強烈要求時才勉為其難地偶爾提及往事。」

截至 1906 年田原淳發現房室結，謎底幾乎就要被揭曉，關於心臟傳導通路解剖學結構中，只差最後的「扳機」尚未發現了。非常可惜的是，在後人看來僅僅一步之遙的距離，田原淳竟也沒能畢其功於一役，聊以慰藉我們的是，田原淳畢竟在這一難以思索的謎題中留下了唯一一位亞洲學者的身影。

在田原淳發現房室結那一年的一個炎熱夏日，一位名不見經傳的年輕醫學生，在自己的老師正騎著腳踏車陪老婆愉快玩耍的時候，在齻鼠的心臟上發現了一處神祕的結構……這一發現會是心臟電傳導系統這一大幅拼圖中最後最關鍵的一塊嗎？

這個年輕人是馬丁・弗萊克（Martin Flack, 1882-1931），當他把自己的發現彙報給自己的老師亞瑟・基思（Arthur Keith, 1866-1955）時，基思當時可能幸福得要量過去了。回憶起他當年曾經數次拒絕自己老師詹姆斯・麥肯齊（James Mackenzie, 1853-1925）的建議，基思真應該狠狠扇自己一個耳光。幸運之神好像早就想眷顧基思來著，但是他不知道怎麼搞的，一直將機會拒之門外，還好最後搭上了末班車。

基思這個名字可能對大多數人來說都很陌生，但他有個鄰居想必所有人都知道，那個人是達爾文。在達爾文之前，演化的力量尚不為人所知，任何人都無法回答心臟這一器官何以會如此複雜精妙。基思的學術生涯也確實受到過達爾文的啟發，他最出色的成就主要在人類學和古生物學方面，我們要在本章討論的故事，也就是基思關於心臟方面的研究工作，最早是在一位內科醫生的指導下開始的。

麥肯齊是英國心臟病學這一新興領域的學術領袖，在臨床研究方面極有熱情，專注於研究病人的不規則的心臟節律。基思在 1903 年時就已熟知了麥肯齊的研究工作。麥肯齊於 1905 年移居倫敦，基思寫信給麥

肯齊希望有機會合作，他回答說：「你正是我要找的人。我有一系列的心臟標本，這些病人生前我曾長期觀察，現在我希望有人來檢查他們的心臟。你可以嗎？」基思很快就接受了邀請。在其中的一顆心臟中，基思注意到右心房和上腔靜脈交界處有一個不規則組織的局限性複合體。當時他尚不知田原淳的研究，沒有意識到這一發現的意義。

這是基思第一次與幸運之神擦肩而過。

1905 年年底，麥肯齊給基思一篇關於希氏束傳導通路的文章。麥肯齊問基思是否能確認該結構在人類心臟上的存在。基思無法證實它的存在，他甚至給麥肯齊寫了一封信，說他已經放棄了對希氏束的研究，並下結論說：從來沒有過這樣的結構，至少不是在他所謂的「希氏束」中。

後來，麥肯齊又發給基思一篇由路德維希·阿紹夫描述田原淳在馬堡研究的房室結傳導系統的文章。在兩次拒絕了幸運之神的降臨之後，這回基思開始警覺起來……如果不是基思的生命裡出現了弗萊克這位合作者，這段歷史可能就得改寫了。

在 1906 年夏天，基思招募一位倫敦醫院的醫學生即馬丁·弗萊克來實驗室工作，這一實驗室是基思在其別墅內建造的。當時，基思對於尋找那難以捉摸的心臟搏動起源點的解剖學位置已經產生了興趣。他知道此前很多人均提出過這個位置位於動物的上腔靜脈和靜脈竇交界處附近的區域，基思和弗萊克試圖透過更詳細的研究找到這一確切位置。

某一天，基思和他的妻子都在騎腳踏車，弗萊克在右心房與上腔靜脈交界處發現了一個不同尋常的結構，它不同於周圍的心肌細胞。基思回來的時候，弗萊克興奮地指出，類似田原結的描述，他還曾在麥肯齊的心臟標本上見過。此外，該結構與迷走神經和交感神經幹相連，具有特殊的動脈供應，位於加斯克爾等人提出的初始興奮區。這一結構也在所有其他哺乳動物的心臟標本中發現。根據這一解剖發現，他們得出結

論，「事實上，在這個區域存在一個恆定的特殊分化纖維，因為該結構與影響心臟節律的神經連繫緊密，導致我們高度重視這些纖維，正是在這一區域，心臟的控制節律才開始，我們覺得這一觀點是有道理的。」他們的研究結果發表於 1907 年的《解剖學雜誌》，一段時間之後，他們發現的結構被稱為竇房結，這一結構就是心臟節律性活動的起搏點，同時也控制著正常心臟的活動節律。

至此，對心臟搏動起源部位和房室結透過房室傳導的長期探尋終於完成。

1901 年，威廉・埃因托芬 (Willem Einthoven, 1860-1927) 在荷蘭的烏特勒支介紹了自己的弦電流計用於記錄和測量心臟的電活動，1903 年他發表了〈一種新的電流計〉論文，並獲廣泛承認。1908 年埃因托芬發表了〈心電圖新認識〉論文，闡述了他記錄心電圖的臨床經驗和認識，進而解除了不少人對他研究的懷疑。心電圖的問世對心臟特殊傳導的深入研究起了決定性作用。從 1910 年到 1915 年，倫敦的托馬斯・路易斯 (Thomas Lewis, 1881-1945) 應用埃因托芬心電圖驗證竇房結的位置，他還追蹤了整個心房和心室的興奮傳導通路，從而為這個複雜的電系統的提供了驗證性連繫，並為心臟為什麼跳動這一問題提供了答案。埃因托芬認為田原淳的專著可作為解釋心電圖的理論基礎。埃因托芬因在心電圖儀方面的諸多開創性的貢獻，於 1924 年獲得了諾貝爾生理學或醫學獎。他也是心臟電傳導研究領域唯一一位獲得諾貝爾獎的人，可以說是在破解這一謎題的諸人中，笑到最後的大贏家。

到了心臟外科開始起步的年代，當時的外科醫生已經對心臟功能以及電傳導系統有了充分的認識。他們知道心房與心室之所以能夠以一定的順序和節律舒縮，主要是由於心肌內部存在特殊的起搏點和傳導通路。首先由位於右心房的竇房結（心臟的起搏點，相當於發出心臟起搏

指令的總司令部）發出的心電訊號，在透過心房和房室交界區後，可以以很快的速度經過特殊的傳導束（希氏束、左右束支和浦肯野纖維，好比電線），傳達到心室肌細胞，使其可以同步地收縮和舒張。我們在最開始為說明心臟的結構時，曾將心臟比作一個分租套房，而心臟的傳導通路就是隱藏在各個牆壁中的電線，如果在心臟手術的過程中傷及了這些心電傳導系統（正如裝修房間時改建牆壁而破壞了電線），那麼心臟的收縮舒張功能將必然受到影響。

最早提醒心臟外科醫生注意手術過程中避免誤傷心臟傳導系統的是一位病理學家莫里斯・列夫（Maurice Lev，1908-1994），據傳，他曾做過1,000 例以上的心臟病理解剖。為了研究關於心臟傳導系統是肌源性的還是神經性的，他對正常心臟（自新生兒到 90 歲）從竇房結到束支周圍的傳導系統的經典組織透過連續切片檢查。然後，他又將傳導系統的研究範圍拓展到了先天性心臟異常，例如室中膈缺損、法洛氏四重症和共同房室瓣（開）口。他是繼加拿大病理學家阿伯特以來，又一位在心臟病理學方面的集大成者。他曾邀請著名的病理學家阿伯特來芝加哥，追隨她做先天性心臟病方面的研究工作。阿伯特在她的 1936 年出版的《經典病理圖集》（*Atlas of Congenital Cardiac Disease*）中曾提到過列夫的名字。列夫打通了病理解剖學和臨床病理學的界限，他對室中膈缺損、法洛氏四重症等先天性心臟病的心臟內傳導系統的最初描述，對於幫助許多外科醫生在糾正這些病變的同時避免心臟傳導阻滯提供了最初理論指導。他與人合著的《心臟外科和傳導系統》（*The cardiac conduction system*）一書讓全世界的兒科心臟外科醫師受益。

李拉海等人在早期進行心臟手術時，雖然也預計到了這一點，但是仍心存僥倖，希望得到最好的結果。然而，必然要降臨的暴風雨，是不會因為人們美好的願望而改變行程的。受當時的技術條件、認知水準和

手術技巧所限，外科醫生還無法有效減少對傳導束的損傷，於是糟糕的結果接踵而至。李拉海最初應用交叉循環和鼓泡式氧合器所做的 70 名室中膈缺損修補的病人，有不少發生了傳導阻滯，其中一部分病例可能是術中對傳導束的損傷不太嚴重，因此術後得以逐漸恢復，僥倖存活。最初的藥物治療措施僅有腎上腺素，到 1955 年時才又有了異丙腎上腺素，但這些措施也只能挽救很少的病人。當時另外 7 名發生了永續性完全性傳導阻滯的病人，就沒那麼幸運了。在術後一周之內，他們先後死去。這對醫病雙方來說，打擊都未免太大了些。病人雖未死於室中膈缺損這一原發病，卻或許是提前死於手術帶來的併發症 ── 心臟傳導阻滯。

　　這一問題的出現，當然會使部分批評者對有些心臟手術的安全性和必要性再次質疑。如果這個問題得不到很好的解決，那麼心臟外科的發展必將大大受到影響。因為對於這部分病人來說，不做手術可能死，做了手術反而提前死了，那誰還選擇手術治療呢？為了找到解決辦法，李拉海的團隊再次回到實驗室，將目光投向心臟起搏器。

　　　　*　　　　　*　　　　　*　　　　　*　　　　　*

　　2,500 年前，古代中國的《黃帝內經・靈樞》中有如下記載：「五十動而不一代者，五臟皆受氣。四十動一代者，一臟無氣。三十動一代者，二臟無氣。二十動一代者，三臟無氣。十動一代者，四臟無氣。不滿十動一代者，五臟無氣。」這被有些西方學者認為是關於心臟傳導阻滯的最早記載，中國古代的脈學理論也被認為是人類對心律失常的最早認識。但當時顯然不可能有什麼真正有效的治療辦法。

　　從電方面來說，人類應用電擊來治療疾病則可一直上溯到古羅馬時期。可那個時候人類並未掌握發電技術，怎麼應用電擊治病呢？難不成用閃電？當時羅馬人應用的，確實是自然界中存在的電不假，只不過不

是閃電，而是生物電 —— 他們以電鰩為電療機治療頭痛、關節痛等慢性疼痛。這種電擊可以使人麻木，因而可產生一定程度的止痛效果。據說即使是現在，在法國和義大利沿海，還可能看到一些患有風溼病的老年人，在退潮後的海灘上尋找電鰩來當作自己的「醫生」呢。只是不知道有沒有人誤用了電鯰和電鰻，因為這兩者可產生高達 300 ～ 860 伏 (特) 的電壓，這足夠把人電死了。馬克思 (Karl Marx, 1818-1883) 說，在科學的入口處，正如在地獄的入口處一樣。人類在電學領域的探索，確實曾付出過相當高昂的代價。

電擊與心臟問題發生關係，已經是 18 世紀的事了。當時已經有了利用電擊來刺激心臟的初步嘗試，人們用萊頓瓶 (Leyden jar) 和伏打電堆 (Voltaic pile) 去刺激那些未受傷而死去的動物，試圖使它們復甦。這些嘗試極可能是受此前著名的青蛙腿電神經生理實驗的啟發 —— 一位義大利醫生發現，電可以使離體的青蛙腿發生抽動，於是人們隱隱覺得電與生命可能存在某種未知的神祕連繫。

18 世紀末，英國醫生查爾斯．凱特 (Charles Kite) 記載了他用電擊救活了一個看起來好像「死」去的人，他使用的裝置有可能是世界上第一臺電擊去顫器。某一天，有個 3 歲的孩子自窗邊跌落後，出現呼吸心跳「停止」，各種常規措施均告無效。在經過家長的同意後，凱特決定用電擊復甦試一試，死馬當活馬醫吧。讓人吃驚的是，在嘗試了幾次電擊之後，孩子居然真的出現了生命跡象！開始，自主的呼吸和心跳逐漸恢復了，10 分鐘後出現了嘔吐，這個命大的孩子有救了。昏迷的情況又持續了幾天，直到一周之後，這孩子才徹底恢復良好的精神狀態。

我們現在當然知道人死不能復生，電擊也絕對不會具有起死回生的神奇效果，從上面的紀錄來看，最大的可能是這個孩子因為腦部受損而出現了假死狀態。由於呼吸、心跳等生命徵象十分衰微，從表面看他幾

乎和死人完全一樣，以當時有限的檢查手段，自然很容易誤認為他已經死亡。當時，孩子心臟的狀態很可能是出現了室顫（即心室顫動，心室連續、迅速而無規律地發放電興奮，頻率可達250～600次每分，是心臟驟停猝死的常見因素），幾次電擊的嘗試，恰好造成了去顫的作用，使心臟搏動恢復到正常節律。再結合孩子墜落傷的病史，以及出現嘔吐和昏迷等特殊表現，當屬腦外傷引起的假死無疑。只不過由於時代的局限，對於這種瞎貓碰到死耗子似的成功嘗試，當時人們是無法給出合理解釋的。

1802年，透過研究剛剛處死的犯人的屍體，有人證明了心臟各部分失去再活化的能力是呈一定順序的，左心室最先，然後是右心室、左心房，最後才是右心房。這其實已經部分地揭示了心臟的電傳導順序。就這樣，一點點摸索進步，一次次寒來暑往，轉瞬間又是一個甲子。到1862年以後，開始有部分學者倡導對心跳停止的病人實施電刺激術，並且不時有成功的紀錄。1875年時，學者們對心臟的電生理機制有了更深入的認識，其顯著是，法國人艾蒂安-朱爾·馬雷（Étienne-Jules Marey, 1830-1904）已可以利用毛細靜電計對動物的心電訊號進行描記了。這些努力與探索，到19世紀末由一個叫約翰·亞歷山大·麥克威廉（John Alexander MacWilliam）的英國醫生整合為系統的心臟去顫、起搏理論及操作規範，比如提出電極必須足夠寬大、病人的皮膚須以鹽水溼潤等。

到了1920年代，心臟起搏器的雛形開始出現了。澳洲醫生馬克·利德維爾（Mark Lidwill, 1878-1969）在1929年開始將自己設計的心臟起搏器應用於臨床實踐，並有成功的病例報導。但為避免大眾爭議，他未將其技術細節公開，以至於直到今天，我們對利德維爾的起搏器也所知很少。1932年，美國人阿爾伯特·海曼（Albert Hyman, 1893-1972）獨立設計了手搖電力系統的起搏器，按說這一創新本來應該為其帶來巨大的聲

聲與財富，可實際情況卻截然相反。儘管海曼在心臟病學界享有較高的聲譽，但是他的這一發明卻為他帶來了無盡的懷疑、批評和訴訟，更極端的批評甚至認為他的起搏器是來自地獄的邪物，將干擾上帝的旨意。這個足以載入醫學史的發明，在當時並沒有被醫學界廣泛接受，海曼甚至一直沒能找到廠商為其生產起搏器，一代名醫就這樣鬱鬱而終。

唯一值得欣慰的是，海曼對這一發明的命名——心臟起搏器（cardiac pacemaker）一直沿用至今，而且他的悲劇結局也並沒有阻擋後來者探索的腳步。畢竟人類對長壽的渴望、對健康的珍視，必將推動研究者在征服疾病的道路上不斷披荊斬棘。

心臟起搏器再次進入大眾的視野，已經是整整 20 年之後的事了。

保羅‧莫里斯‧佐爾（, 1911-1999）出生於麻薩諸塞州的 Paul Maurice Zoll 波士頓，就讀於哈佛大學醫學院，二戰期間，他與自己的同學兼好友外科醫生德懷特‧埃默里‧哈肯一起，拯救了無數受傷的士兵。我們甚至可以認為哈肯之所以能夠成為第一個連續為 134 名在戰鬥中負傷的士兵取出胸腔彈片的外科醫生，心臟內科醫生佐爾的功勞不容忽視。

1949 年，加拿大的畢格羅團隊在他們的一次動物實驗過程中，狗的心臟在復溫時出現了停跳，絕望的畢格羅用鑷子在左心室的位置戳了一下，不料，卻引發了一次有效的心室收縮。他沒有忽略這個細節，後來經進一步研究發現，電脈衝具有相同的效果。畢格羅意識到心搏過緩的問題可以由此得到解決。這就是心臟起搏器的概念。

這些初步探索為佐爾帶來了啟發，他決心發展出有效的心臟起搏器。我不知道佐爾是如何說服畢格羅分享其研究成果的，總之，最後畢格羅慷慨地提供了相關核心資料。1952 年 11 月，佐爾報導了用自己設計的起搏器將一位重症病人的心跳持續維持 50 小時，並使其痊癒出院的病例。該病人 65 歲，患有心絞痛、充血性心臟衰竭、亞 - 斯二氏症候群

（Adams-Stokes Syndrome，突然神志喪失合併心臟傳導阻滯）。以這一事件為起點，陸續又有許多類似的獲得成功的病例報告。因此，整個 1950 年代被歷史學者認為是心臟起搏器的一個關鍵的進階時期，而重啟這一時機的佐爾則因其重大貢獻在 1973 年獲得美國拉斯克醫學獎[02]，並於 1989 年被北美心臟起搏與電生理學會公認為心臟起搏的先驅者。

我們應該還記得，畢格羅對低溫的研究，使路易斯第一個成功利用低溫停循環技術完成了房中膈缺損修補的手術；而畢格羅對起搏器的研究，又將佐爾推向了事業巔峰。一個加拿大人兩次托起美國的研究者，也算充滿明爭暗鬥的科學史上的一椿美談。

當時能夠出現這樣的技術進步，不只是由於電子技術和材料工藝已發展到一定階段，還得益於醫生對心臟疾病本質的深刻認識及治療理念的更新，更兼 20 年來心臟外科在關鍵技術方面先後取得突破，極大地震撼了大眾。大家漸漸相信人類有能力對抗「上帝的旨意」，既然在心臟上動手術都可以，也就沒有理由再排斥諸如心臟起搏器一類的醫療設備了。也就是說，1950 年代佐爾等人的成功絕非偶然事件，這些幸運兒生逢其時，在合適的時間做了恰當的貢獻。而作為更早的研究者，阿爾伯特·海曼已於 1972 年寂寞地離開了這個對他不公正的人間。

不過他們的風頭很快就被李拉海這個心臟外科創始時代的王者蓋過去了。

1957 年以前的起搏器存在著諸多缺點。首先，這些起搏器在工作時會令病人非常不舒服，電極片接觸的皮膚經常會被灼傷；其次，它太笨重了，是個名副其實的大傢伙，如果要移動一個攜帶起搏器的病人，必須得用馬車；最後，該起搏器的電力來源是交流電，得插插座，那麼在

---

[02] 這是醫學界僅次於諾貝爾獎的一項大獎，1946 年，由被譽為「現代廣告之父」的美國著名廣告經理人、慈善家阿爾伯特·拉斯克（Albert Lasker）及其夫人瑪麗·沃德·拉斯克（Mary Woodard Lasker）共同創立，旨在表彰醫學領域做出突出貢獻的科學家、醫生和公共服務人員。

起搏治療的過程中，病人的行動就大大受限了，而且，一旦停電後果不堪設想。

　　進行心臟手術的過程中，李拉海發現了很多心臟傳導阻滯的情況，他迫切需要更優秀的產品以解決這一嚴重的術後問題。他的團隊開始在實驗室探索出路。首先是將狗的心臟傳導通路刻意破壞，人為製造一個完全性心臟傳導阻滯的動物模型，然後施以各種措施，觀察效果。藥物似乎解決不了這個問題，犧牲掉了好幾條狗也沒發現藥物能發揮作用。當時他們知道佐爾的成果，也認可起搏器的思路，也許真正需要解決的僅僅是細節問題。由於佐爾起搏器的電極是置於胸部表面的皮膚，也即心臟之外的，因此需要高達 50 伏（特）的電壓，才能令其穿透厚厚的胸壁對心臟發生起搏作用。可這一電壓足以使人和實驗動物極為痛苦。從 1952 年到 1957 年，這一問題好像一直在等著李拉海的關注，而李拉海的天才構想不但對起搏器的臨床應用造成了至為關鍵的推動作用，也同時成就了另一個年輕人經典的創業傳奇。

　　厄爾·巴肯（Earl Bakken, 1924-2018）這個出生在明尼蘇達州的傢伙，因為 8 歲那年看了一部《科學怪人》（*Frankenstein; or, The Modern Prometheus*）的電影，從小就表現出了對電學方面的興趣，還在讀書期間就設計了用以對付壞人的防身電擊武器。據說他還發明了一臺親吻測試儀，能透過親吻動作測量情感的強度。1948 年於明尼蘇達大學取得了電子工程學學士學位之後，巴肯又繼續研究生的學習。這期間，透過當時作為醫學技師、在西北醫院工作的妻子康斯坦斯·巴肯（Constance Bakken），巴肯逐漸與醫院工作人員混熟了。當醫院工作人員得知他是明尼蘇達大學的電子工程研究生時，就請他幫助修復一些醫院的醫療電子設備，因為醫院內的工程師只能修復一些粗重的醫療設備，對精巧的實驗室設備卻無能為力。

巴肯此時敏銳地意識到這將是一個機會，相比之下，目前的研究生學業就不那麼重要了。因此，他果斷中斷了研究生的學習，並拉自己的姐夫帕爾默·J·赫蒙斯利 (Palmer Joseph Hermundslie, 1918-1970) 入夥，成立了一家專門修理醫療儀器的公司 —— 美敦力。

這個後來名動天下的醫療科技公司，其最初起步時的樣子是相當簡陋的。當時兩位年輕人在一個 600 平方英尺（約 55.74 平方公尺）的廢車庫中建立了他們的工廠，牆壁用包裝冰箱的木板建成，窗框是從當地一家老銀行拆來的鋼條湊合的。他們冬天靠一條電熱毯和燒水的火爐取暖，夏天天花板上掉落的雨水則成了他們天然的空調，手工做的長凳和桌子就是他們有限的家具。

萬事起頭難，美敦力第一個月的營業額僅 8 美元，是修理一臺離心機的回報。第二年，美敦力成為幾家醫療設備公司在美國中西部的代理商，業務開始有所發展了，人員也開始增加。在這個過程中，巴肯結識了中西部的大量醫生，包括醫學研究實驗室的研究人員。這些研究人員經常請求美敦力工程師幫他們修改儀器，或為某些特殊的實驗設計新儀器，這其中就有明尼蘇達大學醫院的李拉海。

李拉海想克服佐爾起搏器的缺點，增強效果，減輕病人的痛苦。50 伏（特）的電壓太高了，可降低電壓的話，又無法穿透胸壁到達心臟，那能否將電極直接放在心臟表面呢？這樣不就可以將電壓降得足夠低了嗎？這是繼活體交叉循環以來，李拉海又一個破天荒的構想。當時他對這一策略也無足夠的信心，這畢竟是在一個跳動的心臟上放置導線啊。但實驗結果證明這一思路可行，第二天，他們就對一個大型室中膈缺損術後出現傳導阻滯的病人使用了這樣的起搏裝置。

當時，為維護手術過程中電子裝置的良好運轉，李拉海雇用了巴肯來幫忙，巴肯也確實發揮了很大作用。1957 年的某一天午後，李拉海

對他說：「你看，現在起搏器的作用很重要，可是它是靠常規交流電驅動的，我們病人移動的範圍取決於電線的長度，可要是去樓下做 X 光檢查，哪裡有那麼長的電線啊？你能想辦法解決嗎？」

根據墨菲定律（Murphy's Law）的說法，如果事情有變壞的可能，不管這種可能性有多小，它總會發生。李拉海最擔心的還不是電線不夠長影響病人的活動範圍，而是起搏器使用期間發生停電……1957 年 10 月 31 日，這樣的事情果然發生了，明尼蘇達州發生了大規模停電事故，導致一位先天性心臟病術後使用心臟起搏器的病童不幸死亡，這一事件讓巴肯無比震驚，他決心加快速度幫助李拉海醫生解決這個問題。

這是起搏器發展史上一個極關鍵的時刻，也差不多是美敦力公司起飛的轉折點。4 個星期後，李拉海就看到了出自巴肯之手的世界上第一臺可移動、電池驅動的心臟起搏器。巴肯用電晶體代替了笨重的真空管，大大縮小了起搏器的體積。起搏導線置於心臟表面，避免了舊式起搏器將電極放在皮膚表面帶來的種種不適。它是如此之輕，只有一塊肥皂那麼大，病人可以直接把起搏器掛在脖子上。僅僅 5 年之前，佐爾的那個大傢伙還得馬車拉呢！這麼明顯的優勢，使得這種起搏器迅速在心臟術後合併傳導阻滯的病人中廣泛應用。僅這一項改進，就使當時發生完全性心臟傳導阻滯病人的死亡率，由 100% 降到了 2%。

美敦力公司後來越做越大，成了業內大廠，這已是後話。話說，當時李拉海的設想能夠在巴肯的手中化為現實，一方面，當然是由於巴肯聰明的頭腦與靈巧的雙手；另一方面，其實也是更重要的因素，就是當時整體技術水準的進步，畢竟巧婦難為無米之炊。

此時的起搏器，對於那些需要短時間應用起搏器的病人來說已經近乎完美了，當病人的傳導阻滯得以恢復之後，即可拔除導線；可是對於那些終生需要起搏器治療的病人來說，身體外面掛這麼個玩意兒還是有

諸多不便的。隨著相關技術的進步，尤其是生物相容性材料的發展和心臟外科手術範圍的進一步擴大，需要終身起搏器治療的病例越來越多，植入式心臟起搏器的出現也就是順理成章的事了。

　　從 1952 年佐爾的「巨無霸」起搏器，到 1957 年巴肯的「迷你型」起搏器，這一技術更新經歷了 5 年，而植入式起搏器僅在巴肯取得初步成功之後的次年就出現了，時間是 1958 年，外科醫生奧克・森寧（Åke Senning）在瑞典首都斯德哥爾摩市的卡羅林斯卡醫院，完成了世界上第一例心臟起搏器的植入手術。之後，在眾多學者的努力下，心臟起搏器突飛猛進地發展，日趨完美，這一進化至今仍未停歇，最新款的心臟起搏器的體積甚至比感冒膠囊還要小。

　　1984 年，由於在心臟起搏器創新設計方面的貢獻，巴肯獲得由美國國家專業工程師學會授予的金獎工程獎。2018 年，巴肯以 94 歲的高齡去世，他之所以能活到這樣的高壽，也是拜起搏器這項發明所賜，因為他本人也成了心臟起搏器的直接受益者 —— 他曾先後兩次被植入過心臟起搏器救命。

　　在心臟外科醫生兩次藉助巴肯昔日的發明幫助他擊退了死神之際，他一定會想起多年以前李拉海誠摯地向他求助的那個下午。

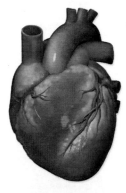 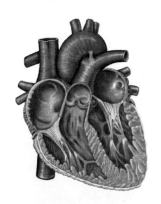

心臟外觀的正面　　　　　　　　心臟的內部結構（額狀面）

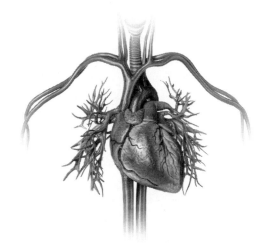

心臟以及和它相連線的主要血管

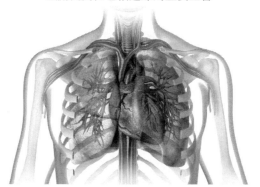

位於胸腔中的心肺關係

08

妙手仁心，悲天憫人
—— 心臟繞道的故事

　　這正是瞬息萬變的偉大時代，心臟外科創始階段的故事，尤其異彩紛呈，也許你一眨眼就會錯過一個精彩的歷史瞬間。我們前面提到的心臟外科處理的情況多半是先天性心臟病，但心臟外科處理的另一個範疇所涵蓋的疾病卻比先天性心臟病更被大眾所熟知，比如冠心病。

　　冠心病是指冠狀動脈因粥狀硬化性改變，引起心肌供血不足，造成心肌缺血缺氧的疾病，是現代社會嚴重威脅人類健康的常見疾病之一，臨床表現為心絞痛、心律失常、心衰竭、心肌梗塞，甚至猝死。著名的演藝界人士死於心源性猝死的報導屢見不鮮，甚至有不少正值壯年，這實在令人感到惋惜。雖然冠心病的危害是進入現代社會以後才逐漸突顯出來的，但冠心病卻絕不是一種現代社會才出現的疾病。1972 年，中國西漢長沙國丞相利蒼的妻子，辛追夫人的遺體從墓葬中出土，對這具保存完好，距今 2,100 多年的屍體進行解剖後發現，辛追夫人便患有冠心病，且極可能死於一次心肌梗塞發作。

　　早在 18 世紀中期，醫生們就已經認識到了心絞痛的症狀，但長期以來只能對症緩解，沒有根治手段，對冠心病開始外科治療的探索則已經是 160 多年以後的事了。現如今人們對心臟繞道手術這個名詞，已經不陌生了，可其確立過程卻相當曲折。從最初的探索到經典的冠狀動脈旁路移植術（也即心臟繞道手術、心臟搭橋手術）正式被醫學界認可，前後

歷時 40 多年。此間的故事，尤其是最初那些令外科界蒙羞的失敗，由於很少被教科書提及，遂成為一段鮮為人知的歷史。

醫學史上最令人津津樂道的事件，莫過於作為研究者的醫學家本身也陰差陽錯地成為自己的研究對象，或者說，他們本身所罹患的疾病也在整個醫學敘事的過程裡。可以想見，古今中外曾遭受過冠心病折磨甚至死於心梗發作的醫生肯定為數不少，這其中若以醫學史上的地位而論，則非約翰・亨特（John Hunter, 1728-1793）莫屬。在我們繼續後面的講述之前，還真有必要稍微了解一下這位偉大的外科醫生。

一位醫學史專家對亨特曾這樣評價道：他使外科學由一門機械性的手藝昇華為一門實驗科學。如果說各行各業都有一個需要拜祭的祖師爺的話，我們今天這些外科醫生，其實最應該拜的一位便是亨特。我們在第 1 章的故事中，提到的那個黑人技術員湯瑪斯負責的霍普金斯醫院的動物實驗室，就是以亨特之名命名的（亨特實驗室，Hunterian Laboratory）。他打通了醫學傳統上外科與內科的界限，透過觀察和實驗所得的結論，使得所有的醫生都能獲益。亨特認為，解剖乃手術之根基，熟知解剖則頭腦清晰，雙手敏捷，心靈也對必要的殘忍習以為常。

毫無疑問的是，在普通人看來，解剖總是有些殘忍，西醫剛剛傳入中國這個古老的國度時，當時傑出的外交家郭嵩燾也認為西醫的解剖太過殘酷，他曾感慨道：「拙哉西醫！中國之良醫，亦能知人之竅穴脈絡而萬無一失，然不必親驗諸死人，亦未嘗為此殘酷之事也，忍哉西人也！」作為一名尚算開明的洋務派，對解剖學還有如此大的偏見，更別說普天之下的尋常百姓會怎麼想了。

但是郭嵩燾確實說對了一件事，那就是西醫的拙 —— 解剖可不就是一門笨工夫嘛。但我們要是了解過亨特所設計的動物實驗，就不得不佩服這笨工夫背後科學思維的精巧了。

亨特之所以能在外科史具有舉足輕重的地位，當然不僅僅是因為其長於解剖，他利用實驗動物來理解外科疾病的病理生理基礎，才更令人拍案叫絕呢。最有名的一次動物實驗是，他透過對鹿角血管分布的觀察，憑直覺推斷出，若一段血管閉塞之後，周圍定會出現側枝循環。他抓來一頭公鹿，對右側的頸部血管進行了結紮，結果，右側鹿角降溫的同時也停止了生長，而左側鹿角的生長速度及溫度則不受影響，但僅僅兩周之後，右側鹿角就恢復了原來的溫度也重新開始了生長，他處死了這頭鹿進行解剖之後發現，果然不出所料，側枝循環建立起來了，右側鹿角的血管走了旁路重新暢通了！他根據這一原理設計了動脈瘤的手術方案，並獲得了成功，這也許是血管外科最早的探索。

　　這樣的研究方法為後代的外科醫生開展研究提供了範例，事實上，這個側枝循環形成的醫學原理本身，就在人類理解冠心病及心肌梗塞的病理生理方面有極其重要的價值。

　　對於很多熱愛動物的人來說，像鹿這麼可愛的傢伙，就這樣為了人類外科事業的進步而被糟蹋死了，可能覺得有點於心不忍，但你要知道亨特對自己下手有多狠，你可能就會原諒他對可愛的鹿所下的「毒手」了。

　　為了研究性病，他用刺胳針蘸取了一位性病病人的膿液，並將這噁心的東西弄進了自己生殖器切開的傷口裡，於是，他如願以償地同時患上了淋病和梅毒，成為醫學史上首個得以將性病的臨床表現和對各種治療的反應詳細記錄保留下來的病例。

　　對於這類病，亨特在當時能夠動用的治療方案，只有汞，這種雖然有效但是毒性卻不小的藥物，實在狠狠地糟蹋了亨特的身體，而亨特對於發生在自己身體上的另一種疾病就束手無策了。

　　胸部陣痛的症狀出現在亨特 50 多歲的時候，一開始只是在進行體力

勞動之後才會出現，到後來，就連安靜時也會出現了。這樣一位偉大的醫學家，即使到了這樣瀕死的邊緣，還不忘在自己胸痛發作時透過鏡子來觀察自己痛苦的面容。

　　將這種胸痛的症狀描述為心絞痛這一術語的，是亨特的一位醫界的朋友威廉・赫伯登（William Heberden, 1710-1801），他透過對 100 多位類似病人的觀察，總結出了心絞痛發作的一些特點，比如說體力活動後症狀出現，嚴重時有瀕死感，停止活動、保持靜止時，症狀有可能減輕或消失。1768 年，赫伯登在倫敦醫師學院舉辦了一次講座， 1772 年，他把講座的內容發表，創造了心絞痛（angina pectoris）一詞。由於赫伯登善於臨床觀察，在醫學領域多有創見，因此被後世稱為臨床觀察之父。

　　但遺憾的是，在那個年代，赫伯登救不了自己的朋友，偉大如亨特，也無法利用當時的醫學手段完成自救，只能眼睜睜地看著死神一步步走近。更為遺憾的是，亨特在已經意識到巨大的情緒波動會引起心絞痛發作之後，他還是無法控制住自己的暴烈脾氣，亨特漸漸意識到他將無法擺脫這種可怕疾病的困擾了。在他生命中的最後一年，有一次他對一個死於暴怒而心臟病發的人進行屍檢之後，開玩笑地講，自己的生命完全掌握在任何一個會在語言上激怒他的惡棍之手。孰料一語成讖，1793 年 10 月 16 日，一場激烈的論戰之後，亨特的心臟永遠停止了跳動。這位生前為探索疾病的奧祕，曾解剖過無數屍體的外科醫生，死後也將自己的屍體獻祭給了醫學事業 ── 對他的屍體解剖發現，其冠狀動脈的病變已經很嚴重了。

　　但是在當時，有關心絞痛這一症狀的病理學解釋在醫學界並未達成一致，這是因為，屍體解剖發現的冠狀動脈的病變嚴重程度有時候與病人生前的心絞痛嚴重程度並不完全相符，認為冠狀動脈的異常與心絞痛有關只是一個不算主流的觀點。亨特的學生愛德華・詹納（Edward Jenner, 1749-

1823）是較早提出冠狀動脈粥狀硬化與心絞痛關係的研究者之一，很多不熟悉亨特的讀者更可能聽聞過詹納的大名，牛痘與天花的故事可謂家喻戶曉，這是改寫醫學史乃至人類歷史的重大事件，在此暫且按下不表。

　　直到 20 世紀初，還有學者堅持認為心絞痛只是外周神經系統的紊亂或由腸胃方面的問題導致的。英國著名心臟病學家詹姆斯·麥肯齊認為心絞痛主要是心肌無力導致的，他沒意識到心肌缺血的發生是冠狀動脈出了問題。

　　凡人固有一死，多數人的死亡，是肉體與精神的雙重寂滅，但偉大如亨特自然不在此列，他所開創的事業，必將會蓬勃地發展下去，他所提倡的科學實驗的方法和思考方式也將被他的徒子徒孫們代代傳承下去。直到有一天，當外科領域的後來者們可以用外科手術的方法來遏制那昔日將亨特置於死地的冠心病時，亨特的靈魂也會在天堂大笑吧。

　　在亨特離世後的整整 100 年，有研究者注意到了正常冠狀動脈循環與周圍血管外結構（如膈肌、支氣管、心包）之間存在著廣泛的、微小的血管連繫。後來，這一系列證明冠狀動脈實際上可以與其他血管發生側枝循環的證據，被勇敢的外科醫生用來改善冠心病病人心臟血液供應的情況，不過可惜的是，針對冠心病的外科治療，並不是一開始就走上了這條「正道」。

　　1899 年，有學者提出了切除心臟相關的交感神經以減輕心絞痛的症狀，1916 年就有外科醫生依照此建議，對人類進行了第一次心臟交感神經切除術，此後，各種心臟交感神經切除的手術變得流行起來。理論上，這種手術不僅可有效緩解心絞痛的症狀，而且還被認為可使冠狀動脈獲得舒張，從而改善心臟的血液供應。這類交感神經切除手術的出現，一度受到心臟病專家們的歡迎，以至於這類手術一直持續到 1960 年代初。

目前認為，心絞痛產生痛覺的直接因素，可能是在缺血缺氧的情況下，心肌內積聚了過多的代謝產物，如乳酸之類，這類物質刺激心臟內自主神經的傳入纖維末梢，經 1 ～ 5 交感神經節和相應的脊髓段，傳至大腦，產生疼痛感。

　　所以，切斷這些神經來緩解心絞痛的辦法，其實並沒有解決問題本身，而是掐斷了反映問題的訊號線。外科史上的這段往事，倒是與中亞古國花剌子模傳說中的風俗很像，相傳花剌子模國王天真地以為處死帶來壞消息的人，就能根除迫在眉睫的危險。

　　人類在不同領域的歷史竟然有如此驚人的相似，如果是大敵當前，處死前來報告壞消息的信使自然不可能讓敵兵退去，同樣，切斷交感神經，也僅僅是讓病人自覺心絞痛的症狀得到緩解，殊不知冠心病的病理基礎並未發生顯著改善，心肌缺血仍會發生。只不過，即使發生了心肌缺血，由於相關神經已被切斷，疼痛的感覺變得不那麼明顯，病人誤以為病情好轉，會不自覺地增加活動量，這樣，心肌缺血反而會較術前加重，如果發生一次嚴重的心肌梗塞，病人就可能自此一命嗚呼。假如沒做這種手術，當心絞痛發作時，病人至少會被迫減少活動，安靜臥床，身體對氧氣的消耗量下降了，心肌缺血的情況自然會相對減輕。根據加拿大心血管病學會（Canadian Cardiovascular Society，CCS）對心絞痛嚴重程度的分級，如一般體力活動不受限，僅在強、快或持續用力時發生心絞痛，屬於 I 級，隨嚴重程度的加重，繼續分為 II 級、III 級和 IV 級。因此，這種看似可以減輕疼痛發作的手術，實則是病人的一道催命符。

　　花剌子模最終當然是亡國了，但人類探索治療心臟病的腳步卻不會長期停留在斬殺信使的盲目階段。

　　1926 年，還有學者對心絞痛病人嘗試實施甲狀腺切除術，但這種方法也幾乎與心臟相關的交感神經切除術一樣聲名狼藉。當時的理論認

為，減少人體的代謝，就會減少心絞痛的發作。這種說法在某種程度上是有道理的，可基於這一理論開展的甲狀腺部分切除術，卻給病人帶來了巨大的痛苦。因為甲狀腺是人體重要的內分泌器官，甲狀腺激素與人體的大部分代謝活動有關，當外科醫生切除病人的部分甲狀腺之後，心絞痛的發作頻率固然是減低了，可是甲狀腺激素的作用範圍是如此之廣，這種連洗澡水帶孩子一起朝外潑的後果是，術後人體將呈現一種嚴重的甲狀腺激素分泌不足狀態，病人好像是爬出了火坑又掉進冰窖，簡直生不如死。

後人在評價這些初期的探索時，有學者認為這是有益的，醫生們正是在這個緩步邁進的過程中逐漸發現了心絞痛的真正病因。對於這種盲目探索，這樣溫情脈脈的說法多少有些文過飾非的意思，醫學的發展很多時候都不是一帆風順的，犯錯在所難免，我們不能因為後面找到了正確的方向，就把前面犯錯的部分也一併說成是有益的，這對於那些早期為此付出巨大代價的病人未免太不公平了，那些經受過這類手術的病人當然不能算受益者，說他們是犧牲者和奉獻者還差不多。今天的我們自然需要理解，造成這種錯誤的最主要的原因，是受制於當時的理論水準，醫生們也許太急於找到解決問題的辦法才慌不擇路吧，病急亂投醫可不僅僅是指病人一方的問題。

早在 1912 年，詹姆斯·赫里克 (James Herrick, 1861-1954) 就在美國醫學協會的年會中做了題為「冠狀動脈突然堵塞之臨床特點」的學術報告，他描述了心肌梗死的症狀和徵象，並展示了心肌梗塞的發生是由於冠狀動脈血栓形成繼發性心肌缺血損傷。可惜在當時，他的報告並沒有引起多大關注，很多人還將急性心肌梗塞的臨床表現視為中風或胃腸的問題，直到心電圖的廣泛應用之後，醫學界才逐漸接受了這一理論。

真理往往不能在第一時間被大部分人接受，人類在征服疾病的過程

中總是免不了要付出各式各樣的代價，也許前述兩種手術的創立者未必不知道赫里克的理論，只不過在體外循環機的使用沒有成熟確立之前，在心臟上動手術還是不可思議的禁忌，這大概是他們劍走偏鋒的部分原因。但即使在當時，還是可以欣喜地發現更為可貴的探索。在冠狀動脈繞道手術成為經典術式之前，有些基於當時的正確理論而開展的手術方式，儘管遠非完美，但無論是對病人本身還是對學科的發展進步都是有一定積極意義的，至少在方向上，他們沒有「跑偏」。

　　這一時期的關鍵人物之一是克勞德‧S‧貝克（Claude Schaeffer Beck, 1894-1971），他是凱斯西儲大學克里夫蘭醫學中心的外科醫生。貝克透過實驗研究誘導心包膜疤痕沾黏，他發現這些疤痕是富含血管的。透過研究前人的文獻，他發現死於心包膜炎的人，其冠狀動脈與心外結構之間的血管吻合，以及心包膜脂肪墊與主動脈分支之間的血管吻合，均有所增多。1934 年，貝克注意到橫斷的心包膜疤痕兩端出血迅速，這激發了他對設計冠狀動脈血管重建方法的興趣。比如，他透過機械摩擦心臟表面和心包膜引起無菌心包膜炎，以致血管沾黏形成 ── 他希望這種新形成的血管能與心肌血管相通。這一手術，被稱為心包膜固定術。同樣在 1935 年，貝克開創了另一類手術，在這一手術中，他將心外膜擦傷後，將骨粉注入心包膜間隙，將胸大肌移植到心外膜上縫合。貝克發現，隨著肌皮瓣的到位，實驗動物可以耐受兩條主冠狀動脈幾乎完全阻斷的情形。在接下來的 20 多年中，為尋求更好的誘導血管心包膜沾黏的方法，貝克和其他人嘗試了各種用於注入心包腔的刺激物，包括魚肝油酸鈉和沙子、滑石、苯酚、硝酸銀、聚乙烯醚泡沫甚至石棉。

　　這些手術雖然得到了一定程度的應用，但這時候的醫生還在猜測冠心病到底是怎麼回事，因為當時的診斷水準還無法確定冠狀動脈狹窄的程度和阻塞的位置。幸運的是，透過間接血管再造手術，病人的心絞痛

確實有所改善。這部分手術的出發點在於改善心肌的供血，且術後確實達到了這一目的，這在相關冠心病的發病機制尚未闡明的時代，有此創舉實屬難得。

受貝克手術方式的啟發，1937年，英國外科醫生勞倫斯·F·奧肖內西（Laurence Frederick O'Shaughnessy, 1900-1940）開始嘗試透過使血管器官接觸到擦傷的心外膜來改善心肌的血液供應。他是怎麼做的呢？

他先用外科手段（結紮一支冠狀動脈，使其心肌缺血）使健康的格雷伊獵犬（greyhound）患上冠心病（表現為奔跑能力下降等）—— 這一操作稱為建模，疾病模型建成之後，他再透過手術，移植一段帶血管蒂的大網膜附著在實驗動物的心臟外壁上，5個月後，隨著對心肌供血血管的再生，這條獵犬的奔跑能力竟然可以恢復到「患病」之前的水準了。

這一方案，其實已經和後來的冠狀動脈旁路移植手術（即心臟繞道術）很接近了，既然心絞痛是心肌缺血導致的，那麼我們就透過手術重建心肌的血流。

動物實驗成功以後，他開始大膽地將這一方案在人體上實施，到1938年時，他已經開展了20例這樣的手術，其中6例死亡，但大部分病人的心絞痛都獲得了一定程度的改善。

如果奧肖內西繼續研究下去，說不定冠狀動脈旁路移植術之父的頭銜就會歸屬他了。但歷史畢竟無法假設，像很多那個時期的醫生一樣，奧肖內西的研究被戰爭中斷了，他入伍成為英軍的一名軍醫。

1940年5月，在那一場著名的敦克爾克戰役中，他被彈片擊中，不幸犧牲。奧肖內西死時年僅39歲，正是一個研究者的黃金年齡，他的死亡顯然是醫學界的重大損失，歷史沒法重置實驗條件，人生也沒有對照組，在有些死亡發生的那一刻，歷史就已被改寫。

二戰結束後，沿著前人思路，加拿大麥吉爾大學的亞瑟·馬丁·維能

伯格（Arthur Martin Vineberg, 1903-1988）設計的一個手術，已經有些冠狀動脈繞道雛形的意思了。他設想從胸壁上游離出內乳動脈，將這支血管移植入心肌隧道，利用其側枝出血，改善心臟的血流。他在實驗動物身上完成這一操作之後的 4 個月，處死這些動物進行檢查，結果發現這一操作果然為心肌建立了新的供血通路。

　　經過反覆的動物實驗之後，維能伯格認為將這一手術應用於人體的時機已經成熟。然而，1950 年 4 月，第一例接受該手術的病人，卻在術後 2 天即死亡，這首戰失利對手術者實在是個不小的打擊。屍檢發現，原來病人的冠狀動脈已經完全被堵死了，但維能伯格為之重建的兩根血管卻保持良好的通暢，如此看來，這例病人接受手術的時機太晚了，可能其冠狀動脈原本就已比較狹窄，再加上手術的打擊，加速了其病情的惡化，而這麼短的時間內，重建的血管還來不及發揮作用病人就一命歸西了。

　　維能伯格的第二例病人是一位 54 歲的石油工人，術前他的身體狀態已經很差了，徒步走不了幾步遠就受不了了，甚至只能進食流質食物，因為正常飲食就會誘發心絞痛的發作。手術之後，病人不但很快就恢復了正常的飲食，3 年以後，體力更是恢復到了可以遠足旅行的程度！這真是令人鼓舞的案例。

　　5 年後，維能伯格累積了更多的病例，當時這一手術的死亡率是 6%，其中有 80% 以上的病人都在術後獲得了改善，他對自己的這一手術很有信心，相信這種手術會為病人帶來益處，但不少同行卻質疑道：你怎麼知道這種改善真的是因你的手術呢？

　　不了解療效評價標準的讀者朋友，可能會對這些吹毛求疵的同行感到不解，既然手術在前，症狀改善在後，怎麼不能說這改善是手術帶來的呢？

這雖然是人們憑直覺的判定,但在醫學療效評價方面,還真就不一定是這麼回事了。

同樣在 1950 年代,一位義大利的外科醫生採取了一種看似原理不通的手術,居然也使很多病人的心絞痛的症狀得到改善,他的手術方法是將病人的雙側內乳動脈結紮……咦?這是憑什麼啊?這怎麼也會讓病人的症狀改善呢?因此,這一手術雖然受到部分病人的認可,但是在醫學界卻遭到廣泛的質疑。

為了證明這一手術的效果,美國華盛頓大學的研究者決定拿出療效判定的最高標準 —— 雙盲試驗。他們將病人分為兩組,其中一組做雙側內乳動脈結紮的手術,另外一組則僅在皮膚上切開相同模樣的切口,兩組病人均不知道自己被分到了哪一組,結果發現,兩種手術在改善症狀方面,沒有差別。也就是說,這位義大利醫生的手術,毫無價值,該手術之所以會令病人自覺病情改善,完全是因為手術造成的安慰劑效應。

維能伯格雖然覺得自己很冤枉,但是他也深知,基於義大利同行的教訓,其他同行對他的手術暫時報以謹慎態度是不無道理的。直到那時,人們評價冠心病的主要依據還是病人的病史、主訴、心電圖和相關的實驗室檢查,也即診斷措施相較於二戰以前的克勞德·貝克手術時代,並無明顯進步。在這種條件下,維能伯格所設計的手術也許是當時所能達到的最高水準了。但如何拿出更客觀的證據來證明手術效果呢?後來一次瞎貓碰到死耗子的事件,大大推進了冠心病診斷技術的進步,同時為冠心病相關手術的療效判定提供了最直接有力的證據,並導致了冠狀動脈繞道手術的出現。

1950 年代,心臟以及外周動脈血管攝影術已經相當普及了,而選擇性冠狀動脈攝影術則被當時的學者認為,存在導致心臟跳停或者心肌梗塞的風險,畢竟冠狀動脈的主幹內徑只有 3 ～ 4 公分。當時的心臟攝影

水準，只能使導管進入主動脈根部，這樣即使注入大量的顯影劑，又能有多少可以進入冠狀動脈呢？冠狀動脈的顯影效果自然很差，無法為臨床醫生提供有效訊息。

1958 年的某一天，克里夫蘭醫院的心內科醫生弗蘭克·梅森·曾根（Frank Mason Sones, 1918-1985）正準備為一個 27 歲的病人做心臟造影檢查，當導管進入病人的主動脈根部時，按攝影要求，病人需變換體位。就是這樣一次不經意的移動，使得心臟導管的開口端鬼使神差地進入了病人的右冠狀動脈的開口。尚不知情的弗蘭克按常規開始推注顯影劑，結果 30 毫升的劑量被直接注入了病人的右冠狀動脈……當弗蘭克發現問題時，直驚出一身冷汗，意識到病人可能會發生心臟驟停或心肌梗塞之後，立刻著手做搶救的準備，他甚至打算在必要時開啟病人的胸腔，直接進行心臟按壓。不過，出人意料的是，什麼事故也沒發生，病人除了一陣劇烈的咳嗽之外，幾乎安然無恙，心律正常，酶學指標也正常。本以為一次失誤的操作，悲劇將不可避免，結果病人卻什麼事也沒有，當事人自然心中暗喜，一塊石頭落了地。可隨後出來的攝影結果，卻使弗蘭克大感意外，影像清晰地顯示了病人右冠狀動脈的情況，這是前所未有的事。驚魂方定之後又是一陣狂喜，命運之神硬生生將弗蘭克推向了一個嶄新時代的入口。

當弗蘭克在第二個病人身上重複進行了這一操作之後，他確信，冠狀動脈攝影術是安全可行的。此後，他用了近 3 年的時間，完善了這一檢查措施的種種細節，做了幾百例冠狀動脈攝影檢查，將醫學界對冠心病的認知大大地向前推進了一步。此後，人們終於有了可靠的冠心病評價指標和冠心病手術效果的評判標準。

以症狀、徵象為主要指標來猜想病情，在有些情況下是比較準確的，但心絞痛這一症狀本身，卻並不能完全反映出冠心病的嚴重程度。

在有些病例中，病人可能主觀感覺症狀嚴重，但如果其狹窄局限在右冠狀動脈，則其猝死的風險就可能很小；相反，一個症狀很輕的病人，如果其主要病變集中在左冠狀動脈前降支（支配供血的心肌範圍最大），則可能風險極大。更主要的是，有近 20％的病人可以在毫無前兆的情況下，第一次發作就是一次致死性的大面積心肌梗塞。冠狀動脈攝影術的出現無疑是冠狀動脈外科發展過程中里程碑式的事件，它使人類對冠心病的認知達到了新的境界，並為冠狀動脈繞道術的產生創造了基本條件，因為只有當外科醫師知道冠狀動脈狹窄的位置在哪裡，才可能用搭「血管橋」的方式跨過狹窄區。

1963 年，弗蘭克對兩位來自加拿大的病人進行了冠狀動脈攝影檢查，他們此前都曾接受過維能伯格設計的那種手術（其中一例是維能伯格主刀做的，另一例則是畢格羅做的），第一個病人沒什麼特殊發現，第二個病人移植血管與左前降支出現了廣泛的側枝血管，這一發現無疑肯定了該手術的價值。因此，克里夫蘭醫院的唐納德・埃弗勒（Donald Effler, 1915-2004）開始應用該手術，並用冠狀動脈攝影術對病人進行術後評價，報導了良好的效果，此後，由維能伯格設計的這一手術才得以推廣開來。

在與內科醫生弗蘭克一道努力的同事中，有一位來自阿根廷的外科醫生勒內・赫羅尼莫・法瓦洛羅（René Gerónimo Favaloro, 1923-2000），正是他，以冠狀動脈攝影術為依託，創立了冠狀動脈旁路移植術（也就是所謂的心臟繞道），將冠心病的外科治療水準，推向了一個新高度。在我看來，他的傳奇故事，即使列於早期群星閃耀的心臟外科大師的傳奇之中，也無愧色。

1923 年 7 月 14 日，法瓦洛羅出生在阿根廷拉普拉塔的一個普通家庭，父親是木匠，母親是裁縫，很顯然這兩種職業都是對手藝有較高要

求的行業，但青出於藍的法瓦洛羅後來則以更精湛的救人技藝聞名四海。他在進入醫學院之前，深受理想主義的影響，尤其喜歡讀巴斯德（Louis Pasteur, 1822-1895）的傳記，這可能對他後來事業的發展起了極大的作用，也可能是他最後悲劇的人生結局的肇因之一。

　　法瓦洛羅在拉普拉塔大學醫院接受住院醫師培訓期間就對胸腔外科產生了興趣。1949 年，瑞典卡羅林斯卡學院的克拉倫斯·克拉佛德（Clarence Crafoord, 1899-1984）教授應首席教授何塞·瑪麗亞·梅內蒂（Jose'María Mainetti, 1909-2006）的邀請，來法瓦洛羅所在的醫院進行肺切除和主動脈窄縮修復的手術。法瓦洛羅很幸運地作為二助參加了那些手術。克拉佛德早在 1944 年就因世界首例成功地修復主動脈窄縮 [03] 而在業內成名，在胸腔心臟外科領域頗多建樹，直到多年以後已經在心臟外科領域聲名鵲起的法瓦洛羅還記得克拉佛德的風采。在一次學術會議上，法瓦洛羅還當面向克拉佛德提起這件往事，一個充滿熱血的年輕人如此近距離地與一位胸腔心血管外科的重要先驅交流手術，那是何等的欣喜。只是當時的克拉佛德不大可能對一位還不起眼的異國小同行有太深刻的印象，也更加不會想到，自己居然在無意中引領了未來一位大宗師的成長方向。

　　成績優異的法瓦洛羅原打算留在大學的醫院裡從事胸腔外科的工作，當時阿根廷的執政者是裴隆（Juan Domingo Perón, 1895-1974），他在1946 年後採取了一系列倒行逆施的集權措施，包括掌握部分醫生的前途

---

[03]　主動脈窄縮：指主動脈局限狹窄，管腔縮小，造成血流量減少，主要發生在胸部降主動脈。1761 年，著名病理學家喬凡尼·巴蒂什·莫爾加尼（Giovanni Battisa Morgagni,1682-1771）首先報導了此類病例。1940 年代初，美國波士頓兒童醫院的格羅斯、約翰斯·霍普金斯醫院的布萊洛克和瑞典卡羅林斯卡學院的克拉佛德都在進行透過手術外科矯治主動脈窄縮的研究，1945 年 7 月，格羅斯為一位 12 歲的女孩成功進行了主動脈弓部窄縮的修補手術，由於時局尚亂，各研究機構之間交流不暢，格羅斯誤以為這一手術是世界首例，但其實克拉佛德已經在1944 年 10 月為一名 11 歲的男孩完成了該手術，對於此事，格羅斯頗覺不平，因為他覺得克拉佛德是在 1939 年 4 月參觀了他的動物實驗室，在美國同行研究的基礎上才捷足先登的，所以知情以後，格羅斯也只能宣稱那一手術是美國首例。

命運以壓制反對者。如果法瓦洛羅想要在大醫院進行胸腔外科的學習，就必須簽名同意效忠裴隆正義黨。這在當時幾乎就是一個常規程序，想進大學的醫院或其他很多地方工作，都需如此，鮮有例外。法瓦洛羅眼睜睜地看著自己身邊的不認可裴隆行徑的同行被迫離職，這個執拗的傢伙經過了 24 小時的深思熟慮之後，找到院長說：「既然你明知道我學習刻苦、工作努力且是班級第一，為什麼我非得簽這個破玩意兒呢？」院長說：「如果你拒絕簽名，我們就無法給你這個機會。」話談到這個程度，氣氛自然是不太愉快，於是，法瓦洛羅決定不簽名。他在 1998 年的一篇文章中提到此事時說：「我的命運使我在 1950 年 5 月彭巴草原西南部的一個小村莊裡成了一名鄉村醫生」……在我看來，這一結局與其說是命運安排不如說是性格使然。

這一去，就是 12 年。

他在彭巴建立了一個診所，兩年後，他的兄弟胡安·何塞（Juan José）從醫學院畢業，成了他的重要幫手。他們兄弟兩人一起付出了極大的努力，從無到有地建立了手術室、化驗室，並購置了當時最好的 X 光設備……實在無法想像這兩兄弟是如何在那種艱苦的環境下度過繁忙的 12 年的。內科、外科、婦科、兒科，他們成了名副其實的全科大夫。在診療活動之餘，他還大力對當地民眾進行健康教育，普及產前檢查，培訓接生婆，普及基本衛生保健常識。當時的拉丁美洲醫療條件較落後，僅小兒腹瀉的死亡率就高達 20% 左右。透過他們兩兄弟的努力，極大地改善了當地的民眾的健康水準。

但胸懷宏圖大志的法瓦洛羅，並不甘心一輩子只做個鄉村醫生。彭巴並不是法瓦洛羅的世外桃源，事實上，他也從未放棄過理想，一直與外界保持著聯繫，他定期去外地遊學，閱讀最重要的醫學期刊，因此對醫學界新的發展情況瞭如指掌。自 1950 年代以來，心血管外科早期風起

雲湧的進步令他激動不已；到了 1960 年時，儘管診所的工作在逐漸步入正軌，但他還是決定遠赴美國進行胸腔心血管外科的學習和訓練。

1962 年，他將這個診所交由兄弟打理，經由梅內蒂教授的介紹和引薦，法瓦洛羅攜妻子瑪利亞‧安東尼婭‧德爾加多（María Antonia Delgado）一起前往美國克里夫蘭，在那裡法瓦洛羅最終成就了一番令阿根廷人引以民族驕傲的偉業。

法瓦洛羅見到埃弗勒以後，用蹩腳的英語勉強說明了來意，埃弗勒明確表示，沒有取得在美國的行醫資格 —— 主要是通過考試並拿到外國醫學教育委員會的證書（certificate of the Educational Council of Foreign Medical Graduates，ECFMG），他就只能參觀學習，沒有收入。

但僅僅兩周過後，法瓦洛羅就獲得了參與手術的機會，他的技術得到了美國同行的認可，畢竟他在來美國之前，就已經累積了上萬次手術的經驗 —— 按照他本人的說法，到他去美國之前，他的診所就已經儲存了 11,000 多份手術記錄。為了表達自己學習的誠意，38 歲「高齡」的法瓦洛羅放下老醫生的身段，像一個實習學生一樣承擔了手術室裡的全部雜活，插導尿管、推病人、清洗心肺機等醫療設備。在當時，他們的手術室裡一天最多只能安排一次心臟手術，因為僅僅清洗心肺機等準備工作，就得消耗 2 個多小時。晚上他還要積極學習語言，同時準備 ECFMG 的考試。

所謂功不唐捐，僅僅半年以後，法瓦洛羅就拿到了在美國的行醫資格。為了方便學習，法瓦洛羅在醫院附近租住公寓，這樣他就有足夠的時間到攝影檢查室跟曾根學習造影和讀片，他意識到這是一項非常重要的診斷技術。曾根辦公室的門大部分時間都是敞開的，他總是願意與他的同事和來自世界各地的年輕學習者交流觀點。很快，法瓦洛羅就在日見精進的工作中與埃弗勒和曾根建立了深厚的感情。

1963 年法瓦洛羅成為初級專科醫生。並於 1964 年成為高年資住院醫師。1966 年，他已經是克里夫蘭醫學中心胸腔心血管外科的正式工作人員。那些年，正是心臟外科學科初創的激昂歲月，少壯派外科醫生是這個領域裡的先鋒，大家都像電力充足的鐵人一樣拚命工作，法瓦洛羅去手術室時，內心總是同時懷著恐懼和挑戰的複雜情緒。

心肌血管重建技術正是在這些年逐漸由間接途徑進步到直接途徑，1967 年 5 月法瓦洛羅成功地完成了世界上第一例利用大隱靜脈的冠狀動脈旁路移植術 [04] 並確立了正中胸骨開胸、血管端側吻合等技術細節。8 天後，曾根對病人進行了造影複查，結果右冠狀動脈已完全重建，看到這樣的結果，他們高興極了。

由於當時的條件所限，他們只有 3 間供心臟外科使用的手術間，很多病人需要等上幾個月才能接受手術，有些病重的就乾脆住在醫院附近的一家旅店裡。有一回法瓦洛羅在早上 7 點剛剛到醫院，就有住院醫生說，那家旅店裡有一個病人可能要不行了。法瓦洛羅迅速趕了過去，破天荒地帶領團隊對這位病人執行了急診的造影檢查，確認了是急性心肌梗塞後，果斷急診開胸做了冠狀動脈旁路移植手術，結果病人因此獲救，心肌大部分得到了保留，類似的病人在此前根本就不可能獲得及時且有效的搶救。

1970 年，第 6 屆世界心臟病學大會在英國倫敦舉行。法瓦洛羅應邀參加一個關於冠狀動脈手術的專門討論，由於會場太小，而想與會的人太多，有些醫生甚至就直接坐在了會場中間的通道上，還有沒地方可坐的就站在會場兩邊，討論進行到一半時，側門居然被外面的醫生擠塌了。法瓦洛羅的學術報告征服了在場的多數學者和醫生，他們開始相信

---

[04]　1962 年薩布斯頓（David Sabiston, 1924-2009）醫生做了世界首例大隱脈冠狀動脈繞道術，但病人因吻合口近段急性血栓形成，在術後 3 天死亡。

冠狀動脈繞道手術可以預防冠心病病人的心源性猝死並延長其壽命。

　　當法瓦洛羅在演講中提到，「到 1970 年 6 月，我們已經進行了 1,086 次心臟繞道手術，總死亡率為 4.2%。」有一位叫查理・弗里德伯格（Charlie Friedberg）的醫生對此表示懷疑，他認為「如此低的死亡率」是難以置信的。法瓦洛羅大笑三聲後說道：「我歡迎你們任何想要去克里夫蘭醫學中心的人檢查我們的病案和原始資料。」後來，一些醫生確實在回國途中拜訪了克里夫蘭醫學中心，在實地考察學習之後，他們徹底信服了。

　　在那次世界心臟病學大會的主場會議結束之後，英國外科醫生唐納德・羅斯（Donald Ross）邀請法瓦洛羅在倫敦國家心臟專科醫院進行一些手術演示。法瓦洛羅欣然前往，手術創新之外，法瓦洛羅也不吝向其他同行傳道授業。英國的第一例冠狀動脈繞道手術就是在唐納德・羅斯的幫助下完成的，歐洲多位傑出的心血管外科專家都觀摩了這次手術。這次會議讓法瓦洛羅一戰成名，也為在全球範圍內使用冠狀動脈旁路移植術開啟了大門，冠狀動脈外科時代的新紀元正式開啟了。

　　法瓦洛羅和曾根等人在這一時期的貢獻，徹底更新了人們對冠心病的認知，10 多年以後介入性心臟病學的出現，其實正是由曾根發明的冠狀動脈造影技術上的延續，從此之後，拉開了心臟外科與心臟內科之間在心臟血管重建領域裡長達 30 多年的激烈競爭，這恐怕是當年這對好朋友所始料未及的事。

　　就在所有人都認為法瓦洛羅將在美國繼續開展相關研究時，他卻出人意料地做出了返回母國的決定，他認為回拉丁美洲乃自己的職責所在。

　　1970 年 10 月的一天下午，法瓦洛羅向埃弗勒寫了辭職信，含淚緘了信封，然後把它放在他的桌子上。信中寫道：

如您所知，阿根廷沒有真正的心血管外科醫生。

命運再次讓我擔負起艱鉅的任務，我將獻出我生命的最後三分之一，在我們的首都布宜諾斯艾利斯建立一個胸腔心血管中心。

相信我，如果我能在未來幾年看到新一代的阿根廷醫生在全國各地的不同中心工作，能夠以高水準的醫學知識和技能解決人民的疾苦，我將是世界上最幸福的傢伙。

我當然知道這一選擇將要面對的所有困難，因為我之前已經在阿根廷工作過了。47歲的年紀，合乎邏輯和現實的選擇是未來留在克里夫蘭醫學中心。我很清楚我走的將是一條艱難的道路。您知道唐吉訶德那個西班牙人嗎？如果我不回布宜諾斯艾利斯工作，而選擇了一條相對容易的路，我的餘生都會活在靈魂的拷問裡，我會懷疑自己到底是不是一個純粹的理想主義者……

相見難，別亦難。雖然表面上看起來法瓦洛羅是一個意志堅強、殺伐決斷的外科醫生，但在靈魂深處，他是一個極為敏感多情的男人，在臨別前的最後幾個月，無論走到哪裡都會有人試圖說服他留下，尤其是曾根，一直苦苦挽留，他認為法瓦洛羅的離開就是對共同事業和兄弟情誼的破壞，只有瘋子才會做這樣的決定。法瓦洛羅不忍傷了曾根的心，最後對他說：「如果你實在捨不得我，那你跟我一道回阿根廷。」據說，曾根還真的認真地考慮過去阿根廷。

為了避免離別時說再見的難過，法瓦洛羅在1971年的春天就放出風聲，說自己將在7月回國，但6月中旬他就藉著去波士頓參加講座的一次機會與妻子瑪利亞一道回國了。

美國著名心臟外科先驅德懷特・埃默里・哈肯醫生在得知法瓦洛羅已離開美國時曾不無惋惜地說：「他對母國的熱愛，使我們美國損失了一位最好的外科醫生 —— 他是整個世界上最優秀的外科醫生之一。」

多情的法瓦洛羅也始終覺得自己永遠是克里夫蘭醫學中心的一員，在他正式回國執業以後，也還多次返回造訪，尤其是在 1985 年曾根因肺癌而進入人生的最後階段，法瓦洛羅還趕回去與這位一生的摯友見了最後一面。

　　1971 年他回到阿根廷進入一家私立醫院，最終將其建設成為南美的醫療重鎮和教學、研究中心，他投入全部積蓄成立了法瓦洛羅基金會，以救助那些看不起病的窮人。他的目標是，不允許任何一個人因為付不起錢而無法看病。他之所以會如此關注窮人的醫療問題，與他早年的經歷有關。他的叔叔是一位家庭醫生，法瓦洛羅中學時期在放暑假時會和這位長輩待上幾個星期，當時有很多病人都是窮苦人家出身，叔叔不辭勞苦地為這些病人服務，這樣的職業精神讓他留下了深刻的印象，可是這位叔叔豈能料到，這位被他的言傳身教所感召的晚輩將來會成為整個家族乃至阿根廷甚至拉丁美洲的驕傲呢？

　　除了動手術治病救人和進行醫學研究之外，法瓦洛羅更是熱衷於教學，他希望自己作為一名教師而不是外科醫生被後人記住，他認為自己一生的主要貢獻都在教學領域，年輕人的進步成長就是對他最大的褒揚和慰藉。在法瓦洛羅留給埃弗勒那封辭職信 27 年之後，他在一篇回顧本領域重大進展的文章中寫道：「我認為我當年的決定是正確的，而今我們的醫療中心已培養了 350 多名研究生，他們已遍布拉丁美洲，成為當地的醫療中堅。」

　　1997 年他在一篇自述中提到：

　　我們的社會變得只會向錢看了，權力金錢和享樂變成了最重要的東西，醫學界也跟著受了影響，大部分醫生的工作非常出色，但很多人為物欲所累。有時候當我參加學術爭論時，我搞不清楚有些人是在為醫學上的真理而爭論，還是在捍衛自己的錢包或者維護自己所在的公司，說

這些話我很難過，但這是真的。……有些事比錢更重要，我為許多付不起錢的人動過手術，我不過是在手術室裡浪費了一點時間，並沒有直接從錢包裡掏出一分錢，這種事沒什麼值得驕傲的。在醫學界我們應該競爭的是如何去幫助別人，而不是看誰賺的錢多……

他曾發明過一種方便暴露和解剖內乳動脈[05]的開胸拉勾，但他並未申請專利以謀利，有家醫療儀器公司將這一拉勾以 2,000 美元一個的價格銷售了 50 萬套。

看到這裡，大家似乎就能理解法瓦洛羅為什麼會在那封辭職信裡自比唐吉訶德，他要對抗的世界，是遠比唐吉訶德要面對的風車更龐大的經濟規律和深不見底的幽暗人性，法瓦洛羅拚了命似的每天上手術臺，到處募資籌措基金，可本國的病人、拉丁美洲其他國家慕名而來的病人如潮水般湧來，很多人根本支付不起醫療費用，更有許多同行趁機在病人身上謀利，這樣的內外相逼，很快讓法瓦洛羅基金會負債累累。

2000 年 7 月 29 日，77 歲的法瓦洛羅告別了這個世界。他的突然離世，震驚了世界。當天，阿根廷總統德拉魯阿（Fernando De La Rua, 1937-2019）在一篇總統文告中說：「法瓦洛羅熱愛國家，放棄了在美國發展的機會和財產回到母國，用他卓越的專業技術和才智為自己的人民服務，將畢生的精力獻給了科學研究和心臟病病人。他的去世是阿根廷的一大損失。」美國著名的心臟外科前輩丹頓·阿瑟·庫利深情地寫道：「我們失去了一位最優秀、最值得尊敬的醫生，儘管他自己拒絕『冠狀動脈繞道手術之父』這一稱號……阿根廷人民失去了一位愛國的赤子，一位天才的外科醫生，一位悲憫的英雄。」阿根廷，這個法瓦洛羅深愛著的國家，甚至用全國降半旗的優容待遇來哀悼這位傑出的心臟病專家的去世。

---

[05] 由於喬治·格林（George Green）在紐約市的出色工作，法瓦洛羅後來開始使用內乳動脈 - 冠狀動脈吻合術進行心臟繞道。由於內乳動脈是非常脆弱的血管，容易被誤傷，因此應該非常小心地游離解剖，法瓦洛羅發明的那個開胸拉勾可以提供極好的暴露視野。

警方在他自殺的洗澡間找到了一把 9 毫米口徑的左輪手槍，法瓦洛羅，這位透過心臟手術救人無數的外科醫生，結束自己生命的方式，居然是用手槍擊穿了自己的心臟。他在留給姪子的遺書中寫道：「我經歷了我生命中最痛苦的時期，在自己的政府面前做一個乞討者，我受夠了。」此時他的基金已經負債 7,500 萬美元，醫療機構無法正常運轉，甚至也沒有經費參加學術活動，他幾次求助政府均未獲回應。雪上加霜的是，親如手足多年合作的弟弟胡安·何塞也恰在此時因車禍而受了重傷，相愛多年的結髮妻子瑪利亞也因病去世……在扣動扳機之前的那一瞬間，他想必已經徹底心碎了。

　　哀莫大於心死，拜裴隆正義黨所賜，此時的阿根廷經濟已經從一個富得流油的先進國家變成了一個經濟崩潰、社會動盪的開發中國家——這也是世界近代史上唯一一個由先進國家跌回發展中國家的例子。一個燃燒著理想主義熱血的外科醫生，偏偏活在一個處處與理想主義相悖的國家和時代，也許他是故意以這種激烈的死亡方式喚醒母國對這項事業的正視，然而，螳臂當車的勇氣，挽救不了這個國家的頹勢。

　　畢竟，一項醫療技術的發展深受其所在國家的經濟實力的制約。冠狀動脈繞道手術是一項複雜昂貴的醫療技術，它的每一個環節都包含著人力、物力的投入，既然整個手術系統的誕生和發展，都是以歐美先進國家的經濟水準為背景，那麼這個手術系統的成本，從宏觀上說，就是歐美先進國家中普通個體生命的價格。我們通常所說的生命無價，可以是哲學的思考，可以是倫理的考量，也可以是詩意的詠嘆，但獨獨不能是現實世界裡拯救一個生命的成本，因為這個成本，從來都是有價的，並不是任何人、任何國家都承擔得起。法瓦洛羅希望將這個生長於歐美的醫療程序引入他那個經濟環境風雨飄搖的母國，可是當他希望專門將這個技術服務於窮苦的病人，並且由政府支付醫療費用，這是超現實主

義的做法。由此而產生的困境是經濟規律所決定的，單靠理想主義的熱情和願望無法克服。對阿根廷政府來說，非不為也，實不能也。法瓦洛羅悲劇式的隕落與阿根廷的戲劇化的國運，都應成為當代人思考醫療問題的借鑑。醫療問題從來都不純粹是一個科學問題，如宗教、歷史、習俗，甚至政治意識形態等諸多非科學因素，還將繼續在世界不同的角落以不同的方式影響醫療體系的發展。

據統計，法瓦洛羅在 69 歲前，共做了 13,900 次「繞道」手術，所以如果他拒絕「冠狀動脈繞道手術之父」這一稱號的話，其他同行也確實無法僭越這一殊榮了。2010 年也即法瓦洛羅去世後的第十年，全球每年有超過 100 萬例心臟外科手術，其中 70%以上是冠心病的外科治療，受益於冠狀動脈外科手術的人，當以千萬計……

饒是如此，法瓦洛羅似乎仍難以含笑九泉，因為在這個世界上仍有許許多多的人會因為貧窮而失去手術治療機會。

遵照他的遺願，他的骨灰被撒在了他做過 12 年鄉村醫生的地方，這個一生思慮周全的人，連自己的墓誌銘都已提前在遺囑中寫好：

不必談論我的軟弱或勇氣，外科醫生向死而生，死神之於外科本就如影相伴，而今我與他攜手同行。

為了永遠地紀念這位偉大的醫生，如今的克里夫蘭醫學中心的王牌學科胸腔心血管外科還專門設立了一個以法瓦洛羅之名命名的國際進修醫師獎（René G. Favaloro, MD. Intenational Fellow Award），用以表彰和鼓勵表現優異的外國進修醫生。他的人道精神和傳奇事蹟必將被很多人傳頌。

09

灼噬自己，照亮夜空
—— 心臟導管的故事

　　冠狀動脈旁路移植術之父法瓦洛羅的結局，不免讓我們唏噓不已。在冠狀動脈旁路移植術出現之後 11 年，第一例冠狀動脈血管成形術又橫空出世，這一技術的創立者是介入心臟病學之父安德烈亞斯‧格倫茲格（Andreas Gruentzig, 1939-1985），他的結局同樣讓人扼腕。

　　年輕的格倫茲格在瑞士蘇黎世一家大學醫院工作，他設想，如果在做冠狀動脈造影時，在其導管末端加上一個球囊，不就能直接把狹窄的部分撐開，解決心肌供血不足的問題了嗎？他在自己的廚房設計了這個裝置的原型，並尋找可應用的材料。1975 年，他與其他合作者一起製作了雙腔球囊導管。1977 年 9 月 16 日，格倫茲格在質疑聲中為病人多爾夫‧巴哈曼（Dolf Bachmann）實行了第一例血管成形術。他把一根前端帶有球囊的導管插入巴哈曼冠狀動脈的一個主要的狹窄分支裡，擴張球囊，使狹窄的部分恢復通暢，完成了醫學界首例冠狀動脈球囊擴張術。巴哈曼也成為世界上第一位接受冠狀動脈球囊擴張術的病人，被載入心臟醫學史。

　　在 1977 年的美國心臟病學會會議上，格倫茲格介紹了 4 例冠狀動脈球囊擴張術的成功結果，贏得了廣泛關注與讚譽。但他認為冠狀動脈球囊擴張術的療效是暫時的，可能只是推遲心臟旁路手術的一種方法。現在看來，格倫茲格並非妄自菲薄、故作謙虛，因為當時冠狀動脈球囊擴張術後的再狹窄率高達 30%～ 50%，遠不如心臟繞道手術效果那般確

切。直到 1987 年瑞士日內瓦大學的烏爾里希‧西格沃特（Ulrich Sigwart, 1941- ）醫生在臨床首次成功應用介入技術在冠狀動脈放置支架，心臟內科醫生才正式在冠心病治療心臟血管重建領域，與心臟外科醫生分庭抗禮。

在我們今天看來，從球囊擴張到支架似乎是符合邏輯的順理成章的進化，可最初西格沃特醫生是如何想到的呢？根據他在 2017 年發表的一篇文章（這一年是格倫茲格第一次行冠狀動脈球囊擴張術 40 週年，也是西格沃特行冠狀動脈支架術 30 週年）中表示，他的靈感來源是隧道工程原理 —— 為避免隧道的坍塌，隧道內壁會建造一個鋼性拱形結構作為支撐，冠狀動脈可不就相當於心臟上的隧道嘛！於是他就尋找工程師夥伴，聯合設計了可置入冠狀動脈狹窄部位的自擴張式支架。經過數年的動物實驗，西格沃特在 1987 年為 19 位冠心病病人置入了支架，效果滿意。隨後他把這一系列的結果發表在著名的《新英格蘭期刊》（*The New England Journal of Medicine*）上，題為〈腔內血管成形術後血管內支架預防血管阻塞和再狹窄〉（*Intravascular Stents to Prevent Occlusion and Re-Stenosis after Transluminal Angioplasty*）。

人類這種創新的思維真是有趣，靈光乍現的思路往往都是在不經意間出現的，但如果不是他本人也因為冠狀動脈球囊擴張術的效果不理想而苦苦思索，這樣的靈感也不會忽然就從天而降，曾經走過隧道的人可謂多矣，怎麼別人就沒想到這個主意呢？

如今介入性心臟病學早已發展得根深葉茂，每年一度的世界心導管治療學術研討會都有更新的成果展現。顯而易見的是，介入方法快捷便利而且避免了開胸手術那樣的巨大創傷，故其一經問世便引起了心臟內科醫生的巨大興趣。可以說，格倫茲格的發明為心臟病學開啟了一個全新的方向。

2007 年，有一篇題為〈安德烈亞斯‧格倫茲格，燃燒的天才〉（*The Burning Genius of Andreas Gruentzig*）的紀念文章中寫道：「煙火炙熱璀璨，灼噬自己，照亮夜空，也許格倫茲格便是那如煙火般的傳奇。」這一年，正是第一例冠狀動脈血管成形術完成的第三十年，當年 38 歲的病人巴哈曼在經過這樣一次富有想像力的介入手術之後，仍然健康地活著；而該手術的實施者當年也是 38 歲，卻已經在 1985 年駕駛飛機失事，沒能親眼看到他的第一例病人活到今天。

在冠心病治療領域裡，冠狀動脈旁路移植術之父法瓦洛羅與介入性心臟病學之父格倫茲格堪稱絕代雙驕。有人說性格決定命運，法瓦洛羅之死或許源於其悲劇英雄的人格特質，而格倫茲格若非事事追求極致，喜歡極限運動，喜歡瘋狂駕駛和飛行，也未必會英年早逝。

說完上面的絕代雙驕，故事本可暫告一段落，但對於弗蘭克開創冠狀動脈造影術一事，我尚有諸多好奇：此前，是誰最早將導管插入人體心臟的呢？什麼樣的病人才會如此勇敢，敢讓醫生從血管向自己的心臟插管？或者說，什麼樣的醫生才會如此瘋狂，居然有如此大膽的設想？當我最終找到答案時，不禁瞠目結舌：第一次實施心臟插管的人，德國醫生沃納‧福斯曼（Werner Forßmann, 1904-1979），其試驗對象居然是他本人。而他之所以敢在自己身上實施這一操作，卻是與幾百年間數代人的探索努力分不開的。

＊　　　　　＊　　　　　＊　　　　　＊　　　　　＊

哈維於 1628 年創立的血液循環學說，並沒有在短期內直接為人類心臟病的診斷或治療帶來任何顯著的變革。在其後的幾百年間，許多人試圖去揭示，在那些出現心臟畸形的病人胸腔究竟發生了什麼。血壓計的發明和心臟導管試驗的創立過程最能說明這些努力。

發現血液循環學說的過程中，哈維注意到當動脈被割破時，血液就像被壓力驅動那樣噴湧而出，透過觸碰脈搏的跳動，會感覺到血壓。正如哈維自己所說，「血液循環學說的提出，將對醫學、生理學、病理學等諸多相關學科產生巨大的推動作用，多少不明或疑難可以被揭示，但要完成它，我的一生是不夠的……」哈維生前並沒有提出任何可以測量血壓的辦法，第一次對動物血壓的測量，也是血液循環學說出現之後百餘年的事了。

1733 年，英國學者、皇家學會會員史蒂芬・黑爾斯（Stephen Hales, 1677-1761）首次測量了動物的血壓，該方法在今天看來雖不無「殘忍」，卻是真正揭示血壓這一重要生理現象的一個開端。他用尾端接有小金屬管的、長 9 英尺（約 274 公分）直徑 1/6 英寸（約 4.2 毫米）的玻璃管插入一匹馬的頸動脈內，此時血液立即湧入玻璃管內，高達 8.3 英尺（約 253 公分）。這表示馬頸動脈內血壓可維持 253 公分的血柱那麼高。

在當時，人們還看不出測量血壓有什麼實際意義，而黑爾斯的實驗之所以能夠出現，恐怕要歸功於當時醫學諸派別之一的物理醫學派。由於物理醫學派認為人體就是一部機器，血管也即水管，那麼測量一下這根水管裡的壓力也就順理成章了，管它有意義沒意義呢。我甚至覺得，只是黑爾斯認為測量動物血壓這件事很好玩，好奇心驅使其完成了這一具有重大意義的開創性的實驗，因為在當時的社會環境和歷史背景下，醫學（或獸醫學）實踐方面並沒有發現血壓這一現象的必然需求。在科學領域，很多後來才有實用價值的知識，在最初卻是源於這些看似毫無用處的奇怪探索。

顯而易見，這種既血腥又極為不便的方法不可能應用於人類。如果每次我們體檢測量血壓時都需要那麼長的一根管子，又要切開動脈，還要眼睜睜地看著自己的血液湧起一公尺多高，恐怕很多人沒等結果出來

就先嚇壞了。後來，法國醫生吉恩‧路易斯‧瑪麗‧普賽利（Jean Louis Marie Poiseuille, 1797-1869）採用內裝水銀（汞）的玻璃管來測量血壓。由於水銀的密度是水的 13.6 倍（即 100 毫米汞柱約是 1,360 毫米水柱），此法大大減少了所用玻璃管的長度，即使玻璃管內的壓力很大，也不至於把管中的水銀柱頂起太高。比起黑爾斯來，普賽利的這種血壓測量法要更簡便一點了。此時，普賽利已經對血壓之於人體生理的意義進行了一些初步探索。

文獻記載，直到 1856 年，才有醫生開始用上述方法測量人的血壓。考慮到這種測量血壓方法的恐怖程度，真的很難想像有幾位病人會接受這種測量。也許這種實用性太差的血腥方法，注定不會有太長的生命力，學者們隨即開始探索無創的方法。既然在體表可以感受到動脈的搏動，那麼能否在不割開血管的情況下，直接讓脈搏的搏動傳導給水銀柱呢？最初一些基於此的設計，雖然避免了血管切開，但由於太過粗糙，測量結果的準確性比照前述直接測量法差很多。直到 1896 年，事情才出現轉機。

義大利醫生西皮奧內‧里瓦羅基（Scipione Riva-Rocci, 1863-1937）在前人測量血壓試驗的基礎上，又進行了深入的分析與研究，經過大膽的試驗，終於改製成了一種可以兼顧安全性和準確性的血壓計。這種血壓計由袖帶、壓力錶和氣球 3 個部分構成。測量血壓時，將袖帶平鋪纏繞在手臂上部，用手捏壓氣球，然後觀察壓力錶跳動的高度，以此推測血壓的數值。顯然，以這種血壓計測量血壓較之黑爾斯的測量方法要安全得多了。但是，與血腥的直接測量法相比，里瓦羅基的間接測量法在準確性上還是稍遜一籌，它只能測量動脈的收縮壓，而且測量出的數值也只是一個推測性的概數。但到此時，血壓計的樣子已經接近我們所熟悉的那種袖帶血壓計了。

好像只缺了一樣東西，是吧？

為了克服這些不足，大約 10 年後，血管外科先驅俄國外科醫生尼古拉・謝爾蓋耶維奇・柯洛特科夫（Nikolai Sergeyevich Korotkov, 1874-1920）對血壓計進行了改良。測定血壓時，他另在袖帶裡面靠肘窩內側動脈搏動處放上聽診器。測量開始時，先用氣囊向纏縛於上臂的袖帶內充氣加壓，壓力經軟組織作用於肱動脈將其壓癟，阻斷其內的血流。當所加壓力高於心臟收縮壓力時，氣球慢慢向外放氣，袖帶內的壓力隨即下降。當袖帶內的壓力等於或稍低於收縮壓時，隨著心室收縮射血，血液即可衝開被阻斷的血管，發出與心臟搏動相應的節律音 —— 柯氏音（Korotkoff sounds）。用聽診器聽到這一聲音的瞬間，水銀柱所指示的壓力值即相當於收縮壓；繼續緩慢放氣，使袖帶內壓力繼續逐漸降低，這段時間裡，袖帶內壓力低於心收縮壓，但高於心舒張壓，因此心臟每收縮一次，均可聽到一次柯氏音。當袖帶壓力繼續降低達到等於或稍低於舒張壓時，血流復又暢通，這種聲音便突然變弱或消失，這個聲音明顯變調時水銀柱所指示的壓力值即相當於舒張壓。

大量臨床應用證明，這種血壓計測定血壓的方法既準確又安全，所以它一直沿用至今。由於柯洛特科夫並沒有對血壓計的基本結構做出重大改變，因此，人們普遍認為袖帶血壓計的發明者為里瓦羅基。為了紀念里瓦羅基的重大貢獻，那些在高血壓研究領域獲得突出成績的醫學工作者，會被義大利高血壓學會授予里瓦羅基獎。

從 1592 年伽利略研製出世界上第一支溫度計，到 1636 年可用於醫學實踐的第一支體溫計問世，用了不到 50 年；1816 年法國名醫勒內・雷奈克（René Laennec, 1781-1826）發明聽診器的過程，彷彿是在一瞬間就完成了；而血壓計的發明，從 1733 年黑爾斯開創性的實驗到 1905 年袖帶式血壓計的完善，則前後歷時 170 多年。

至此，為現代人所熟知的西醫手上的診斷法寶「經典」已悉數登場了，時間已經指向了 20 世紀。西方傳統醫學在經歷了幾乎同樣漫長黑暗的蒙昧時代之後，終於破繭成蝶，在科學燈火的指引之下，開始向著各個領域分路前進了。在那個令人激動不已的世紀之交，無數發明創造紛紛出現，令人目不暇接。不過，即使是在那個群星璀璨、英雄輩出的偉大時代，也有這樣一個人幾乎是任誰都不會忽略的，那就是在 1895 年發現了一種神奇射線的德國物理學家威廉·康拉德·倫琴（Wilhelm Conrad Röntgen, 1845-1923），他於 1901 年獲得了第一屆諾貝爾物理學獎。

　　在今天，恐怕很少有一個受過完整中學教育的人會不知道倫琴的鼎鼎大名。這個業已寫在天地之間的人物，其發現 X 射線的偉大事蹟早已被大眾所熟知，在此不需多言。我們只需知道，1895 年 12 月 28 日倫琴發表了發現 X 射線的論文之後，一系列與之相關的新發現和新技術即先後湧現，對醫學發展的推動作用更是嘆為觀止。甚至第一次用 X 光攝影發現了傷員腳上子彈的臨床實踐，僅發生在倫琴宣布發現 X 射線後的第四天。應該說迄今為止，尚沒有任何一種技術對醫學的推動作用可以與 X 射線的發現相提並論。X 射線在醫學上的應用，真正是一場革命，徹底改變了醫學的面貌。醫生們終於可以藉助這一神奇的射線，簡略地窺見人體內部器官的形態了，這是一個無論怎樣讚譽都不為過的偉大開端。為了推動 X 射線在醫學上的應用，很多人為此付出了慘重的代價，因為輻射而致殘，痛苦不堪。這些有名或者無名的學者、醫生，都是我們人類的英雄。

　　將一束 X 光照過人體的胸部，我們就可以看到心臟影像的輪廓，這可比僅靠視、觸、叩、聽確定的心臟邊界準確得多了。這個時候，醫生研究心臟時，不但可以用手觸控胸壁感受心臟的搏動，還可以用聽診器聽到心跳的聲音，用血壓計測量血壓，更可以利用 X 光看到心臟外部的

輪廓，這些恐怕都是當年哈維做夢也想不到的事情。但不少心臟病病人由於心臟內部存在很多複雜的病變，外部輪廓提供的訊息雖然有極大意義，卻仍是遠遠不夠的。假如沒有心臟造影術的出現，複雜心臟疾病的確定診斷只能靠病人死後的屍體解剖，我們今天的心臟病學也許就是另外一個樣子了。

　　1903 年，心臟電生理學又現碩果，荷蘭萊頓大學的威廉·埃因托芬發明了心電圖儀，並確立了相應的一系列規範。由於心電圖對多種心臟疾病均有重要的參考價值，這項發明很快得到了廣泛的應用。鑑於埃因托芬對心電圖的創立及發展有著開創性的卓越貢獻，世人尊稱其為「心電圖之父」，他也因此在 1924 年榮獲諾貝爾生理學或醫學獎。自此，人們手中又多了一種在活體上檢測心臟疾病的手段。而另外一種更直觀的檢測心臟的手段 —— 心臟造影術的出現也近在咫尺了。

　　　　　＊　　　　　＊　　　　　＊　　　　　＊　　　　　＊

　　1904 年 8 月 29 日，沃納·福斯曼 (Werner Forssmann, 1904-1979) 出生於柏林，是家中的獨子，其父是律師。殷實的家境使童年的福斯曼無憂無慮、幸福無邊，但他很小的時候似乎就表現出了一種與生俱來的叛逆，他曾經饒有興趣地跟自己的子女講起自己是如何因為不聽話而被父親狠狠訓斥。當然，也許這僅僅是因為他與父親有關的記憶十分有限，那些訓斥留給他的記憶比較深刻，因為第一次世界大戰的戰火奪走了他的父愛 —— 福斯曼的父親 1914 年參軍，兩年後戰死。不過兩位堅強的女性 —— 他的母親和奶奶還是努力保障他受到了良好的教育；還有一位做全科醫生的叔叔，雖然無法給予他全部父親般的關愛，卻也竭力指導、規劃著小福斯曼的人生。

　　那時候，福斯曼經常到叔叔工作的地方去玩。就像很多孩子的志向

選擇會受到周圍親人的影響一樣，也許正是由於這樣的耳濡目染，福斯曼很小的時候就想長大了要當一名醫生。叔叔後來送給福斯曼一臺萊茨顯微鏡，這個禮物可讓他興奮不已，他從魚缸裡取些原蟲類的單細胞生物來觀察研究。這種成長環境，使福斯曼從小就養成了善於觀察、實踐的探索習慣。可 18 歲那年，當老師問他長大了想做什麼的時候，不知怎麼的，福斯曼卻改變了主意，說想當一名商人。如果按這個方向發展下去，也許整個心臟病學的發展軌跡都要因之而發生改變了。所幸，這位老師是一位頗具慧眼的伯樂，以他平日對福斯曼的觀察和了解，覺得他根本不是經商的料。他對福斯曼直截了當地說：「別人經商也許會賺錢，你要做生意就肯定會賠光，你必須學醫，這才是你的天賦所在。」

1922 年，福斯曼進入位於柏林的腓特烈 - 威廉大學（洪堡大學前身）醫學院學習。當時的醫學界正處在日新月異的發展變化當中，醫學研究的重點已從器官的結構轉移到器官的功能機制上來。福斯曼深深地被此吸引，又兼他有幸得到了多位名師的指點，其好奇心與探索欲不可遏止地與日俱增。

在學校學習之餘，福斯曼還經常到叔叔的診所去幫忙，這使他比其他同學多了很多臨床方面的經驗。當時，雖然醫生們對心臟疾病方面的診斷能力大大進步了，但是 X 光只能看到心臟影像的輪廓，心電圖也無法十分準確地反映心臟全部的損傷與缺陷，多數心臟疾病的最終診斷，還是只能靠最後的屍體解剖。福斯曼決心改變這種情況，闖進心臟知識的領域裡去。

在對前人知識汲取的過程中，一位法國學者的研究引起了福斯曼的重視。此人是克洛德・貝爾納（Claude Bernard, 1813-1878），哈佛大學的一位科學史教授稱其為人類最偉大的科學家之一。此人的研究足跡幾乎遍布生理學的各個領域，並有許多極重要的發現。應該說，哈維所開創

的生理學動物實驗方法，在貝爾納手中得到了絕佳的繼承和發展。英國《流行科學月刊》(*The Popular Science Monthly*)在其逝世後發表紀念文章說，他的名字幾乎與生理學所有重大發現都有連繫，他的科學研究方法也在所有的生理學研究中開花結果。貝爾納早年做醫生時並未展現出與眾不同的才能，直到開始接觸生理學，他非凡的才華才得以充分施展，人類醫學的新圖景，再次因為一個不可多得的天才的努力與堅持而徐徐展開了。

在今天，生理學早已成為現代醫學的堅固柱石，即使最不愛學習的醫學生，在基礎醫學的學習階段也不敢對這門課程掉以輕心。但孩子們很難相信，在 19 世紀中期以前，生理學家居然是一個遭人鄙視與責罵的行業，又兼生理現象的某些不確定性，悲觀主義的情緒時時縈繞在生理學家周圍，甚至許多領軍人物也紛紛退出該領域，轉而從事當時已經相對完善先進的解剖學研究了。貝爾納就是在這樣不利的大環境下為生理學研究殺出一條血路，為後人留下了寶貴的財富。他的研究範圍包括神經系統(腦和脊髓、神經與肌肉的關聯)、呼吸和新陳代謝、消化吸收、內環境理論……貝爾納最突出的特點是，每當他經過深思熟慮提出一個設想之後，便立即設計實驗進行驗證 —— 生理學的實驗對象當然是活體動物。他的一生雖然不斷遭到同行中保守派的攻擊，但這些相比於來自動物保護主義者的攻擊來說，都顯得微不足道了。

活體解剖一直都是醫學科學研究領域最具爭議的話題，當年哈維為研究血液循環而進行的動物實驗就遭到了眾人的批判，200 多年過後，貝爾納的處境非但沒有任何改善，反而變得更加糟糕了。雖然反對活體解剖的聲音最早出現在英國，但法國的情況也好不到哪裡去。早在貝爾納嶄露頭角之前，法國大學就有人抗議活體解剖，不少社會名流以譏諷的口吻說，透過活體動物實驗得出的結論不過是一大堆錯誤而已。在這樣

的社會背景下，貝爾納只有用一系列卓越的研究成果來回擊這些非議。後來貝爾納已在世界上贏得了無數讚譽，不僅在學術團體中擁有顯赫的地位，甚至在法國參議院裡也獲得了一席之地，但這些反對者並不肯善罷甘休。他們不敢面對貝爾納的鋒芒，轉而去攻擊他已經去世的老師，甚至造謠說他的老師曾經在活人身上進行過人體解剖實驗。

在那本著名的《實驗醫學研究導論》（*An Introduction to the Study of Experimental Medicine*）中，貝爾納還專門用了相當大的篇幅為活體解剖做辯護，他在書中寫道：

很久以來，尊重屍體的成見阻礙了解剖學的進步。同樣，活體解剖也在各個時代遭到誹謗。但要了解生命物質的特性與規律，就必須拆開生物人體以探入它的體內環境，在解剖過死屍之後，還必須做活的人體的解剖，沒有這種方式的研究，就不可能有科學的醫學。生命的科學只有靠實驗才可以建立，我們只有犧牲一部分生物，才能救活其餘生物。生理學家不是一個普通人，他是一個科學家，是一個被他追求的科學觀念所吸引的人，他聽不見動物發出的叫聲，他看不見流血，他只注意自己的觀念，他只看見隱藏在人體裡的他要發現的某些問題。總之，要理解生命的機能，必須從活的動物身上研究。

與一些活著時飽受爭議，死後才被世人認可的科學家不同，貝爾納在活著的時候就已經贏得了世人的普遍讚譽，擁有了每一個科學家都嚮往和為之奮鬥的一切，他似乎沒有理由不是一個幸福的人。可現實卻並非如此。與事業上的光輝迥然不同，貝爾納的家庭生活完全就是個悲劇。他的婚姻從一開始就是一場惡夢，妻子非但無法欣賞這位科學巨匠的才華，反而對其進行活體動物實驗的做法深感厭惡，他們的女兒更是將大量的時間和金錢都用在了反對活體解剖者組織的各種活動上。甚至在貝爾納臨死時，女兒也不肯進入他的房間。一代天才，一位為人類醫

學發展做出過如此重大貢獻的科學家，在生命的最後時刻只聽得女兒在隔壁房間走來走去的腳步聲，卻無法得見最後一面。

貝爾納是法國第一個享受國葬的科學家，但後人還是很快將其忘記了，今天的人們，包括絕大多數醫學生、醫生（除生理學研究生及醫學史研究者之外）都對其所知甚少。然而具有諷刺意味的是，那些極端的動物保護主義者卻仍一直惦記著他，也許貝爾納會一直活在那些人的詛咒裡。

在四面楚歌的情況下，貝爾納獨撐危局，將實驗醫學發展為一門真正的科學，為現代醫學的科學化打下了堅實的基礎，為後來人開闢了廣闊的研究方向。比如在研究心臟血管的生理問題時，貝爾納曾經分別透過動物的動脈和靜脈，將溫度計和導管插入動物的心臟，以檢測心腔內的溫度和壓力。

這一系列的實驗在後期並沒有繼續延伸到人體，卻帶給福斯曼重要的啟迪。他認為，既然導管插到活體動物的心臟裡去之後動物能安然無恙，那麼把這用在人體也應該一樣沒問題。

為了實踐這一想法，福斯曼決心畢業後做一名內科醫生，以研究診斷心臟疾病的更好手段。畢業前夕，其導師格奧爾格·克倫佩雷爾（Georg Klemperer, 1865-1946）同時也是一位著名的內科醫師，答應在福斯曼完成學業之後，為其提供一份帶薪的內科住院醫師職位。但由於某種原因，這位導師食言了。那個時候，帶薪住院醫師的職位並不好找，為了生計，福斯曼不得不暫時委身於埃伯斯瓦爾德（Eberswalde，德國東部城市）的奧古斯特-維多利亞醫院做了外科住院醫師，以期將來一旦有機會再轉回內科。但恰恰是這樣一個無心之舉，卻讓福斯曼遇到了他一生中最重要的支持者 —— 當時的外科主任理查·施耐德（Richard Schneider）。無論福斯曼是處在萬眾矚目之下還是學界眾人的口水之中，施耐

德一直堅定地支持著福斯曼，直到他的功績最終被世人所知。

1929 年，福斯曼開始將自己的構想與同事彼得・羅邁斯（Peter Romeis）及上司施耐德和盤托出。施耐德理解這一實驗的重大意義，但是他敏銳地預測到，一個在學術圈籍籍無名的毛頭小子若要打破這樣的禁忌，必將遭到學術界的激烈反對，畢竟，此前並沒有任何人敢在活人的心臟上造次。因此，施耐德建議福斯曼先做一些前期的必要的動物實驗以確證其安全性。可這樣的良言相勸，年輕氣盛、剛愎自用的福斯曼根本聽不進去。他認為：法國前輩的實驗已經充分證明該操作的安全性了，有什麼好怕的？我把管子插到自己的心臟裡給你們看看！

那篇 1929 年發表在《臨床周刊》（*Klinische Wochenschrift*）上的足以載入史冊的論文中，福斯曼記述了這個試驗的過程。在助手彼得的幫助下，他將一根潤滑過的導尿管經肘正中靜脈插入 35 公分，由於彼得擔心繼續下去會有危險，他們停手了。一周後，福斯曼自己重複了這個試驗，這一次插進了 65 公分 —— 預計可以到達右心的距離。在插入的過程中，他感到血管壁有一股暖流經過，再深入時，他開始咳嗽，認為這是碰到了迷走神經。帶著這根管子，他走出手術室下樓進入 X 光室。在一個護理師的幫助下，他透過觀察鏡子中 X 光對自己透視的影像，移動著導尿管，使其末端達到了右心房的位置。他想繼續深入到右心室，但尿管不夠長了。

論文中的記述，只是為了描述這一試驗方法，讀起來未免單薄，實際的情況要有趣得多。

當福斯曼得知上司施耐德堅決不同意沒有前期實驗就進行人體試驗時，天性叛逆的他還是決定一意孤行。但沒有實驗許可，他連基本的材料和設備也無法取得，怎麼辦呢？看來此事不宜強攻，只好智取了。他說服了一個負責管理手術室器械的護理師格爾達・迪森（Gerda Ditzen），

並誆騙她說要與其一起分享這一成果。經過近半個月的死纏爛打，格爾達到底被他誆騙成功了（老實人的詭計，讓人防不勝防），同意做他的「幫凶」，甚至要求福斯曼在她的身上做試驗。

1929 年夏日的某一天，他倆偷偷溜進手術室。格爾達將福斯曼需要的材料都準備好之後，她想坐在椅子上接受這個試驗，福斯曼解釋（誆騙）說：「考慮到可能出現併發症，而且還得注射局麻藥物，你還是躺在手術臺上吧。」當不明就裡的格爾達乖乖地在手術臺上躺好之後，福斯曼卻迅速地捆上了她的手和腳，趁其不注意時，悄悄在自己的左臂打了局麻藥。當福斯曼假意為格爾達的手臂消毒時，他感覺到麻醉藥發揮作用了，便用手術刀切開了自己的左肘正中靜脈，將無菌的潤滑過的導尿管插入 30 公分。用無菌紗布蓋住切口之後，他解開了格爾達的右手，告訴她打電話給 X 光室的護理師。格爾達這時才如夢方醒，意識到自己被耍，直接氣哭了。但事已至此，多說無益，做「幫凶」要做到底，還是繼續配合吧。福斯曼解開了格爾達的束縛，兩人一起走出手術室，到了樓下的 X 光室。護理師伊娃 (Eva) 已在此等候，她讓福斯曼在檢查螢幕前擺好位置。

正在這時，彼得出現了。他沒想到好友福斯曼真的瘋了，這麼做會不會把自己弄死啊？他擔心福斯曼會出意外，就衝進監控室想把這個導尿管拉出來，阻止福斯曼繼續試驗。可俗話說雙拳難敵四手，更何況彼得以一敵三呢？幸好福斯曼一夥「人多勢眾」，彼得的破壞行為才沒得逞。護理師伊娃持一面鏡子，福斯曼透過鏡子中螢幕的指引，繼續將導管深入到體內 65 公分，看到導管進入到右心房時，拍下了一張 X 光片。

不到一小時，這一瘋狂的舉動就全院皆知了。外科主任施耐德沒有想到福斯曼居然如此膽大包天，在沒有自己允許的情況下就擅自完成了這個試驗，他把福斯曼臭罵了一頓。這一方面是由於自己的權威受到了

挑戰，另一方面他也實在擔心福斯曼會有危險。不知道為什麼，這個故事後來被以訛傳訛地簡化成了福斯曼因此被施耐德開除，以致其憤而離開心臟領域轉而去做泌尿醫生，直到其成果在 27 年後獲得了諾貝爾生理學或醫學獎。

而事實是，施耐德雖然被氣得不輕，但是其深知這項研究的深遠意義，因此還是決定要繼續幫助福斯曼。在談到論文發表的問題時，施耐德認為，要想造成巨大的轟動效果，使學術界認可這一試驗，將重點放在診斷方面的研究是不合適的。因此他建議，應該強調其可能存在的治療價值。在施耐德的支持下，福斯曼進行了第二次試驗，試驗對象為一名因產後感染性休克而昏迷瀕死的病人。福斯曼為其進行心臟內插管並直接給予腎上腺素和毒毛花苷 K（Strophanthin-K，強心的藥物）的注射，以觀察其療效。結果證明，這比外周靜脈注射效果要好。

1929 年 11 月，福斯曼在柏林舉行的學術研討會上宣讀了自己的論文。這一篇沒怎麼為學術界所認可的會議論文，卻引起柏林的媒體熱烈討論：一個年僅 25 歲的年輕醫生居然把一根導管插進了自己的心臟！和這種媒體的熱切關注相比，福斯曼當然是更希望得到學術界的認可。最終媒體的關注果然讓一位學術界內部的同仁注意到了這篇論文，可是接踵而至的卻是麻煩。恩斯特·昂格爾（Ernst Unger, 1875-1938），一家教學醫院的外科主任，他指控福斯曼剽竊了他 1912 年的成果，宣稱自己才擁有人體心臟導管試驗的優先權。一邊是初出茅廬的 25 歲年輕醫生，另一邊是教學醫院的外科主任，這場較量的結局似乎剛一開始就已經塵埃落定，以至於今天的我，還有些不敢相信這一事件居然會有峰迴路轉的契機。

《臨床周刊》的主編在決定發表福斯曼的論文之前，詳細調查了 1912 年的文獻，最後認定昂格爾對福斯曼的指控不成立，於是這篇重要的論文終於得以發表。隨後，福斯曼想透過心臟導管注入顯影劑以使心臟內

的結構清晰顯影，但並未獲得成功。更為遺憾的是，福斯曼希望藉此論文棲身心臟病學學術圈的想法也沒有實現，而他已經先後 9 次將導管插入了自己的心臟。

　　福斯曼後來的學術生涯開始變得複雜起來。雖然施耐德盡力利用自己的影響推薦福斯曼和他的研究，但他的求職之路卻並不順利。他申請夏里特大學醫院的職位時，當時的外科主任恩斯特・費迪南德・索爾布魯赫甚至譏諷道：「憑著你的這種研究，在馬戲團是綽綽有餘，但你不配在我這裡做臨床醫生。」福斯曼一度又回到施耐德手下工作。後來，福斯曼中斷了對心臟的研究，轉而在多家醫院做了泌尿科醫生。1932 年福斯曼加入了納粹黨，二戰爆發後，他成了一名軍醫。而當他的論文終於受大洋彼岸的研究者重視時，他還在美軍的戰俘營中，1945 年才獲釋。

　　1932 年，美國科學家安德烈・弗雷德里克・考南德（André Frédéric Cournand, 1895-1988）和迪金森・伍德拉夫・理查茲（Dickinson Woodruff Richards, 1895-1973）在紐約醫院開始合作研究心臟和血液循環。他們在把福斯曼的技術多次應用於實驗動物身上之後，一致認定，將導管插入動物心臟對心臟功能影響不大。1940 年，他們首次嘗試在一個病人身上進行這一操作，其後，設計了一種更易於操作的新型導管，並製造了一種新的測量裝置，可同時記錄下 4 種不同的壓力圖。在美國聯邦政府醫學研究委員會的資助下，這個團隊在 1942 至 1944 年共研究了 100 名以上遭遇外傷性休克、出血性休克、燒傷性休克等的重症病人。他們在文獻中概括了循環血量減少對人體產生的不良影響，並且描述了如何透過補充適當的血量來逆轉這一狀況。之後，他們又使用該技術直接往心內注射藥物和 X 光顯影劑以觀察心臟內的病變。

　　透過心臟導管術對心臟進行造影檢查，終於可以使許多心臟疾病在病人死前即獲得準確診斷，更新了心臟疾病診斷的傳統模式，使心臟病

治療手段的更新成為可能。一些前所未有的心臟手術開始出現了。

　　1956 年 10 月末的某一天，當福斯曼得知他將與另外兩位美國學者分享諾貝爾生理學或醫學獎時，他說：「我就像個剛知道自己當上了大主教的農夫一樣。」這位幾乎被心臟病學術圈遺忘了 20 多年的老兵，終於在這一榮譽到來之後，重新殺回了自己的主戰場，先後成為德國外科學會、美國胸腔科醫師學會、瑞士心臟病學會委員……

　　在科技史上，學者間因為一些重大成就而產生激烈紛爭的情況屢見不鮮，甚至至今尚有一些疑案懸而未決。如果考南德和理查茲不承認是受到福斯曼的啟發，而聲稱是自己獨立發明了心臟導管技術，又兼福斯曼有過戰時的納粹經歷，而且在德國國內他的成就也一直被忽視，那麼在諾貝爾生理學或醫學獎評選的過程中，福斯曼會輕而易舉地被排除出局。因此，雖然在關於 1956 年諾貝爾生理學或醫學獎和心臟導管技術的評論中，人們都將福斯曼放在一個首要的位置，我卻對考南德和理查茲的人格別有一番敬意。

　　因為福斯曼開創的這一方法，無數生命獲得了救治的機會，但榮譽來得太晚了些。這個勇敢的人，這個一度被世界遺忘、最後又被世人重新發現並高高舉起的人，也許是一生經歷了太多的曲折與起伏，晚年轉向了對醫學倫理學的思考，尤其是對安樂死的實施批評最甚。他認為醫生的職責就是治療疾病、救護生命，即使是出於仁慈的目的去加速病人的死亡也是應該受到譴責的。1967 年，當南非醫生克里斯蒂安·伯納德完成了世界上第一例人體心臟移植時，福斯曼幾乎憤怒到了極點。他認為這一手術太可怕了，作為一個諾貝爾生理學或醫學獎得主，一個心臟病學的權威，他有必要站出來反對。福斯曼認為這種手術對人體器官的需要將推動安樂死的實施，並導致一系列不道德的事件發生，對器官的競爭將使醫生變得專斷、任性和魯莽，神聖的人體將被侵犯……

1979 年 6 月 2 日，福斯曼因心肌梗塞死於黑森林的一家小醫院。他生前很少向自己的 6 個子女提及自己當年的創舉，他甚至不要求孩子們必須成為出類拔萃的人，但是他希望子女們要追求人道與正義。其五子一女當中，有 3 個孩子的事業與醫學有關，其中一個兒子貝恩德·福斯曼 (Bernd Forssmann) 發明了體外震波碎石技術，一個兒子沃爾夫 - 喬治·福斯曼 (Wolf-Georg Forssmann) 第一個分離出了心房利鈉肽 (atrial natri-uretic peptide)，女兒雷娜特·福斯曼 (Renate Forssmann) 是維吉尼亞聯邦大學心理學教授。

　　1990 年，當邪惡的柏林牆終於在德國人民的歡呼聲中倒塌之後，為了紀念福斯曼這位現代心臟病學的開創者之一，他當年進行自體試驗的奧古斯特 - 維多利亞醫院更名為沃納·福斯曼醫院。雷娜特曾訪問過這家醫院，父親當年進行操作的那間手術室和 X 光室仍在使用，只是物是人非，再不見當年的毛頭小子福斯曼和那位勇敢的護理師格爾達了。雷娜特想像著父親的靜脈中插著那根導管，一步一步從那間手術室走向樓下的 X 光室的情景，那是一種怎樣不可思議的經歷啊！

10

突破成見，守護心門
—— 瓣膜外科的故事

　　心臟內部心房與心室的延續組織，以及心臟與大動脈的連接處，共有 4 個瓣膜，它們是進出心臟連接外部大血管的門戶。從位置上區分，其中 2 個是房室瓣、2 個是動脈瓣；若從形態上分辨，則 3 個是三葉瓣（連接左心室與主動脈的主動脈瓣、連接右心室與肺動脈的肺動脈瓣、連接右心房與右心室的三尖瓣），另外一個是二葉瓣（連接左心房與左心室的二尖瓣）；但從功能上來說，它們的作用都是確保血液的單向流動，由心房到心室再進入動脈，從而實現向全身各處泵血。

　　這 4 個瓣膜中的任何一個出現故障，都會導致人體血流循環系統運轉不良，輕則影響身體健康，重則可令人一命嗚呼，因此，心臟瓣膜故障導致的疾病，一直在心臟醫學領域占有重要的地位。人們對這類疾病的認識過程極其曲折，對瓣膜性心臟病進行外科治療的探索也是跌宕起伏、險象環生。

　　我們不妨就從這 4 個瓣膜中形態上最特殊的二尖瓣說起。

　　二尖瓣的結構就像一隻手抓著兩個降落傘，手向下拉時，二尖瓣關閉，此時是左心室收縮，血液自主動脈射出，避免血液倒流回左心房；在左心室舒張階段，二尖瓣開啟，左心房內的血液流向左心室。如果出現二尖瓣狹窄的情況，舒張期血流由左心房流入左心室時受限，使得左心房壓力增高，左心房壓力的升高又引起與其相連接的肺靜脈和肺微血

管壓力升高，繼而擴張和淤血。這時，病人在進行體力活動時，因血流增快，肺靜脈和肺微血管壓力進一步升高，即可能出現呼吸困難、咳嗽、紫紺。病變繼續加重將導致肺動脈壓力相應上升，引起與其相連的右心室肥厚和擴張，最後可導致心臟衰竭，使病人死亡。

歷史上，二尖瓣狹窄的最常見原因是風溼熱。

很多人對風溼熱的認識僅僅是知道它可以引起關節炎，法國醫師恩斯特 - 查爾斯·拉塞格（Ernest-Charles Lasègue, 1816-1883）在 1884 年曾提出過一個著名的說法：「病理學家早就知道，風溼熱能『舔過關節，咬住心臟』。」原來讓人們十分痛苦的風溼熱導致的關節疼痛，還僅僅是舔了一下，那被風溼熱咬過的心臟將為病人帶來何等的痛苦也就不難想像了。

風溼熱是一種可反覆發作的全身結締組織炎症，由 A 組乙型溶血性鏈球菌感染後引起，主要累及心臟、關節、神經系統和皮膚。其臨床表現以關節炎和心肌炎為主，急性發作時通常以關節炎為明顯。在風溼活動期過後，不會產生關節僵直或畸形等後遺症；但在急性發作階段的風溼性心肌炎則可致人死亡。急性期過後常遺留程度不等的心臟損害，尤以瓣膜病變最顯著，可形成慢性風溼性心臟病，這就是風溼熱「舔過關節，咬住心臟」這一說法的由來。關於風溼熱還有一個表現，即「蠶食大腦」，當風溼熱影響到大腦時，病人就會表現為亨丁頓舞蹈症（Huntington's Disease, HD），這一表現與心臟的問題不相關，我們不加詳述。

雖然早在西元前 4 世紀，希波克拉底就已經在其著作中提到了風溼熱，但像風溼熱這種涉及多器官系統的複雜疾病，對其認識的過程當然不可能是一帆風順的。風溼熱與心臟病之關係的確立，已經是 2,000 多年以後的事了。

1669 年，英國醫生約翰·梅約（John Mayow, 1641-1679）首次記載了

二尖瓣狹窄；1705 年，法國醫生解剖學家雷蒙德·德·維厄桑斯（Raymond de Vieussens, 1635-1715）對二尖瓣狹窄的臨床表現和病理特點進行了詳細闡述。但他們都沒能發現二尖瓣狹窄的致病原因。18 世紀末，風溼熱可導致的關節炎已被多數學者認識，而醫學界對風溼性心臟病的認識才剛剛開始。

1788 年，蘇格蘭醫生戴維·皮特凱恩（David Pitcairn, 1749-1809）首先提出風溼熱可導致心臟病的觀點。1793 年，英國倫敦的馬修·貝利（Matthew Baillie, 1761-1823）醫生出版了《病理解剖學》（*The Morbid Anatomy of Some of the Most Important Parts of the Human Body*），書中描述了心包膜炎，此時，作者尚未提及心包膜炎的病因。待 1797 年該書的第二版出版時，已出現了心包膜炎的病因之一可能是風溼熱的提法（引用皮特凱恩的說法）。貝利在進行屍體解剖時發現，患有急性風溼熱的病人，其心臟瓣膜會出現增厚。1809 年，國王喬治三世的御醫戴維·鄧達斯（David Dundas, 1749-1826）描述了他在此前 36 年執業生涯中所見識過的 9 個「心臟特殊疾病的病例」，指出這種情況一定是風溼熱的結果或與風溼熱有關。1812 年，另一位倫敦的醫生威廉·查爾斯·威爾斯（William Charles Wells, 1757-1817），發表了 14 個「心臟風溼病」病例的系列報告，這其中的部分病例細節相當豐富，描述了臨床病史與屍檢結果，這部分內容可以與鄧達斯的研究互相印證。威爾斯更為人所知的研究，是他先於達爾文 50 年提出了天擇說，不過這是題外話。

遺憾的是，這些先行者的觀點在當時並沒有被廣泛接受，在同時代的其他相關著作裡，均未提及風溼熱對心臟的影響。風溼熱到底能否影響到心臟，在學者中並沒有一致的認識，這當然與當時的診斷措施有關。那時候聽診器還沒有出現，屍體解剖的證據又如何能將心臟的異常與風溼熱之間確立起關係來呢？

1816 年，法國醫生雷奈克發明了聽診器，這才使醫生們在活體上發現急性風溼熱病人的心臟異常成為可能。

在正常情況下，醫生用聽診器可以聽到第一心音和第二心音，心室開始收縮時，為避免血液自心室逆流回心房，二尖瓣和三尖瓣同時關閉，瓣葉震動產生的聲音即第一心音，此時，主動脈瓣及肺動脈瓣開放，血液射入動脈，當心室開始舒張時，二尖瓣、三尖瓣開放，血液自心房流入心室，同時血流在主動脈及肺動脈內突然減速，為避免血液自動脈逆流回心室，主動脈瓣與肺動脈瓣關閉，瓣葉震動即產生第二心音。

大家可以想像，倘若不借助聽診器這類工具對聲波的放大，僅憑人的耳朵，是不大可能在這方寸之地的倏忽之間（以心率為 75 次每分為例，一個心動周期僅持續 0.8 秒）準確辨析這兩個心音的。如果瓣膜因各種原因出現變形，則會導致瓣膜狹窄或關閉不全，如此一來，該開放的放不開，該閉合的閉不上，就會出現雜音。

雷奈克本人最先描述了由二尖瓣變形引起的心臟雜音，1835 年，詹姆斯·霍普（James Hope, 1801-1841）也描述了其他瓣膜引起的雜音，並於 1846 年提出，風溼熱是導致心臟瓣膜變形最常見的病因，這一觀點隨後不久即被讓 - 巴普蒂斯特·布雅朗（Jean-Baptiste Bouillaud, 1796-1881）所證實。

1836 年，學者布雅朗在其著作《急性風溼合併心包膜炎和心內膜炎之規律》（*Law of Coincidence of Pericarditis and Endocarditis with Acute Rheumatism*）一書中，以充分的證據，詳盡地闡述了風溼熱與風溼性心臟病的種種細節；1928 年，紐約的霍默·F·斯威夫特（Homer Fordyce Swift, 1881-1953）已得出結論，對鏈球菌反覆感染的過敏反應是風溼熱最可能的病因；1932 年，風溼熱是間接免疫反應的假說被倫敦醫生托德

(E. W. Todd)的研究證實，他在研究中發現了風溼熱病人血中的鏈球菌抗體。

至此，這一持續了 100 多年的爭論，方才塵埃落定。

醫學界對疾病的抗爭，從來就不是單向作戰，因為苦於瓣膜疾病對病人的折磨，早有按捺不住的外科醫生想要手起刀落地去解決問題了。

在 1830 年代，醫界主流尚不認為諸如氣短、心臟擴大乃至心衰竭這些情況是由二尖瓣狹窄導致的，他們認為，這些情況的出現，主要是由風溼熱導致了心肌的損傷，而二尖瓣狹窄只不過是這一系列損傷的一部分，對於諸多症狀的形成，二尖瓣的問題不起主要作用。這一觀點一直到 60 多年之後才開始真正遭到挑戰。

1897 年，赫伯特‧彌爾頓 (Herbert M. N. Milton, 1856-1921) 發表了正中劈裂胸骨進入胸腔的手術入路（這是後來心臟外科手術的主要開胸方式），他在這篇文獻中提到：「心臟外科尚處於初級階段，但我們不難想像未來對病變的心臟瓣膜進行修復的可能性。」這距離貝利提出風溼熱可能殃及心臟的觀點正好過去了 100 年。但這篇文獻在當時並未產生太大影響，它的重要性是在後期才逐漸顯現出來的。

次年，薩姆韋斯 (D. W. Samways) 提到：「我預測，隨著外科的發展，那些最嚴重的二尖瓣狹窄的病例將可能透過外科手段獲得緩解。」他還準確地預料到了這個手術的實施，有可能出現矯枉過正的不良後果，即將二尖瓣狹窄變成二尖瓣閉鎖不全從而導致二尖瓣逆流。

雖然後來醫學的發展確實印證了他的預測，但在當時，內科學界尚不認為二尖瓣狹窄是主要問題，而外科學界又普遍視心臟為手術禁區，提出這樣冒天下之大不韙的設想，簡直是腹背受敵。

風溼熱一旦影響到了心臟瓣膜這個重要的零件，將使其形態發生病態改變，影響血液循環過程。那無論任何藥物也無法將這種情況逆轉，

心臟功能必然一步步走向衰竭。那麼自然有學者提出這樣的問題：能否用外科手術的方法來糾治病變的瓣膜呢？誠如恩格斯所說，「社會一旦有技術上的需要，那麼這種需要就會比十所大學更能把科學向前推進。」心臟瓣膜外科就是在這種形勢下開始其艱苦的探索。

4 年後，在這一設想的影響下，英國醫生勞德·布倫頓 (Lauder Brunton, 1844-1916)，謹慎地邁出了試探性的第一步 —— 他在動物屍體上擴開了狹窄的二尖瓣口，認為透過手術刀或其他器械的辦法能將狹窄的瓣口擴大，使其恢復正常大小。

早在 1867 年時布倫頓就提出了使用亞硝酸戊酯 (Nitrites) 治療心絞痛，開創了現代心絞痛藥物治療的先河，但他也注意到嚴重的風溼性心臟病病人，是沒有任何藥物能夠奏效的，繼續為二尖瓣狹窄尋找藥物治療方式是沒意義的。他希望有朝一日可以在活體上實現擴開二尖瓣狹窄這一操作，為此，他曾進行了長達 35 年的動物實驗，發現心臟可以承受一定程度的手術操作。他為這一手術設計了瓣膜切開刀和手術路徑 (經心室壁切開後抵達二尖瓣)，他還提出，完成瓣膜切開之後，不要縫合心包，以防出現心包填塞。

傳統的力量頑固而強大，像科學史上所有向傳統挑戰的學者的境遇一樣，因為提出了心臟瓣膜手術的設想，他的品格和判斷力都遭到了對手尖酸刻薄的攻擊。

有同行在頂尖的醫學雜誌《刺胳針》上撰文批評他說：「僅憑在解剖室對屍體和動物的實驗，就煽動別人去做這樣危險的手術，是不負責任的。」這顯然也部分地代表了《刺胳針》的立場，他們認為，這類手術的難度被大大低估了，任由醫生實施這類手術，必然將導致致命的後果。

除了考慮到外科本身的風險以外，還有一些反對意見來自內科醫生，比如英國的著名心臟病專家詹姆斯·麥肯齊始終堅持認為，風溼性

心臟病的症狀主要來自於纖維化的心肌，雖然他也承認瓣膜狹窄會導致心肌擴張，但他的觀點是，即使沒有瓣膜的狹窄，風溼熱本身造成的心肌損傷也會導致心肌擴張，因此，對心臟瓣膜進行外科手術是沒有價值的。

也許不能算巧合的是，波士頓的外科醫生約翰‧卡明斯‧蒙羅在1907 年提出動脈導管未閉可以外科手術治療的觀點時，也遭到了很多批評，理由同樣是因為他只在屍體上操作之後就提出了手術的建議。先行者們的遭遇總是那麼相似。

面對這些質疑和批評，布倫頓憤慨地回擊道：「我不會因為你們的反對就放棄我的想法，外科醫生有責任為絕望痛苦的病人尋找解決方案！」

這些僅僅是停留在動物實驗階段的操作和對未來人體手術的設想，就招致了當時醫學界激烈的反對，自然沒有多少外科醫生想去真的試一試了。在當時，準確診斷風溼性心臟病的瓣膜問題尚存在困難，內科理論也未統一，外科技術也有待精進。因此，在這種雙重障礙的困擾之下，在布倫頓的探索之後，醫學界僅有一些零星的跟進。

後人可能很難理解為什麼面對同行的攻擊，布倫頓仍要固執己見、一意孤行，因為倘若放棄探索，就要眼睜睜地看著瓣膜性心臟病病人無助地死去。對於必死之人來說，就算能帶來即刻生命威脅的治療手段，也一定有人願意嘗試。在必死無疑和一線生機之間的抉擇，倫理上的障礙並不大，但在那個時代，又有幾人擁有雖千萬人吾往矣的勇氣呢？

1913 年，法國外科醫生尤金 - 路易斯‧多伊（Eugène-Louis Doyen, 1859-1916），首次應用瓣膜刀為一位 20 歲的女性施行瓣膜狹窄切開術，結果手術失敗，病人在術後幾小時內死亡。屍檢結果提示，這位女病人除了有瓣膜狹窄的問題之外，同時還有室中膈缺損。多伊曾因首創消化

性潰瘍的外科手術而成名，其手術技法精湛。多伊後來聲稱，他曾對二尖瓣狹窄這一問題做過深入的研究，已掌握了精巧的技術……言外之意是，倘若不是那例手術診斷出現失誤，他是有成功機會的。畢竟再有效的治療方式，如果手術適應症選錯了，也是無法達到治療目的的。但多伊究竟掌握了什麼樣的手術技術，或者如果選擇了合適的適應症他能否取得成功，已經永久成謎了。因為那次失敗的手術之後 3 年他就去世了，這 3 年裡他也未能再次驗證自己的設想，永遠失去了再次證明自己能力的機會。

在多伊失敗的嘗試之後的 15 年裡，在可見的報導中，又有 10 例二尖瓣狹窄的手術，只有 2 例病人倖存，實際上有多少病人術後死亡的失敗案例沒有報導，就不得而知了。

這 2 例手術成功的報導分別來自美國醫生艾略特·卡爾·卡特勒（Elliot Carr Cutler, 1888-1947）和英國醫生亨利·塞申斯·蘇塔（Henry Sessions Souttar, 1875-1964）。

卡特勒在波士頓布萊根醫院工作。他解剖過風溼性心臟病病人的屍體後，認為二尖瓣狹窄是導致病人出現一系列症狀的主要原因。他提出，相對於二尖瓣狹窄，二尖瓣逆流是較次要的病理情況，因此治療二尖瓣狹窄，甚至人工造成少量的逆流是可以接受的。

基於這一構想，卡特勒在 1923 年 5 月 20 日完成了第一例手術。病人為 12 歲女孩，兩年前罹患風溼熱、二尖瓣嚴重狹窄，臥床 6 個月，已出現明顯的氣短和令人恐懼的咯血。當她的父母聽說卡特勒正在研究二尖瓣方面的問題時，就強烈要求卡特勒給他們的女兒做手術。卡特勒採用了正中劈開胸骨的手術入路，暴露心臟後，用瓣膜切開刀透過左心室直達二尖瓣部位，將狹窄的瓣膜切開，手術於上午 8 點 45 分開始，用時 1.5 小時。術後，這位 12 歲的女孩僥倖存活，病情也得到了部分緩解，

咯血的情況停止了。於四年半後死於另一次心臟病的發作。屍檢表明，她的二尖瓣口確實經手術之後被擴大了。

由於這次手術差強人意的初步成功，更多絕望的病人懷著冒死一試的心態前來求助，在前後大約 5 年的時間裡，卡特勒又繼續實施了 6 例同樣的手術，遺憾的是病人全部在術後死亡，最快的一例是術後 10 小時死亡，拖得最久的一例是術後 7 天死亡，卡特勒再也沒能重複第一次的成功。

1929 年以後，卡特勒放棄了在這一領域的探索，他將後來的幾次失敗歸因於病人的病程較晚，病情重，身體狀態差，心肌纖維化，心包有沾黏……這些固然是手術效果不理想的部分原因，其實還有一點他沒有意識到，即經心室入路的操作可能是錯的，英國醫生布倫頓建議的經心室進入心臟的外科入路誤導了他。

心室的肌肉比心房要厚得多，因此切開心室後出血更加難以控制，布倫頓醫生雖然是一位了不起的先驅，但後來心臟外科的發展證明了他最早提出的經心室入路解決瓣膜問題的方法是錯誤的；而且，瓣膜刀很難精確地抵達目標位置；還有，究竟要切開到何種程度也難以控制 —— 所謂過猶不及，當二尖瓣狹窄被切得過度就會導致瓣膜關閉不全，逆流嚴重。

這些結果無疑是令人失望的，同時，又似乎從反面證明了，醫學界對瓣膜手術持堅決的反對態度是正確的。

任何科學或技術領域的進步都必然要遭遇挫折付出代價，在醫學領域，這些代價就是人命。

吸取瓣膜刀經心室入路盲目手術失敗的教訓，倫敦的蘇塔設計了另一種手術方法。

一位 19 歲的女病人莉莉・海恩（Lily Hine）受風溼熱折磨多年，數次住院治療，她已出現二尖瓣狹窄的典型症狀，咯血、端坐呼吸、心衰

竭⋯⋯倫敦醫院的負責醫生很清楚，面對這樣的病例，內科已經束手無策了，雖然主流的意見並不贊同採用外科治療，但這位醫生還是把這個女孩推薦給了蘇塔。

　　手術在 1925 年 5 月 6 日進行，當時給病人使用的麻醉方式是氣管內插管吸入乙醚，手術入路採用第四肋間開胸，這樣透過正壓通氣，就能保證左肺不會被大氣壓壓癟。

　　心胸腔外科的成熟過程其實始終是受到麻醉方式的制約的，相比於開腹和開顱，開胸手術需要面對的困難有其特殊性，因為開啟胸腔，內外壓力平衡肺葉隨即萎陷，外科醫生就沒有辦法維持病人的呼吸。直到 20 世紀初，人類對呼吸和循環生理、開胸後的一系列生理反應有了較深入的了解，胸腔外科手術才有了開展的可能。

　　1896 年，法國外科醫師阿爾弗雷德・昆努（Alfred Quenu, 1852-1933）等人發現，胸內負壓比正壓有利於呼吸，這是醫學界就肺內外壓力差問題首次進行實驗研究，在此基礎上，德國外科醫生恩斯特・費迪南德・索爾布魯赫經過幾十年（自 1904 年到 1948 年）的艱苦努力，終於成功地完成了胸部手術期間進行人工通氣的實驗研究，他設計了一個巨大的負壓室（重達 4 噸多），在其中完成了動物的開胸手術，這在當時被認為是胸腔外科的一次技術革命，想像一下，如果今天我們還在這個設備裡為病人動手術，場面會多麼滑稽。

　　事實上，這一思路及其裝置對胸腔外科的發展沒有產生太大影響，但在這一思路的啟發下，體外輔助呼吸裝置「鐵肺」倒是在脊髓灰質炎（別名小兒麻痺症）流行期間，在那些呼吸肌麻痺的病童中，有過曇花一現的短暫應用。據報導，目前還有極少數當年的脊髓灰質炎倖存者靠「鐵肺」續命，可「鐵肺」相關的零件和專業維護人員早就沒有了。

　　除了體外輔助呼吸這一思路以外，另一條技術路線是氣管內插管。

早在 16 世紀，維薩里就曾成功地對豬進行氣管切開置入氣管內插管，這可視為建立人工氣道最初的探索，維薩里透過這個實驗證實，透過氣管內插管施以正壓能夠使動物的肺膨脹。

　　1869 年，德國的外科學教授特弗里德里希·特倫德倫堡首次將氣管內插管麻醉用於人體，並對氣管切開用的氣管內導管加以改進，將一可擴張的氣囊套於導管周圍使導管與氣管壁間密封，防止手術時血液吸入肺內。這一帶有氣囊的氣管導管日後成為保證壓力轉換型正壓機械通氣得以順利實施的前提條件。直到 1907 年，經美國費城的傑克遜（Chevalier Jackson, 1865-1958）醫生改良，喉鏡直視下氣管插管方法才成為氣管插管的標準技術方法。

　　正是氣管內插管術和人工通氣在臨床的成功應用，使胸腔手術成為可能。氣管內麻醉的應用，使麻醉醫生能夠有效地控制病人呼吸，這對胸腔外科的發展幫助最大。

　　而卡特勒採用的正中劈開胸骨的手術入路，恰好能在暴露心臟的同時，保持胸膜腔完整，避免影響肺的呼吸，這樣的開胸方式，即使不用氣管插管麻醉，哪怕是用面罩，也能保障病人的呼吸，但蘇塔這次手術採用的是經左胸入路，氣管插管麻醉技術的價值就顯得無比重要了。

　　蘇塔這回沒有從左心室進入心臟，而是選擇切開左心耳（左心房的一部分，壁較薄），以右手食指直接插入左心房，探查二尖瓣口，他原本也是想用手術器械切開二尖瓣的，但當他憑藉手指的感覺就已將狹窄的二尖瓣擴開，並感覺到了二尖瓣的逆流，他決定適可而止不再繼續操作了，手術全部用時 1 小時。

　　結果病人倖存，症狀改善。5 年後，病人再次因心衰竭和房顫入院，最後死於多發腦梗塞。這個病例被發表之後，蘇塔收到了 4 封向他表達敬意的書信，其中有一封信來自薩姆韋斯。念念不忘必有迴響，薩姆韋

斯在提出了有些瓣膜疾病將來可能會透過外科手術來治療的觀點之後，一直關注著這個領域的進步，從 1898 年到 1925 年，近 30 年的時光流過之後，他終於見證了自己的預言成真。

由於有了手指的直接感知，這種手術在一定程度上減少了用瓣膜刀間接切開瓣膜的盲目性，使瓣膜手術有了新的起色。這一手術方式在 20 年後得到了一定程度的推廣，但當時蘇塔卻沒能繼續擴大戰果。他再也沒有實施過這種手術，遺憾地止步於此。

20 多年以後，蘇塔在給德懷特·埃默里·哈肯的信中提及此事時寫道：「我沒有再做這種手術是因為我沒找到另外的病例，儘管那個病人恢復順利，醫生們還是認為該手術很冒險，毫無道理可言。其實，超越一個人所處的時代是沒用的。」卡特勒和蘇塔極有限的成功尚不足以令主流學術界改變觀念，大多數人仍然認為二尖瓣狹窄在病人的症狀當中僅是次要的原因。

由於當時的麻醉技術、對心律失常的認識和處理等諸多因素的限制，更兼心臟手術經驗不足，這種手術即使繼續做下去也極可能是接連遭遇失敗。從這個意義來說，蘇塔急流勇退的選擇，雖然在某種程度上可能遲滯了瓣膜外科的發展，但是卻避免了個人的人生悲劇，也減少了病人不必要的提前死亡。

卡特勒進一步的嘗試歸於失敗，蘇塔有限的成功也未能續寫，剛剛起步的瓣膜外科，前途一片黯淡，再次如同死寂一般停滯了 20 多年之後，才有人再掀起波瀾。

戰爭可能催化了外科學的進步，以美國為例，胸腔外科協會成立於 1917 年，但在當時其成員的定位為對胸腔外科手術感興趣的一般外科醫生。1937 年，協會開始醞釀將胸腔外科分離成獨立的外科分支，但由於成員中只有 18% 的人是專攻胸腔外科，因此未能成行。戰爭中，快

速發展的戰地醫療機構意識到了專業胸腔外科醫生的重要性，因此，二戰後，胸腔及心臟血管外科專業得以順理成章地成為一個獨立的外科分支。另外，自1940年代以後，世界的醫學教育和研究中心已經從歐洲轉移到了美國。

1940年代末，為改進手術治療心臟瓣膜疾病的效果，有學者試圖另闢蹊徑，透過心臟之外的方法緩解二尖瓣的狹窄頻發的症狀。有人曾應用一段自體主動脈在動物的左心房與左心室之間架設「橋梁」，使部分血液繞過狹窄的二尖瓣口，經旁路抵達左心室，從而減輕左心房的壓力負荷。這一迂迴的天才思路，後來在先天性心臟病外科專業中得到相當程度的應用（比如各種分流及血液改道的手術），但在當時因吻合口致命性出血及晚期移植物的變性、阻塞，導致其未能成功地應用於臨床，胎死腹中。隨後產生的其他權宜之計也均未能在大範圍內推廣。

經過各種手術的探索之後，外科醫生的注意力又重新回到用瓣膜刀和手指分離狹窄瓣膜的手術上來。經過二戰期間血與火的洗禮，隨著麻醉、術中術後的監測及護理技術的日益提高，這一代外科醫生進行的心臟瓣膜外科的手術效果，較之20年前已經大大地進步了。

1946年，南卡羅萊納州的外科醫生霍拉斯·吉爾伯特·史密斯（Horace Gilbert Smithy, 1914-1948）設計出了一種瓣膜刀，這一器械與20年前卡特勒曾使用過的瓣膜刀很類似。史密斯用這一器械進行了一系列的動物實驗，並在次年將這些動物實驗的結果在美國外科醫生的一次會議上發表。由於當時的媒體對心臟外科方面的進展很關注，因此史密斯的探索經由媒體報導之後，也讓有些病人彷彿看到了救星。一位俄亥俄州的21歲的女病人貝蒂·李·伍里奇（Betty Lee Woolridge）寫信給史密斯說，自己有嚴重的二尖瓣狹窄，醫生告知可能已活不過1年，既然這個手術的目的是救人命的，那為什麼不在病人的身上嘗試呢，就算手術出現了意

外，手術者也可以吸取教訓，從而幫助其他病人吧。

史密斯被病人的誠意打動，決定冒險一試。

就貝蒂當時的病情而言，她除了冒險豪賭一把以外，只剩下等死一條路了，風溼性心臟病晚期、嚴重二尖瓣狹窄、充血性心力衰竭，隨時可能奪走她年輕的生命，史密斯見到這位病人時，甚至覺得對方差不多是半個死人了，這種瀕死的情形，不知道能否扛過手術這一關。

1948 年 1 月 30 日，史密斯用瓣膜刀自病人左心室的心尖部切入，擴開了狹窄的瓣膜口⋯⋯

病人幸運地熬過了手術這一關，病情得到了一定程度的緩解，術後第 10 天即乘飛機返回了俄亥俄州。遺憾的是，這個病人沒能活過手術後的第 10 個月，屍檢結果發現，她的心尖處形成了一個假性動脈瘤，這個位置正是上次瓣膜刀切入心臟的入口。但這次手術畢竟讓病人在死前有過一段病情相對緩解的時期，也算差強人意的成績吧。

史密斯隨後又進行了 6 例類似的手術，除了有 2 例病人很快於術後死亡以外，其餘 4 例存活的病人，病情都多少獲得了緩解。正當史密斯有可能繼續在這個領域深耕探索時，他自己的身體狀況也開始急轉直下，他忽然意識到，自己已來日無多了。

原來，史密斯之所以專注於瓣膜外科領域，是因為他自己就有主動脈瓣狹窄的疾病。一般而言，當一個醫學生掛上屬於自己的聽診器時，都應該為自己學業馬上進入新的階段感到興奮和激動，可是史密斯拿到聽診器的第一天就意識到自己的生命可能已經開始倒數了，因為他用聽診器在自己的胸膛聽到了主動脈瓣狹窄特有的雜音。

在他生命最後的時日裡，他曾求助於霍普金斯醫院的布萊洛克，但在當時，瓣膜外科尚未成熟，還沒有人成功地實施過主動脈瓣的手術。布萊洛克有心相助，因此邀請史密斯共同參與了一次主動脈瓣手術的動

物實驗，不幸的是，就連這次動物實驗都沒有取得成功，最後的希望也破滅了，史密斯一下面如死灰，知道自己命不久矣，健康狀況更是急轉直下。1948 年 10 月 28 日，年僅 34 歲的史密斯告別了這個他無限眷戀的世界和無比鍾愛的醫學事業，留下了死不瞑目的遺憾。次日，有媒體報導了他去世的消息，標題是：斯人已去，名醫難自醫。

　　歷史和命運有時候就是這麼殘酷無情，史密斯只要在稍微撐上幾年，就能等到心臟瓣膜外科技術的成熟，他就有可能獲救，也會在心臟外科領域有更多建樹，可惜他的生命與學術都定格在了黎明前最後的黑暗裡。

　　他的死對查爾斯·貝利（Charles Bailey, 1910-1993）是個不小的打擊，作為同行兼好友，貝利也曾趁學術會議上交流的機會為史密斯聽診過，貝利曾相信自己這位優秀的同行一定是有機會獲救的，可惜，天妒英才。對於貝利來說，這已經是他第二次經歷身邊的人死於瓣膜疾病了，早在他 12 歲時，就目睹了父親因嚴重的二尖瓣狹窄大量咯血而死……而今，又一位朋友也死於瓣膜疾病，更讓他感覺到時不我待，應該盡快在心臟瓣膜外科領域取得進展。

　　貝利進行了大量的動物實驗，曾在 60 多條狗身上做了二尖瓣的手術。除了動物實驗的助力以外，貝利對心臟瓣膜的理解，據說還跟他小時候為貼補家用賣過女士內衣有關。學生時代，貝利曾在課餘時間挨家挨戶推銷一種連接吊帶襪的緊身胸衣，為了說明這種緊身胸衣在結構上與二尖瓣的相似性，他還曾請一位醫學插畫師畫過一幅對比插圖。這個插畫師的名字叫華特·迪士尼（Walt Disney, 1901-1966），也就是後來在動畫電影界聲名赫赫的迪士尼。

　　這一時期瓣膜外科的另一位領軍人物是德懷特·埃默里·哈肯，二戰時，哈肯連續為 134 名在戰鬥中負傷的士兵取出胸腔內的彈片，無一例

死亡。戰後，哈肯回到波士頓布萊根醫院，選擇二尖瓣狹窄作為主攻方向，他與卡特勒就 1920 年代瓣膜手術的探索做了交流。哈肯認為左心房應該是個理想的手術入路，也即他更認可英國醫生蘇塔的手術方法。與此同時，費城的貝利也意識到了這一點。

他們在閉式手術時代創造了百例手術死亡例數僅為個位數的奇蹟。這個成績放在今天當然不值得大驚小怪，但不要忘了，這是在沒有心肺機進行體外循環的情況下，閉式手術達到的成績。

經過充分的準備，1945 年 11 月，貝利迎來他的第一位瓣膜性心臟病病人，結果，還沒等他接觸到瓣膜，病人就死於心房的出血。1946 年 6 月，第二位病人死於術後 48 小時，屍檢結果顯示，雖然二尖瓣狹窄被解除了，但術後血栓的形成使這次手術功虧一簣。1948 年 3 月，貝利使用了一種套在食指上的瓣膜切開刀，吸取上一次病人出現血栓的教訓，這次在病人術後即使用了抗凝血手段，這一回，病人果然沒有出現血栓，而且一度在術後出現症狀改善。可沒想到的是，好景不長，貝利等人還沒來得及慶祝這次手術成功呢，病人的病情就開始急轉直下，最後死於出血，或者我們也可以認為病人死於矯枉過正的抗凝血藥物的應用。

由於接連 3 次手術失敗而使病人死亡，貝利遭到了相當多的批評，甚至被警告說，如果繼續如此他將被吊銷行醫資格。哈尼曼醫學院的部分內科醫生甚至在背地裡叫他屠夫，一位心臟內科主任公開對他說：「作為一名基督徒，我有責任阻止你再進行類似殺人般的手術。」貝利針鋒相對地頂了回去，他說：「作為一名基督徒，我也有責任繼續完善這一手術，還有什麼比坐視病人的痛苦不理更糟糕的嗎？難道就任由他們被二尖瓣疾病折磨致死嗎？」倘若這世間真有上帝的話，不知道祂老人家對這兩位醫生的對話作何感想。

為了改變這一被動的窘境，貝利選擇迎難而上，希望能夠絕處逢

生，他於 1948 年 6 月 10 日在費城另外兩家醫院又分別預約了兩名手術病人，上午的一位約在費城總醫院，下午的一位約在主教醫院（Episcopal Hospital）。

正所謂禍不單行，在費城總醫院進行手術的病人，因為年紀較大，病情複雜，麻醉後即出現了心臟驟停，沒能搶救過來，貝利根本就沒碰到病人的二尖瓣。貝利敏銳地意識到，如果消息傳出，那麼另一個手術也肯定會被取消，因此他和助手趁醫院管理層獲得消息之前，火速趕往主教醫院開始了當天的第二次手術⋯⋯

精誠所至，金石為開，在接連經歷了最初的 4 次失敗以後，他的第五次手術終於取得了完全的成功，病人在術後又繼續存活了 38 年，死於單純皰疹病毒感染造成的呼吸系統的併發症。

6 天以後的波士頓，哈肯也成功地完成了一例二尖瓣狹窄的手術，也許並不能算巧合的是，此前他也經歷了 4 次手術失敗病人死亡。

稍後的 1948 年 9 月 16 日，英國倫敦的外科醫生羅素·布羅克（Russell Brock, 1903-1980）也成功地完成了一例二尖瓣狹窄的分離手術。

1948 年成了瓣膜外科的奇蹟之年，從 1898 年薩姆韋斯提出二尖瓣狹窄可手術治療的設想，到瓣膜外科的曙光乍現，倏忽之間，半個世紀都已經過去了。

不過，雖然是貝利在這一年率先取得了手術成功，但是哈肯卻搶先在期刊上發表了結果。

哈肯後來提到這件事時說：「我知道 6 月 16 日這個手術意義重大，應該及時發表，我讓《新英格蘭醫學雜誌》（*New England Journal of Medicine*）的編輯喬·加蘭德（Joe Garland）盡快安排。他將該文章於 11 月刊出，同時《芝加哥每日新聞》（*Chicago Daily News*）也搶先報導了這一消息。」

因為在瓣膜外科領域的競爭關係，貝利與哈肯的關係一度非常緊張，在學術會議上的討論交流，也是話不投機半句多，經常會充滿火藥味。直到多年以後，他們才盡釋前嫌，成為好友。而且他們同一年出生，同一年離世（去世時間僅相差一周），好像他們的結伴來去都是為了那個瓣膜外科的奇蹟之年似的。

　　不過，他們兩人要是想到若不是史密斯英年早逝，導致他的成果直到 1950 年以後才被學術界知曉，這兩人原本是都沒有拔得頭籌的機會的，這個問題，就留給他們 3 位在天堂聚首的時候再爭論吧。

　　雖然哈肯在瓣膜外科領域最常被人提及的手術是 1948 年 6 月 16 日那次經心房入路的二尖瓣狹窄的手術，但早在此前，他也嘗試過經肺靜脈入路的瓣膜成形術，當哈肯將一些重要的進展告知他的導師卡特勒時，已經重病在床的卡特勒以極低的聲音對哈肯說：「祝賀你，哈肯，你是個了不起的人。」

　　在哈肯眼中，卡特勒是一位極富個人魅力的老師，他精通一般外科、胸腔外科、神經外科的手術，是解鎖外科奧祕的萬能鑰匙，也許是外科歷史上最後一個幾乎掌握全部手術技能的人。他在 20 多年前首創的手術，終於在後來人手上走向成熟。可惜，卡特勒在 1947 年去世，距離二尖瓣手術的奇蹟之年只差一年。

　　到 1956 年，貝利做了 1,000 多例瓣膜聯合部切開術，死亡率為 7.9%。哈肯在同一時期也取得了相近的成績，一時間瓣膜外科得到了很大範圍的推廣。以今日心臟外科的評判標準來說，7.9% 的術後死亡率仍然很高，可相比於他們前 5 個病例 80% 的死亡率，這顯然已經是了不起的進步了。

　　更重要的是，這一時期的手術，由於醫生不能直接看到病灶，只是憑經驗和手指的觸覺，手術的適應症範圍是相當有限的，手術效果也遠

非理想，處理二尖瓣狹窄還多少有些勝算，治療二尖瓣閉鎖不全等更複雜的瓣膜問題，在這個時代就很難實現了。

大家可以想像一下，如果門關得太緊，導致每一次開門關門都極困難，那不妨調整門的邊緣以使門和門框的結合更容易；如果是門框鬆了，你想把它關緊，那操作可必然要複雜得多了。

更何況，心臟的病理生理，牽一髮而動全身，各個瓣膜之間的結構和功能是互相關聯的，比如說在風溼性瓣膜病中，風溼引起了二尖瓣狹窄，心臟舒張期從左心房流入左心室的血流受阻，舒張期末仍有部分血液滯留在左心房，加上肺靜脈回流的血液，使左心房血容量較正常增多，左心房擴大以容納更多血液，導致左心房代償性擴張；左心房心肌加大收縮力，克服狹窄瓣膜口的阻力把血液排入左心室，久而久之，左心房發生代償性肥大，後期隨著左心房滯留的血液增多，心房肌收縮不斷加強，之後出現左心房代償性失調，左心房明顯擴張，其中的血液在舒張期不能充分排入左心室；由於左心房內血液淤積，肺靜脈血液回流受阻，出現肺淤血、肺水腫或漏出性出血，肺靜脈壓升高可透過神經反射引起肺內小動脈收縮，致使肺動脈壓升高，由於肺動脈壓升高，右心室排血入肺受阻，導致右心室代償性肥大，隨之發生肌源性擴張，當右心室高度擴張時，三尖瓣的瓣環（即門框）擴大，可出現三尖瓣閉鎖不全……

直至吉本等人將心肺機成功地帶入心臟外科的臨床實踐，瓣膜外科才真正迎來了光明的前景，由盲目的閉式手術，走進了開放的直視手術。外科醫生終於可以在無血的術野下沉著地處理有問題的心臟瓣膜了。

對於僅有輕度異常的瓣膜，在體外循環的支持下進行簡單的修復是沒問題的，應該有相當多的病人因此而受惠。但是，當瓣膜被疾病毀損

到無法修復時，又該如何？牙齒出現了小問題可以修補，壞到不能再修時可以乾脆拔掉，換一顆假牙。那麼，能否將破損的瓣膜乾脆棄掉不用，換一個新的呢？

這可是幫心臟換零件，當然比換一顆假牙要複雜得多。

可能會讓很多人感到驚訝的是，人工瓣膜置換的開先河者其實是一位女醫生。心臟外科的歷史上群星閃耀，其中有一位女醫生的姓氏裡就含有星（Starr），她是妮娜·斯塔爾·布勞恩瓦爾德（Nina Starr Braunwald，1928-1992），斯塔爾（Starr）是她沒結婚時娘家的姓。

妮娜出生於紐約，1946 年在紐約大學獲得學士學位，1952 年在紐約大學醫學院獲得醫學博士學位。隨後，她成為紐約柏衛（Bellevue）醫院接受一般外科訓練的首批女性之一。中斷住院醫師培訓後，她在喬治城大學醫學中心的外科實驗室進行博士後的研究學習，在那裡，她獲得了外科科學學位。在完成了一般外科的培訓後，她於 1955 年成為喬治城大學的高年資住院醫師和總住院醫師。

在安德魯·G·莫羅（Andrew Glenn Morrow, 1898-1982）博士的指導下，她在美國國家心臟研究所的外科中心接受了心胸腔外科的進一步培訓。1958 年，她成為第一位獲得美國胸腔外科委員會認證的女性。之後，她在美國國家衛生院（National Institutes of Health，NIH）和國家心肺與血液研究所（National Heart, Lung, and Blood Institute）工作，並於 1965 年成為 NIH 的外科副主任。1968 年，她成為加州大學聖地牙哥分校的外科副教授，並在該機構建立了第一個心臟外科手術的專案。1972 年，她轉戰哈佛大學醫學院，成為外科副教授。先後在布萊根婦女醫院、波士頓兒童醫院和西羅克斯伯里退伍軍人管理局醫院的心臟胸腔外科部門任職。

在 1950 年代後期，她開發了一種人工二尖瓣，動物實驗的成績不

錯，1960 年 3 月 10 日，妮娜團隊將她研製的人工瓣膜植入了 16 歲女病人的體內。手術前病人已經有非常嚴重的二尖瓣逆流，不幸的是，這枚二尖瓣有負眾望，沒有在病人體內發揮應有的功能，很快出現了故障，60 小時後，病人的心跳停止了。但 3 月 11 日進行的第二例手術效果只能算差強人意，病人是一位 44 歲患有嚴重二尖瓣逆流的女性，術後存活了 4 個多月，最後死於心律失常。妮娜完成這兩例手術時，年僅 32 歲。不過非常遺憾的是，大部分有關心臟外科歷史的專著和文獻都很少提及妮娜，後來因人工瓣膜置換而功成名就的乃是另一位斯塔爾（Starr），這真是有趣，心臟瓣膜外科發展史上，居然有這樣一對同姓的「雙星」。

1958 年，在美國奧勒岡州，時年 65 歲的工程師洛厄爾・愛德華茲（Lowell Edwards, 1898-1982）找到了年輕的心臟外科醫生艾伯特・斯塔爾（Albert Starr, 1926- ）。

在我們前面的故事中，已經多次出現了工程技術人員與醫生密切合作並取得成功的例子。飛行員林白因為妻子的姐姐患有風溼性心臟瓣膜疾病，所以他想到是否可以製造一個模擬心臟的裝置，來實現瓣膜手術，最後他與外科醫生卡雷爾聯手製成了當時最好的器官灌流設備；體外循環技術之父吉本，在研究心肺機的過程中，得到過 5 位來自 IBM 的工程技術人員的支持；電學工程師巴肯因恰好負責明尼蘇達大學醫院的醫療器械，而得以與外科醫生李拉海合作製成了當時最先進的心臟起搏器。

那麼愛德華茲這位老工程師又是怎麼攪和到心臟外科來的呢？

原來愛德華茲小時候也被風溼性心臟病折磨過，心臟瓣膜受到了影響，不過，好在其病情不重，不至於需要瓣膜手術。愛德華茲在液壓工程技術方面成績斐然，還取得過不少專利。他最重要的發明是在第二次世界大戰期間應用於戰鬥機的燃油噴射系統。當時的戰鬥機在迅速爬升

時，隨著氣壓的迅速下降，部分燃料會發生氣化，常規的燃油引擎無法
處理混合的液體和油氣，他開發了一種可以解決該問題的燃油引擎系
統。僅靠這些專利特許使用費的收益，就使他在退休後成為一個非常有
錢的人。

　　我們不知道經過愛德華茲助力的戰鬥機曾在世界大戰期間殺死過多
少法西斯士兵（或保衛過多少盟軍的戰士），武器的進化和殺人技術的更
新總是讓人心裡充滿矛盾，但這位退休後的老人家，是真的要在救人領
域有一番作為了，他最初的想法是，能否將自己在流體工程學方面的知
識與醫生的專業技能結合起來，製造一個人工心臟呢？

　　斯塔爾第一眼看到愛德華茲時，很難將這位其貌不揚的尋常老頭跟
那個傳說中極富創造力的天才工程師聯想起來，即使是如此正式的第一
次會面，他也沒有穿西裝打領帶，而是穿著非常休閒的夾克，一頭灰白
的頭髮，由於帕金森氏症的緣故，走路還有些顫巍巍的，活像一輛年久
失修的老爺車，彷彿隨時就要散架了一樣。

　　兩人相見之後，愛德華茲開門見山地向斯塔爾表達了打算製造人工
心臟的想法。斯塔爾這才意識到眼前的這位老者可真不是泛泛之輩，因
為當時已經有人在嘗試製造人工心臟瓣膜了，但臨床應用效果不佳，因
此斯塔爾便回答說：「您這想法30年後也許能實現，現在別說人工心臟，
就是連一個合適的人工瓣膜也沒有啊！真的要做的話，我們不如先處理
人工瓣膜吧。」

　　斯塔爾16歲那年考入哥倫比亞大學，18歲開始醫學院的學習，醫
學院畢業後，進入霍普金斯醫院的外科做實習醫生，實習醫生的日子非
常艱苦，斯塔爾後來回憶說，因為太長時間待在病房裡，實習生們大都
臉色慘白，有一次，他走出醫院步行去街邊的理髮店理髮，結果卻被外
面的太陽曬傷了。

布萊洛克最初沒太看好這個年輕的小個子，因為他看上去實在太稚嫩了，完全不像個醫生，實習期滿，斯塔爾沒能繼續留在布萊洛克的團隊進行住院醫師的培訓（同一批的 13 名實習醫生中只有兩人被選拔進入住院醫師階段的培訓），他想回紐約的長老會醫院（Presbyterian Hospital），丹頓‧阿瑟‧庫利建議斯塔爾找布萊洛克談談這個想法，布萊洛克了解到此事以後，只一個電話就讓紐約長老會醫院的外科幫斯塔爾留了一個位置。斯塔爾最初並沒有對心臟外科表現出極大的興趣，而是鍾情於一般外科，但命運兜兜轉轉還是讓他最終走上了心臟外科的道路，也許就是為了與愛德華茲的相遇吧。

1957 年，斯塔爾正式在奧勒岡開始心臟外科醫生的職業生涯，他與愛德華茲相遇是在次年的年末。

1950 年代到 60 年代這 10 年，隨著體外循環機的逐漸成熟，心臟外科手術的平均死亡率由 30% 降到了 5%。這一方面是由於外科醫生在不斷增多的手術過程中累積了足夠的手術經驗，摸索出了一整套行之有效的預防併發症的方法；另一方面，由於手術效果的提高，越來越多的心臟內科醫生願意向心臟外科醫生轉診病人，這樣一來，就使很多病人能夠在早期就得到有效的外科治療，避免了那種因疾病已經發展得較為嚴重才手術導致的死亡。

工程技術人員與醫科人士的結合，總是能創造奇蹟。斯塔爾與愛德華茲這一對忘年交又將碰撞出何種火花來呢？

他們每周至少見面一次，就人工瓣膜設計方面的具體想法討論數小時，他們提出了若干關鍵的問題，比如哪種材料用於製造人工瓣膜最合適；瓣膜的成品應該如何縫合固定在心臟適合的位置處；應採用哪種機械原理設計這種心臟瓣膜。

他們最終選擇了球籠型瓣膜的設計方案，於 1958 年開始用狗進行動

物實驗，最初，狗在術後的短期內死亡率很高，屍檢發現主要原因是血栓形成，於是斯塔爾就開始從各個操作細節上進行改進（包括縫合的方法、瓣膜的材料），到 1958 年年底，他們研製出了矽膠塗層的球籠型瓣膜，實驗動物的術後存活效果逐漸開始改善，80％以上的動物可以長期存活。

但由於有其他同行的前車之鑑，斯塔爾還不敢將這個產品貿然用於人體，當時奧勒岡心臟病科的主任是赫伯‧格里斯沃爾德（Herb Griswold），他一直很關注斯塔爾的研究進展，1960 年夏天，他再次來到斯塔爾的實驗室，當他看到大量帶著人工心臟瓣膜的狗存活得好好的時候，他對斯塔爾說：「你看，我們病房裡有那麼多瀕死的風溼性心臟瓣膜病人，我想你的新武器應該試試救他們了。」斯塔爾聽了這番鼓勵，仍然覺得信心不足，他覺得自己還沒準備好，於是他又去外科主任恩格伯‧鄧飛（Englebert Dunphy）那裡討教：「心臟內科主任建議我用人工瓣膜來治療病人，您覺得我們應該怎麼辦？」沒想到鄧飛比赫伯還要激進，就答覆了一句話：「做就對了。」

同時得到了內科和外科兩位泰斗的支持，斯塔爾彷彿拿到了尚方寶劍一樣，他跟愛德華茲商量過，我們選病例吧。

當時美國 FDA 對醫療新器械的相關規定還不像今時這麼嚴格，那個時代就連手術知情同意書制度也不健全，很多手術都只有口頭上的協定。因為很多病人都處於疾病的終末期，不動手術只有死路一條，做手術雖然冒著巨大的風險，但也很值得搏一次，所以被他們選定的病人，沒有誰會拒絕這次試驗性質的手術。

1960 年 8 月 25 日，一位 33 歲的女病人最先試用了這個球籠型瓣膜，她在術前的病情已經非常危急了，24 小時不能離開氧氣面罩。根據斯塔爾後來的回憶，這次手術的感覺好像比幫狗動手術還容易一些。這次手

術應用了心肺人體外循環技術，術中病人的體溫被降到了 32℃，但操作過程中的一個失誤，還是為術後的不良結果留下了隱患。

術後，病人被送進了觀察室，所有人都很開心他們完成了一次如此重要的手術，他們也是第一次聽到了被置換了人工瓣膜的心臟跳動的聲音。病人甦醒後，斯塔爾還跟病人簡單交談了幾句，此時無論醫生還是病人都沒意識到，危險正在逼近。按照墨菲定律，如果事情有變壞的可能，不管這種可能性有多小，它總會發生，醫學界尤其是在外科領域，總是屢屢應驗的。術後 10 小時左右，病人在拍完一張胸部的 X 光片後，突然就失去了意識，很快就死了。

這個急轉直下的結局讓斯塔爾措手不及，為什麼會發生這種情況呢？回頭再看那張胸腔 X 光片 —— 病人留下用以警示外科醫生的最後一份臨床資料，才發現在病人左心房的位置有氣體影，死因很明確了，原來病人死於術後的氣體栓塞。也就是說，斯塔爾在瓣膜植入術臨近結束，關閉心臟的左心房切口時，沒有充分排氣，導致大量的氣體進入血液循環，在病人的胸部形成了致命氣栓。大家回憶一下自己在打靜脈點滴的時候，護理師們都是怎樣盡量避免點滴管中殘留氣體的，就能理解心臟手術一旦有氣體殘留將會造成何種危險的後果了。

這樣的失誤如果發生在今天，算是不可原諒的技術差錯，但在當時，整個心臟外科手術的技術流程還沒有嚴格的規範化，在創新探索的過程中難免會出現這樣的失誤，對此我們也確實不宜苛責。

吸取教訓，總結經驗之後，斯塔爾團隊重整旗鼓，隨後進行的幾例瓣膜置換的手術都取得了成功。後來經常被媒體引用的故事是第二例，病人菲利普·阿蒙森 (Philip Amundson) 接受手術時已是 52 歲的年紀，健康狀況很糟，此前已經經歷了兩次不成功的手術。

9 月 21 日斯塔爾為阿蒙森植入了球籠型瓣膜，病人波瀾不驚地渡

過了恢復期，也使用了抗凝藥物。但在這個時期，植入人工瓣膜的病人是否一定要使用抗凝藥物醫學界尚無定論。斯塔爾在動物實驗時，許多被植入矽膠塗層人工瓣膜的犬隻也沒有使用抗凝藥物，但也獲得了長期的存活。機械瓣膜植入術後使用抗凝藥物預防血栓，還是在後來越來越多的證據顯示對於病人利大於弊，才成為治療常規程序的。術後，作為卡車司機的阿蒙森又健康地活了 10 年之久，直到他在自家粉刷房屋時從梯子上不慎跌落摔死之前，那個植入他體內的球籠型瓣膜還在良好地運作。

　　1961 年，美國外科協會在佛羅里達召開的一次學會上，斯塔爾宣讀了他的論文，描述了 6 例瓣膜置換的病例，該論文成為那次會議上最熱門的話題。斯塔爾－愛德華茲瓣膜的出現，為心臟瓣膜外科的最終成熟徹底鋪平了道路。至 1976 年為止，已有約 2,000 例病人接受了斯塔爾－愛德華茲瓣膜置換術，此後，這一瓣膜的臨床效果變成了衡量其他機械瓣膜的參照標準。

　　在心臟外科的歷史上，人工瓣膜的出現無疑是一個重要的事件。這個球籠結構瓣膜的靈感來源，據愛德華茲說，是他在 1958 年時看到一種紅酒瓶塞後想到的。然而再好的籠笆也不是牆，說到底，這一人工設計的機械結構，雖然能滿足大部分瓣膜的功能，但其精妙程度自然遠不如經過百萬年進化而來的心臟瓣膜。有人說，移植了這種球籠瓣膜之後的病人是不能跟人家賭博的，因為那個機械瓣膜的運轉聲有可能會在賭徒心跳加快時，向對手洩密底牌。

　　因此，自人工瓣膜植入技術出現以來，外科醫生與生物工程技術人員一直在努力改良人工瓣膜，以使其在結構尤其是功能方面最大限度地接近天然的心臟瓣膜，所以這類機械瓣膜就出現了多種形態，比如單葉傾碟形瓣膜、雙葉瓣膜等。

這些新一代的瓣膜雖然能獲得更好的血流動力學（較大的橫截面積和較小的溶血機率）和更低的發生血栓栓塞的可能，但這類瓣膜始終無法徹底解決血栓形成的風險，術後的病人仍然需要長期服用抗凝藥物。為減少抗凝藥物的應用，學者們又開發出生物瓣膜，比如豬異種瓣膜、牛心包異種瓣膜，甚至來源於人死後捐獻的同種瓣膜，但這類瓣膜在耐久性方面又不如機械瓣膜優秀，我們假定一個瓣膜在人體內需要工作 20 年的話，那麼它將完成近 8 億次的開閉動作，如果是預計存活時間較長的病人，往往需要再次手術更換瓣膜。

另外，隨著心臟介入技術的成熟，避免大開胸手術，僅透過外周血管就能將人工瓣膜送入心臟內部的技術也已漸漸成熟，有學者認為這種經導管主動脈瓣膜置換（transcather valve therapeutics，TVT）的技術，可以視為心臟瓣膜治療的 3.0 時代。

這些進展，都使瓣膜外科領域的競爭變得越發異彩紛呈，但在這些進步的過程中，也曾出現過曲折，比如有一種瓣膜居然在應用中出現了瓣膜支架斷裂，雖然這種類型的瓣膜最後慘遭淘汰，但也造成了為數不少的悲劇。也是因為這些悲劇性事件，使美國 FDA 對人造瓣膜領域的技術創新和人體試驗採取了更嚴苛的標準。

醫療無論技術如何進步更新，終極目標仍然是挽救生命，改善病人生活品質。球籠瓣與蝶形瓣，機械瓣與生物瓣，傳統手術與介入手術……也許這些錯綜複雜的技術分類已經讓有些讀者眼花撩亂了，但臨近故事的結尾，還有一個不得不跟諸位提及的更重要的技術。

除了對嚴重的瓣膜疾病進行置換這一思路以外，其實傳統的瓣膜修復手段也並沒有被徹底淘汰出局，正當醫學界對瓣膜移植技術相關的各種分歧吵得面紅耳赤、難解難分之際，1983 年法國心外科醫生阿蘭·弗雷德里克·卡爾龐捷（Alain Frédéric Carpentier, 1933-）在美國胸腔外科學

會上的報告一下驚豔了全場。那時卡爾龐捷已經實施了 1,400 例的二尖瓣修復手術，其中大部分是風溼性心臟病引起的二尖瓣關閉不全，醫生們這才意識到，在大家一股腦栽進人工瓣膜並苦於無法解決相關的併發症時，一直有人在瓣膜修復領域持續深耕，但此一階段的瓣膜修復早已與 1948 年時的相對粗糙的瓣膜外科手術不可同日而語了。

卡爾龐捷認為，外科醫生只有透過手術操作努力重建瓣膜的形態，重塑其瓣膜口，使其恢復功能，達到造物主當初設計的模樣，才能視為對瓣膜疾病的治癒。這一對治癒的要求雖然過於理想化，但不容忽視的是，逐漸完善的二尖瓣修復技術與瓣膜置換術相比，確實避免了置換術後的併發症，比如血栓形成、抗凝藥物所致的出血等，而且這一技術的熟練應用也提高了病人的術後生存率、改善了病人的生存治療期，減輕了病人的經濟負擔（病人支出的消費僅為瓣膜置換術的 1/3 ～ 1/2）。目前在美國，每年二尖瓣修復手術的例數已遠超過瓣膜置換術的病例數（哈佛大學布萊根醫院 1993 年至 2002 年的資料顯示，前者的數據是後者的 2 倍左右）。

可能是為了與上一代瓣膜外科的先驅們相區分，美國胸腔外科協會主席稱卡爾龐捷為「現代二尖瓣修復之父」。

但醫學問題從來就不純粹是科學和技術的問題，由於瓣膜修復技術對醫生個人的要求更高，瓣膜置換手術相對較容易掌握，因此大部分非先進國家面對瓣膜疾病，流行的治療方式還是瓣膜置換。

因此，在心臟瓣膜外科治療領域，仍然有極大的空間可供拓展，各種診療技術也仍將長期並存，在複雜的競爭中繼續發展進步。

有關瓣膜外科的故事至此可以告一段落，但人類對瓣膜相關疾病的研究還將不斷深化，按照著名心臟病理學家莫里斯·列夫的說法，二尖瓣疾病就像女人，你研究得越多，就會發現自己理解得越少。不知道列

夫是不是年輕時在女人身上吃過什麼虧，才想出這個比喻，但醫學研究的邊界越擴大，研究者接觸到的未知領域就越廣闊卻是不爭的事實，因此神祕莫測的又豈止是二尖瓣呢？

但卡爾龐捷的所作所為，恰恰是要挑戰列夫的觀點，他帶領團隊將瓣膜問題重新做了評估分類和研究，真正把瓣膜問題弄得清清楚楚，將一個極其複雜的臨床問題還原為外科的基本問題，即瓣膜修復。外科醫生重建的是功能還是結構？卡爾龐捷的觀點是功能第一重要，解剖結構是為功能服務的，因此不必追求瓣膜修復的精準解剖重建，以重建功能為目的大大簡化了手術難度。倘若卡爾龐捷也認為二尖瓣疾病越研究就讓人越困惑，那麼瓣膜外科就會止步於瓣膜置換，不會出現他提倡的精細修復技術了。因此，這又是一個心外科醫生突破成見、勇敢創新的故事。

2007 年 9 月 15 日，81 歲高齡的斯塔爾與 74 歲的卡爾龐捷因為在瓣膜外科領域的貢獻，共同分享了拉斯克臨床醫學研究獎，對於像他們這種帶領著眾人一次次勇敢地邁向未知領域的先行者來說，這樣的獎項實至名歸。

11

面對死神，祭出王牌
—— 心臟移植的故事

瓣膜，還只不過是心臟的一個零件，當其發生病變時，輕者可以修復，重者可以更換；心臟也可視為人體的一個零件，心臟外科自開創以來至初步成熟，很多心臟疾病已經可以經手術修復來治療了，那麼，當心臟被疾病損害到不可修復時，是不是也可以換一個？

這種「幻想」在很多民族的傳說中都曾經有過，比如中國清代的《聊齋志異》中就有這樣一個故事。陸判趁好友朱爾旦酒醉時，為其換了心臟。朱爾旦覺得疼，並發現桌上有塊肉，不知何故，問陸判這是什麼。陸判答曰：「此君心也。作文不快，知君之毛竅塞耳。適在冥間，於千萬心中，揀得佳者一枚，為君易之，留此以補闕數。」等第二天朱爾旦再看自己，發現「創縫已合，有線而赤者存焉」。此後，他的文思大進，過眼不忘，後來高中魁元。

當然，這只是個充滿浪漫主義色彩的文學故事，與心臟移植這一科學創舉並沒什麼太大關係。關於心臟移植的故事，至少得從 100 多年前，卡雷爾創立血管外科開始實施心臟移植的動物實驗講起。我們不難想像，移植的器官所賴以存活的基礎一定是血液供應，那麼，如何將器官與人體的血管連接起來，自然就是決定器官移植能否存活的重要環節。

在醫學史上，如何處理流血的血管，始終是外科領域中非常棘手的

問題。對於小血管的出血，即使是年輕的醫學生也知道可以絲線結紮止血，有留下紀錄的結紮止血始於古印度的名醫妙聞（Sushruta，約西元前500 年）。但歐洲一度流行的止血方式卻是燒灼，這種眉毛鬍子一把抓的方法在凝住血管的同時，也帶給病人極大痛苦。直到 16 世紀法國外科大師安布魯瓦茲・帕雷（Ambroise Pare, 1510-1590）才復興了結紮血管止血的方法，但這一技術用在大血管損傷方面，就顯得力有不逮了。大家想像一下，如果負責為大腿供血的股動脈受傷了，直接結紮的話，血雖然能止住，但這條腿不就廢掉了嗎？如果是供應更重要器官的大血管，就更加不能輕易粗暴地一紮了事了。因此，在外科領域，大血管出血就像一條難以降服的惡龍一樣，肆意地在外科醫生面前張牙舞爪。

　　人類歷史上發生過許多次國家元首遇刺的事件，這類事件往往會影響歷史的走向。比如，奧匈帝國皇位繼承人斐迪南大公（Erzherzog Franz Ferdinand von Österreich-Este, 1863-1914）夫婦被塞爾維亞民族主義者普林齊普（Gavrilo Princip, 1894-1918）槍殺，就導致奧匈帝國向塞爾維亞宣戰，成為第一次世界大戰的導火線。這是殺戮導致更大規模殺戮的常見例子。所謂冤冤相報何時了，有沒有相反的例子呢？

　　1894 年 6 月 24 日，法國總統馬里・法蘭索瓦・薩迪・卡諾（Marie-François-Sadi Carnot, 1837-1894）在法國里昂遭到一位義大利無政府主義者的刺殺，導致肝門靜脈 [06] 受損。但在當時竟無人敢手術修復，就連當地最著名的外科醫生也只能在探查過傷口之後搖頭嘆息，於是這位倒楣的總統只能飲恨九泉了。我想，他可能在生命的最後一刻都幻想著有醫生能夠救他一命，可惜，他卻只能在絕望的掙扎中死去。

　　不難想像這一事件會令法國民眾多麼憤怒，當時還在法國里昂大學

---

[06]　肝門靜脈：由消化道的微血管匯集、從肝門處入肝的一條粗大靜脈，長 6 ～ 8 公分，直徑約1.25 公分。

醫學院學醫的卡雷爾受到了深深的刺激，他認為這真是外科醫生的恥辱，據說，他還因此公開指責自己的老師在當時不肯出手相救，他覺得外科醫生應該有辦法把受傷的血管縫合好。

我們回頭來看，卡雷爾還真是初生之犢不怕虎，這樣的指責雖然合情但似乎不太合理。站在手術者的立場上來看，斗膽為國家元首做這種還沒有任何成功先例的手術，修復如此要害部位的大血管損傷，一旦失敗，手術者豈不是也成為殺死總統的共謀了嗎？因此，按照當時的技術條件，醫生沒有貿然施救並無大錯。

老醫生們認為這個年輕的醫學生太過狂妄，但年少氣盛或者說野心勃勃的卡雷爾偏不信邪，他決心要解決這個難題。人類的技術進步，經常就是由這類偶發的事件推動的，這次悲劇促成了改寫外科史的契機。

卡雷爾可不僅僅是語言上的巨人，他沒有沉湎於悲憤和妄想，在分析過前輩們修復大血管失敗的經驗之後，他發現最主要的障礙是難以克服縫合過程中對血管內膜的破壞，而這將導致血管內出現血栓。正常情況下，我們的血液能夠在血管內暢通無阻的流淌，有賴於血管內膜的完整，這是因為血管內皮作為一個屏障，可以防止凝血因子、血小板與內皮下的成分接觸，從而避免凝血的發生。而一旦血管內皮遭到破壞，就會發生凝血。這本來是在漫長的進化過程中人體發展出來自保的機制，否則豈不是任何小傷口都會導致人流血不止而死？這顯然與我們日常的經驗不符，試問誰不曾受過小傷呢？大家回憶一下，是不是很多時候我們並沒有去醫院，傷口的血也很快止住了？

但這一在大多數情況下有利於人體的機制，卻成為影響血管吻合效果最大的障礙。卡雷爾意識到，如果能找到更合適的縫合材料，也許能減少縫合過程中對血管內皮的破壞，從而避免血凝形成。經過對縫合材料的仔細挑選、處理和大量的動物血管吻合實驗，他發展出了精細的縫

合技術。他選擇使用無創小圓針，同時用由凡士林潤滑的極細的絲製縫合線，而與他同時代的人都是使用粗大的可吸收縫合線。

據他自己後來說，為了完善精細的針法，他還曾專門跟法國最優秀的刺繡師之一萊里迪埃（Leroidier）夫人學習過刺繡。卡雷爾 5 歲的時候父親就死於肺炎，他的母親安妮・里卡德（Anne Ricard）靠刺繡的工作將卡雷爾他們 3 個孩子養大，有人認為母親的飛針走線也是卡雷爾設計精細縫合的靈感來源。

1902 年，卡雷爾在《里昂醫學雜誌》（*Lyon médical*）上首次報導了他提出的血管三角吻合法：將欲行端對端吻合的血管口，用 3 根等距離的牽引線固定，將圓口變為三角形，然後再全層縫合。這是血管縫合的基本技術，迄今已不足為奇，但任何當代看似簡單尋常的技術，於開創者而言，都飽含著智慧與汗水。不信，你去解決一個自己所在領域裡公認的難題試試。

除了針法與縫合材料以外，他在進行血管吻合外科實驗時，還遵循了比其他外科醫生嚴格得多的無菌規範。他認為，不甚嚴格苛刻的無菌程度或可保障大部分常規外科手術成功，但還不足以保障血管吻合手術取得良好的效果。雖然早在 19 世紀中後期英國外科醫生約瑟夫・李斯特就基於巴斯德提出的微生物學說提倡外科無菌術，但仍然有相當多的外科醫生在實踐中並未嚴格遵循。毫無疑問的是，僅憑這些創見，我們就可以認為卡雷爾是一位偉大的醫生，但具有諷刺意味的是，偉大如卡雷爾，居然無法通過里昂大學醫院的臨床考試獲得教職，因此不得不在1904 年離開法國，遠赴北美。

關於卡雷爾為什麼不能透過臨床考試，有一種說法認為跟他的非主流見解有關。1903 年，他在法國盧爾德遇到一個因結核性腹膜炎瀕臨死亡的年輕女孩瑪麗・拜里（Marie Bailly），他看到這個女孩從治療池中被

灑下聖水後就恢復了意識，大感神奇，於是就回到里昂大肆宣講這個事情，還寫了一份正式的報告交給里昂的醫學團體討論。結果，他遭到了同行的嘲笑。有人對他說：「你既然如此容易輕信這種不可靠的軼事，就別指望通過臨床考試了。」而在此前，他已經兩次沒通過這一考試了，這一事件更是為卡雷爾的前途蒙上了一層陰影。

法國的這個小城盧爾德傳統上就是天主教最大的朝聖地，每年來自150多個國家的朝聖者達500萬人，相傳此地曾多次出現用泉水治癒疾病的神蹟，因此，對於有疾病的人來說，此地無疑是重要的聖地。

一個有正常判斷能力的現代人，自然不可能相信這種明顯違背醫學規律的所謂神蹟，但古代的醫學始終跟神學有著千絲萬縷的聯繫，因為很多疾病都有自癒的可能，倘若一個病人在接受聖水時，恰好他的疾病自然病程也發展到了好轉的階段，那麼這種偶然的時間上的吻合，就會很自然地被古人將自己疾病的痊癒歸功於神奇的力量。邏輯上只要治療的數量足夠多（大家想想每年500萬人這個數量），那麼總會有治療效果好的成功案例被記載下來並廣為流傳，而那些無效的案例則很快被人們忘得一乾二淨，這種記憶上的選擇傾向加上信仰的狂熱，創造了一種非常有利於病人的精神與心理上的安慰，以至於數千年來，大部分人毫不懷疑地接受了這種醫學。

甚至即使在今天，有些神祕力量也仍舊鑽了這個空子，讓某些對超自然力量有嚮往的人吃盡了苦頭。雖然崇尚科學和理性的人們很容易發現這類醫學的荒謬，但有些人由於欠缺科學的思維方式，因此當其遭遇複雜疾病時，往往在不同的醫學體系之間猶豫不決、舉棋不定，最後一腳踏空，墮入萬丈深淵。

卡雷爾是何等聰明的人物，居然也在這種障眼法面前吃了暗虧，實在令人遺憾。不過這也提醒我們，即使以理性科學為基礎的現代醫學已

經足夠發達，醫生們仍然不要忽略治病過程中的社會和心理因素，只要醫學對某些疾病的治療無法讓病人完全滿意，那麼就會有病人盼望奇蹟的出現，從而向神祕力量低頭。

1903 年那個時期，正是結核病可以被診斷，卻無從治療的年代，有絕望的病人因而懷著虔誠的希望，跑去盧爾德那樣的聖地也就不足為奇了。就像 2020 年人類世界剛剛與新冠病毒迎頭相撞的那段時間，在全球短暫的慌亂中，不少神職人員粉墨登場試圖有所作為。

遺憾的是，當時的卡雷爾想不到這麼深刻，法國醫學同行對他的批評令他感到非常屈辱，他認為法國醫界已成了毫無希望的僵化之地（hopelessly ossified），如果他想有所作為的話，就應該逃離法國這個傷心地，到新大陸去尋找機會。

1904 年，卡雷爾在加拿大向第二屆蒙特羅北美法語醫學代表大會提交了有關血管吻合術的論文。他的演講給美國伊利諾大學芝加哥分校的外科教授卡爾·貝克（Carl Beck, 1864-1952）留下了深刻的印象，於是後者就邀請他來美國一起合作。卡爾·貝克可以閱讀 5 種語言的專業文獻，能夠用法語跟卡雷爾熟練順暢地交流，算是早期在北美外科學術領域裡卡雷爾重要的知己和伯樂。他們一起做動物實驗，也在醫院為病人動手術，但是卡雷爾很快就發現自己其實還是更喜歡動物實驗的工作，也有說法認為卡雷爾最初的英文能力跟美國的病人存在溝通障礙，無法適應外科臨床的工作，這就使得他更傾向專注於動物實驗了。

卡爾·貝克為卡雷爾在美國的工作提供了良好的平臺和開端，以此為起點，卡雷爾又接受了芝加哥大學赫爾實驗室工作的邀請，在那裡他就可以專注於動物實驗，不需要再操心病人的事情了，從 1904 年到 1906 年，卡雷爾在芝加哥大學與生理學家查爾斯·克勞德·格斯里（Charles Claude Guthrie, 1880-1963）共同撰寫並發表了一系列有關血管外科技術和

實驗性器官移植的論文近 30 篇（美國期刊 10 篇，國際期刊 20 篇左右），創立了心臟血管外科和器官移植的最基本的技術 —— 血管吻合術。他們首次實施了心臟異位移植的動物實驗，將一隻小狗的心臟移植入了另一隻小狗的頸部，移植後心臟存活了兩小時。在既沒有抗凝藥物也沒有免疫抑制藥物的情況下，這種結果已經十分不易了。事實上，在實體器官移植領域，卡雷爾幾乎把所有的器官都嘗試進行了動物實驗，腎、脾、甲狀腺、腸道、一隻耳……因此，後世的人稱卡雷爾為實體器官移植之父。

由於這些非凡的貢獻，經由卡爾·貝克的推薦，卡雷爾於 1912 年獲得諾貝爾生理學或醫學獎 [07]，這是美國醫學界人士第一次獲得該獎，也算是美國不拘一格降人才收穫的豐厚回報。這一年卡雷爾才 39 歲，是當時最年輕的諾貝爾生理學或醫學獎得主。在我們整個的故事中，講到了不止一位這種從其他國家到美國從事科學研究而後獲得諾貝爾生理學或醫學獎的勵志故事。

其實，在卡雷爾之前稍早些的時候，還有一位器官移植的先驅做過一些初步的嘗試。1902 年 1 月，在維也納的外科學術會議上，埃默里克·烏爾曼（Emerich Ullman, 1861-1937）講述了他怎樣把狗的腎臟由原位移植到頸部，移植物存活了 5 天，並有功能存在，可產生尿液。同年 7 月他又展示了一隻頸部移植有狗腎的山羊，並報告他在異種和同種異體移植中如何屢遭失敗的情景。當時他還找不到自己屢次失敗的原因，不久就沮喪地徹底停止了這項實驗。而卡雷爾在器官移植的動物實驗過程中已經隱隱發現，這些失敗並非是手術技術導致的。他猜想失敗的原因可能是被移植的器官「受到宿主的某些生物因素」的作用。

---

[07] 這次諾貝爾獎僅單獨授予了卡雷爾，沒有給格斯里，據說是因為格斯里曾進行過有爭議的頭顱移植的實驗，格斯里為此還寫信申訴過，但他的申訴也沒能改變結果。

就這樣，學者們跌跌撞撞地在器官移植領域摸索了幾十年，均以失敗而告終，在當時那個大多數人尚不知免疫為何物的年代，很多清醒的醫生認為，器官移植已經是一項不值得繼續研究的事業了。

　　這世間有一條叫做放棄的死路，而少數在絕望中堅持摸索的人，才有可能發現轉機，找到活路。在 1952 年，彼得‧布林‧麥達瓦爾（Peter Brian Madewar, 1915-1987）對比了同卵孿生小牛間和異卵孿生小牛間的皮膚移植，發現前者可以成功而後者卻不能，他推測這與是否形成免疫耐受性有關。更為可貴的是，他還提出了「組織的不相容性並非不可克服」的預言，即兩個不同個體間進行移植時遇到的障礙是可以解決的，透過一定的手段，能夠誘導實驗動物對移植的皮膚產生耐受，他把這種現象稱為「獲得性免疫耐受」。這種對免疫排斥反應的進一步認識，對以後同卵孿生子之間器官移植的開展是一次關鍵性的啟示。因為這一重要發現，麥達瓦爾於 1960 年獲得了諾貝爾生理學或醫學獎。對於器官移植專業來說，麥達瓦爾的發現，相當於在所有人都看不清路的暗夜裡，劃著了一根火柴。

　　理論上，排斥反應就是免疫反應的一種，因為移植器官來自於另外一個個體，而受者作為生物體具有一種天然的免疫力，能對進入人體內的「異己分子」加以辨別和摧毀。這一機制本來是人體用來防禦外界病原體的攻擊的，這也是大部分動物能夠在複雜的生存環境中一代代繁衍生息存續不絕的基礎，但這種原本有益於人體的生理性防禦作用，發揮在移植術後可就不妙了 —— 因為排斥反應會直接導致移植器官的破壞和移植失敗。就像我們前面提及的凝血機制本來是保護人體的，但這種保護機制反過來也會導致早期血管縫合修復的失敗，面對複雜的人體生理機制，只有真正摸清原理，才有可能克服這些天然的障礙。

　　伴隨宿主防禦反應概念的提出，20 世紀初最早出現了關於移植免疫

的現代免疫學概念。現代免疫學概念與器官移植外科的交錯發展，顯著推動了器官移植的進步，因為對現代醫學理論與實踐的巨大影響，免疫學成為一門顯學，這一領域的研究者也成了諾貝爾獎的常客，這裡列舉與器官移植相關的數例：

俄國胚胎學家和動物學家伊里亞‧伊里奇‧梅契尼可夫（Ilya Ilyich Mechnikov, 1845-1916）最早提出了「免疫」的概念，他發現吞噬細胞在感染和宿主防禦反應中具有重要作用，並因此榮獲 1908 年的諾貝爾生理學或醫學獎。

法國免疫學家讓‧多塞（Jean Dausset, 1916-2009）於 1958 年發現了細胞表面標記（後被稱為人類白血球抗原，HLAs），這一標記能夠幫助人體免疫系統辨認自身細胞和外來組織。差不多在同一時期，美國遺傳學家喬治‧戴維斯‧斯內爾（George Davis Snell, 1903-1996）發現移植可行性是由細胞表面存在的特殊結構（抗原）所決定的，他將這些抗原稱為組織相容性抗原（ histocompatibility antigens，亦稱 H antigens ）。因在免疫學方面的突出貢獻，他們兩人在 1980 年與另一位美國科學家分享了諾貝爾生理學或醫學獎。這些免疫學方面的進展，都對後來器官移植領域的進步造成了重要的作用。

在 1950 年代，外科醫生的器官移植手術技術雖然也在不斷摸索中漸漸提升，但手術效果卻沒有明顯改善。反反覆覆的失敗終於使人們明確地意識到，移植器官所保持的生物機能如何，並不完全取決於外科條件和專家們是否有精湛的手術技藝。在外科技術成熟的前提下，移植器官是否能夠存活，關鍵在於能否恰當地抑制受者與移入的異體器官和組織之間的相互排斥反應。外科學只靠一把刀打天下的時代一去不復返了，它的進步越來越依賴於理論上的更新和突破。

因為意識到了由免疫機制導致的排斥反應的存在，醫生們便開始了

小量免疫抑制劑的使用。雖然這時的免疫抑制措施還遠稱不上完美，但經過這樣處置後，移植的腎臟已可以短期存活。在 1951 年至 1953 年進行的腎移植中，受者最長存活時間為五個半月。

需要強調的是，腎移植之所以能夠被實施，有一個重要的前提就是人工血液透析技術的出現為腎衰竭的病人贏得了等待手術治療的時間。這項技術最初由科爾夫（Willem J. Kolff, 1911-2009）發明，經由許多人的改進，逐漸成為部分腎衰竭病人的續命之道。美國醫生約翰·帕特南·梅里爾（John Putnam Merrill, 1917-1984）是血液透析治療腎衰竭這一理念的重要貢獻者和推廣者，基於科爾夫的設計，梅里爾為布萊根醫院製造了一臺血液透析機。在 1950 年代中期，美國人工器官學會宣布血液透析已不再是實驗性的探索，而是一種可常規實施的治療手段，這表明在當時透析治療腎衰竭的技術已日臻完善。但包括梅里爾在內的很多醫生都很清楚，透析治療不過是緩兵之計，要徹底解決腎衰竭的問題，還得靠腎臟移植，這條路儘管風險巨大，可還是得有人硬著頭皮在探索中前進。

1954 年 12 月，一個偶然的機會改寫了這一過程。

*　　　　*　　　　*　　　　*　　　　*

羅納德·哈里克（Ronald Herrick）在那時絕對想不到自己會在醫學史上留名，他只是一心想挽救理查·哈里克（Richard Herrick）的生命。這對雙胞胎兄弟感情甚篤，一起長大、一同參軍，在兄弟兩人服完兵役，準備回到家鄉麻薩諸塞州開始新生活時，弟弟理查卻被診斷出患有慢性瀰漫增生性腎小球腎炎（Diffuse proliferative glomerulonephritis）而住進醫院，並很快惡化到腎衰竭的地步。

家人都意識到病危的理查命不久矣，此時羅納德卻向醫生提出，只要能夠挽救弟弟的性命，他很願意捐出自己的一個腎 —— 那時的人們已

經知道，健康的人在只有一顆腎臟的情況下也能正常生活。但是醫生告訴他說：這是不可能的，對排斥反應的免疫抑制方法還不成熟，腎移植還不能作為治療終末期腎臟疾病的常規方法。但是梅里爾隨後就想到：羅納德和理查既然是同卵雙胞胎，那麼理論上，在他們之間進行腎臟移植，發生器官排斥的機率應該會小很多。也就是說，羅納德的建議並不是情急之下的異想天開。

於是，由梅里爾領銜的、包括外科醫生約瑟夫·愛德華·穆雷（Joseph Edward Murray, 1919-2012）等人在內的手術小組成立了。在手術實施之前，這一醫療團隊進行了大量細緻的準備工作。為確保哈里克兄弟的確是同卵雙胞胎，他們還親自到波士頓警察局核對兩兄弟的指紋。

不知道哪個神通廣大的記者居然從警察局提前得到了線索，把哈里克兄弟即將接受器官移植手術的消息刊登在報紙頭版頭條，令兩兄弟在一夜間成為美國家喻戶曉的人物。這也將梅里爾等人推向了風口浪尖。熱切的期待與尖銳的批判相伴而來，不期而至的輿論關注把這次手術逼得沒有退路了，他們只能成功不能失敗。事實上，縱使手術成功，這些醫生們也難逃批評家們的口誅筆伐。在這一手術成功 50 年之後，尚健在的外科醫生穆雷向媒體表示：「除了技術上的問題外，還有道德範疇的問題需要處理。有人認為器官移植是對身體的褻瀆，這些批評者始終認為自己是在替天行道，批評我們根本不應該拿人體來做試驗。我希望大家明白，我們沒有魯莽行事，我們並非在沒有接受過任何訓練的情況下，就胡亂上場打棒球。」穆雷就這一次腎移植手術與當地其他醫生、神職人員和政治領袖等關心這一手術的人，進行了熱烈討論和激辯，最終獲得麻薩諸塞州最高法院簽署的特別法令來批准該手術的實施。

尚方寶劍已拿在手，可畢竟此前並沒有嚴格意義上成功的病例，這次手術究竟將是什麼結果，可能絕大多數關注手術的普通人心裡也沒

底。穆雷早期曾嘗試用屍體腎臟移植來治療病人，但屢遭失敗，當很多同行紛紛放棄這一領域研究時，穆雷仍堅持自己的目標，繼續以狗為實驗動物來探索腎臟移植，同時在臨床展開相關研究，逐漸完善了腎臟移植技術。令人不解的是，處於整個事件漩渦中心的哈里克兄弟卻反應較為平靜。直到多年以後，當時作為供體的羅納德·哈里克已經年逾古稀，他還能清晰地回憶起當年的情景，他說：「我有一種很強烈的預感 ——這次手術一定會成功。雖然此前器官移植手術從來未曾獲得成功，但是他們對自己的研究很有把握。」

術前準備還在有條不紊地進行著，畢竟，雙胞胎兄弟只是在理論上發生排斥反應的機率很低，事實上果真如此嗎？為了驗證這一猜測，手術小組先在他們兄弟之間進行了皮膚的移植試驗。果如所料，排斥反應沒有發生。

其實穆雷以前在軍隊醫院救治燒傷病員時就發現，皮膚移植手術後，不同供體皮膚移植後排斥反應強度存在差異，結合大量病例觀察，穆雷推測皮膚接受者和提供者之間遺傳背景越接近，移植後的排斥反應越弱。他的上級醫生 J·B·布朗教授（J. B. Brown）早在 1937 年時就完成了同卵雙胞胎之間的交叉皮膚移植，發現兩人的移植皮膚均可永久存活。也就是說，哈里克兄弟之間的手術，大可不必擔心排斥反應的出現了。因此，穆雷認為只要手術技術過關，他們即將進行的腎移植手術成功的機率就很大。

1954 年 12 月 23 日，在哈佛大學布萊根醫院的手術室裡，醫療團隊用了五個半小時完成了這一歷史性的手術。由於此前周密的準備及前期學者們不懈的探索，手術的成功似乎已是瓜熟蒂落、水到渠成了，哥哥羅納德的預感變成了現實，手術後的理查順利康復。在手術後的 8 年時間裡，理查一直健康地活著，1963 年 3 月 14 日他死於心梗塞發作。而

作為供體的哥哥羅納德則一直活到了 2010 年，以 79 歲高齡去世。

我覺得還有必要提及的是，出乎所有人的意料，理查在術後住院的恢復期間，居然與照顧自己的護理師克萊爾·伯克塔·赫里克（Clare Burta Herrick）一見鍾情。大難不死日，抱歸美人時。原來克萊爾是該病房的護理長，因為家鄉在遙遠的加拿大新斯科細亞省，聖誕節日期間沒有什麼安排，所以她主動申請留下來照顧理查。這一來二去，兩人之間竟萌生愛意，並最終結為連理，還生了兩個女兒。其中一個女兒長大以後繼承母業，成為腎臟透析中心的護理師。這個很有趣的插曲，為這一醫學史上的著名事件平添了一抹溫情，也算難得的美談。

這次手術成功之後，又相繼出現成功者。不過，同卵孿生者間需要進行器官移植的數量畢竟有限，大多數腎衰竭病人並沒有遺傳背景完全相同的供體存在，穆雷後來也嘗試過非親屬間或從屍體獲得腎臟進行的移植手術，但大部分都未成功（當時的成功率不足 10%），看來，也只有組織配型和免疫抑制方面有重大突破，器官移植這一事業的發展障礙才能被徹底清除。

雖然困難重重，但梅里爾與穆雷等人仍然繼續進行著相關研究，哪怕是嘗試也為將來的治療提供了重要借鑑。梅里爾一生榮譽無數，被後世尊稱為「腎病學之父」，1984 年，他獲得了哈佛大學的榮譽退休教授獎。遺憾的是，也就是在這一年他死於一次划船事故。1990 年，穆雷因在器官移植方面的貢獻，與另外一位在細胞移植方面有突出貢獻的學者共同分享了這一年的諾貝爾生理學或醫學獎。

至此，僅在本章節的故事中，就已經有 7 人 6 次獲得諾貝爾獎。

一直到 1967 年第一例人體心臟移植出現之前，醫學界對抗排斥反應的治療雖然有了一些進步，但整體而言仍然不太令人滿意。因此，當時很多在外科技術實力上可以完成人體心臟移植的中心，遲遲無人敢邁出

這關鍵性的一步。但是美國人絕對想不到，一個昔日只是被視為普通醫學生的南非人，居然搶先完成了這一足以令任何外科醫生揚名立萬的創舉。很多美國人簡直要氣得冒煙了，有人乾脆憤怒地直斥其搶跑。

不了解整件事情來龍去脈的話，恐怕很難理解美國醫生的指責，為什麼克里斯蒂安‧伯納德這位南非醫生會讓美國人那麼不服氣呢？

　　＊　　　　　＊　　　　　＊　　　　　＊　　　　　＊

1922 年，伯納德出生於南非的一個小鎮，這裡距離濱海城市開普敦僅 6 小時的車程，這座小鎮上有兩所教堂，一所供白人使用，另一所供有色人種使用，他的父親是有色人種教堂的牧師，其收入只有白人教堂牧師的 1/3，母親是該教堂的琴師，他在家中排行老三，是家裡 4 個兒子當中最聰明的一個。由於有 4 個孩子要撫養，這個家庭並不寬裕。

其實伯納德本來還應有一個跟自己年紀相仿的哥哥亞伯拉罕（Abraham），但亞伯拉罕在不到 4 歲的時候生病死了，伯納德是在長大以後才知道這位哥哥當年其實是死於先天性心臟病，他看到過母親對著那位哥哥留下的唯一一張照片偷偷地哭。伯納德那個年紀當然不知道先天性心臟病是什麼，他只是非常想知道為什麼沒有人能阻止這樣令人心碎的死亡，為什麼爸爸的禱告也沒能發揮作用。

由於貧困，伯納德小時候甚至曾赤腳參加長跑和踢球，居然也能取得不錯的戰績。完成基礎教育之後，他獲得了去開普敦大學醫學院求學的機會，上大學期間他住在已婚的大哥家裡，為了幫家裡省錢，他每天都步行數英里去醫學院，風雨無阻。他在醫學院不算是最突出的學生，學業成績只算中等。1946 年，自醫學院畢業以後，他取得了醫師資格，在一個叫做塞拉斯的葡萄園實習，為一個家庭醫生當助手。就像很多年輕的醫生感覺到的那樣，伯納德認為病人們喜歡他的程度超過那個老醫

生。如果一切順利的話，伯納德會成為一個受歡迎的家庭醫生也未可知，但是最終他卻因為跟老醫生合不來而被趕了出來。看來這條路是行不通了，伯納德不得不另謀出路，於是他重返開普敦。

在開普敦大學，他開始主修一般外科學，並以小腸閉鎖為研究方向申請教職。在這期間，他結識了格魯特・斯庫（Groote Schuur）醫院的護理師露伊婕（Louwtjie），與其建立了家庭，並生了兩個孩子。他的動物實驗做得不錯，取得了預期的成功。可惜，由於某種「潛規則」的存在，他的教職申請失敗了。有知情者私下向他這樣解釋：他根本不可能申請成功，因為他讓子女進入了講英語的學校，這被認為是希望子女有朝一日可以離開南非。要想在南非醫學界取得較高的地位，他的孩子就必須學會講南非語 [08]。

1956 年的一天午飯過後，伯納德在停車場遇到了一位剛從美國明尼亞波利斯回來的大夫約翰・布洛克（John Brock）。據布洛克講，因為此前在那裡學習的南非醫生阿蘭・塔爾（Alan Thal）表現出色，所以明尼蘇達大學的歐文・奧根斯汀教授對南非的醫生評價極好，希望再次有像塔爾一樣優秀的南非醫生能去接受培訓，布洛克認為也只有伯納德符合這樣的要求了，於是問伯納德是否願意去。伯納德還在為申請失敗的事惱火呢，一個改變他人生軌跡的重大機會就出現了，這真是「塞翁失馬，焉知非福」。當晚他與妻子簡單商議之後，便決定去美國發展。

透過前面的講述，我們已經知道，明尼亞波利斯的明尼蘇達大學在當時是心臟外科發展的前沿陣地，一系列重大技術進步均在此發端。在外科掌門人歐文・奧根斯汀的開明領導下，那裡湧現了一批傑出的外科人才，出現了第一次低溫下心臟直視手術、第一次人體交叉循環心臟手

---

[08] 南非語（Afrikanns）原本是一種在南非所使用的荷蘭語方言，由信仰基督新教的歐洲移民以及被「荷屬東印度公司」帶到南非的契約工人和奴隸所共同發展出來的。

術、心肺機的重大技術改進、第一次行動式心臟起搏器的臨床應用……不過當時的伯納德可並不知道這些，他還沒有當心臟外科醫生的打算，他甚至連明尼亞波利斯在美國的什麼地方都還不知道呢。

直到多年以後，伯納德也一定會記得他與塔爾相遇的那個決定他命運轉折的午後，他在功成名就之後所寫自傳中記下了臨別時塔爾的一句話：「在那裡，你每天都會見證醫學進步的歷史」。事實上，伯納德可不僅是見證了歷史，他把自己也活成了這段醫學歷史的一部分。

最初，伯納德在明尼蘇達大學還是在進行一般外科方面的學習和進修。他一邊在實驗室繼續研究腸閉鎖，同時還在手術室為奧根斯汀當助手。

他剛到達明尼蘇達大學時，向奧根斯汀提出打算攻讀博士學位以便返回南非以後能夠成為一名專科醫生，奧根斯汀認為這大概需要 6 年，但也許伯納德可以在 5 年內做到。不料伯納德對這個說法完全不領情，他直白地說：「抱歉教授，我沒有那麼多時間，我已經結婚成家，還有孩子，我需要養家餬口，可又沒有什麼錢，所以我必須在兩年內完成學業。」

奧根斯汀覺得這根本不可能，在生理學或病理學的基礎學習上需要花費一年的時間，之後在臨床服務兩年，最後在實驗室裡花兩年完成論文，再加上掌握兩種外語，通過考試。這怎麼算也得五六年時間。

但伯納德堅持認為自己能夠做到，可以多項任務同步進行，奧根斯汀帶著深深的疑惑勉強同意了他的計畫，最後他問伯納德：「把時間壓縮到這個程度，那你還有時間睡覺嗎？」伯納德長舒了一口氣回答說：「我可以不睡那麼多。」

由於這些年伯納德並沒有什麼收入，他又想在這麼短的時間內完成學習任務，在美國的日子當然不會舒坦，但自小窮困的他似乎有著異乎

頑強的生命力，這一點讓美國醫生們頗為震驚。他的住處離醫院大約有兩英里的距離，為了省下交通費，他往返其間只靠一雙腿，這腳力恐怕已在上大學期間就鍛鍊出來了。為了賺些額外的收入，他甚至還在晚上為其他病人當看護，在社區內幫鄰居們剷雪，知情後的鄰居們都覺得非常不可思議。其他美國的醫生同行都認為做這些低等的雜事也太有辱醫生的尊嚴了吧。但伯納德卻認為，自己的尊嚴不在於此，而在於當妻兒來美國團聚時，作為丈夫和父親，他要給他們一個稍微像樣的家，他起碼要為這個暫時租住的房子添置幾樣家具。妻兒的到來，一度帶給在異國打拚的伯納德短暫的溫暖，不過遺憾的是，他的妻子無法適應在美國的生活，經過短暫的停留之後，她就帶著孩子回到了南非，臨走時還與伯納德發生爭吵，她甚至希望丈夫中斷學業跟她一起回家。

傷心欲絕的伯納德選擇孤身一人繼續在異國尋夢，心無旁騖地投身於醫學研究工作中，希望儘早學成歸家和妻兒團聚。有一天他經過一個手術室的門口，無意間向裡面看了一眼，當時裡面正在進行一臺心臟外科的手術，正缺人手，就招呼他上臺幫忙。心臟手術的場面震撼了伯納德，他後來說，那種感覺就像一臺機器連接著整個外科世界的未來，他做出了人生中至為關鍵的一個決定 —— 轉行心臟外科。只因在這無意中看的一眼，心臟外科的歷史將要被加速了。

如果說之前被家庭醫生趕出、在開普敦大學受挫都是他被動接受命運的驅使，那麼這一次轉向，則完全是他主動的選擇，雖然這個契機仍是很偶然的。他跟奧根斯汀提出放棄目前一般外科的工作，想去心臟外科學習，奧根斯汀起初對這一要求不太高興，最終還是同意了。在心臟外科剛剛開始於明尼蘇達大學興起的時候，很多最初慕名來看奧根斯汀手術的醫生都紛紛轉去看心臟的手術。作為已經成名多年的外科學大宗師，奧根斯汀如果是一個心胸狹隘的人，很可能會對這批新興的少壯派

加以打壓。可事實是，那些關鍵性的進步都是在他的支持下完成的，甚至日後發生在南非的第一例人體心臟移植手術，也與奧根斯汀的一個慷慨之舉有關。作為當家人，奧根斯汀常把自己比作後勤司令，要為年輕人的發展提供足夠的陽光雨露。這對一個新興學科的發展來說，是多麼彌足珍貴。

接下來的幾個月，伯納德開始跟著李拉海等人在心臟外科學習，學習如何使用心肺機。憑著扎實的外科基本功、過人的天資以及不懈的努力，漸漸地，他可以參加一些心臟手術了，有時候甚至可以獨立完成一些操作。但心臟外科畢竟是一門風險極高的專業，伯納德又是一個新手，他在手術室的日子不太可能風平浪靜。

有一天，伯納德在為一個 7 歲的孩子做心臟手術時，誤傷了心臟外壁，血開始向外噴湧。他頓時慌了手腳，沒有先以手指壓迫止血，而是試圖用止血鉗鉗夾，結果反而擴大了破裂口，監護儀上顯示的血壓數值一路下跌……作為上級醫生的李拉海發現問題後，飛速刷手，上臺，止血，可孩子的心臟卻再也沒能重新跳動起來。在心臟外科手術中，某些關鍵時刻必須在極短的時間內做出最恰當的反應，伯納德的這一失誤導致一個也許有救的幼小生命就此夭折。

尤其恐怖的是，這一低級失誤的全程都被病童的父親在手術室上方的觀察室看得清清楚楚，搶救失敗後，伯納德還向上望了一眼，正看見那位絕望的父親憤怒地瞪著他搖頭……伯納德嚇得夠嗆，來到李拉海的辦公室，甚至不敢坐下，他充滿懊悔地說：「這可怎麼辦，我無論怎麼做也無法挽回這個孩子的生命了。」李拉海問道：「你有沒有從這次事件中學到東西？」伯納德回答：「學到了，這種情況應該先用手指壓迫止血，再做後續處理。」李拉海說：「這就足夠了，我理解你的懊悔和恐懼，因為我也曾犯過類似的錯誤，但明天又將是充滿希望的新的一天，我仍然充分信任你

的能力，你將迎接新的考驗。明天的手術，仍由你來操作。」

這樣的打擊，可能很多外科醫生在成長過程中都曾經遇到過，相當一部分人從此一蹶不振且永遠告別了外科。伯納德的幸運在於，他遇到的老師是李拉海，他後來在自傳中寫到這次對話時，再次表達了對李拉海的感謝：「謝謝您給我平復心情的機會，謝謝您理解我的失誤，謝謝您理解我對成功的渴望。」

除了這次慘劇對他的心理造成的打擊之外，他在學習期間還患上了嚴重的關節炎，這對於一個需要手指等小關節精確動作的外科醫生來說是極具破壞性的，但伯納德卻頑強地堅持了下去 —— 或者說關節炎饒過了他，至少暫時是如此。到了 1958 年 2 月，僅僅兩年多一些的時間，伯納德就透過了德語和荷蘭語兩門外語的考試，透過了病理學的學習，並以腸閉鎖方面的研究獲得了外科學博士學位，同時以動脈瓣膜方面的研究攻取了另一個碩士學位，並有幸獲得了美國 NIH 的資助。除此之外，伯納德還利用周末的時間進行了有限的遊學，有幸結識了當時明尼蘇達大學之外幾位頂尖的心臟外科醫生，包括梅奧醫學中心的約翰·韋伯斯特·柯克林、德克薩斯的丹頓·阿瑟·庫利和麥克·埃利斯·德貝齊。

學業完成後，何去何從又成了一個問題，奧根斯汀祝賀伯納德完成學習時，還不無幽默地問了一句：「你到底是利用哪些時間睡覺的？」他誠摯地表達了希望伯納德留在美國繼續發展的願望，經過了兩年多的學習，明尼亞波利斯已經讓伯納德有了歸屬感，他也知道或許留在美國會有更光明的前程，但他更清楚的是，他的根不在這裡，他還是要回南非。

不過，誰也沒想到這個僅僅在美國學習了兩年多的年輕醫生，會在回國之後搞出那樣大的動靜。按照伯納德自己的說法，奧根斯汀基本上就是將其視為一個醫學生而不是外科同道。為了幫助伯納德回到南非以

後順利開展心臟外科的工作，臨別前，奧根斯汀向華盛頓當局為其申請了 10,000 美元（一說為 6,000 美元），用以購置一臺心肺機帶回南非，但這一慷慨決定後來讓美國一些外科醫生懊惱不已。

像所有的成功者一樣，伯納德名動江湖之後，經常被人問及成功的要素是什麼。他回答說：「機會，想像，能力，運氣。」很多有過歐美學習經歷並有一定能力的年輕人，回國以後非但得不到重用，甚至可能遭到打壓，伯納德卻沒遇到這些。在開普敦的格魯特·斯庫醫院，外科主任詹尼·H·勞教授（Jannie Hendrik Louw）在焦急地等待伯納德的回歸，可因為一個動脈瓣膜的研究，伯納德的歸期比預定時間又遲了 4 個月，勞教授並不是擔心伯納德會中途變卦不回來了，他的焦急另有原因。

伯納德將在格魯特·斯庫醫院開展心臟手術的消息不脛而走，如果他能夠取得成功，那麼這家醫院將是整個非洲醫療界第一所能夠開展心臟外科手術的醫院。但在伯納德回來之前的 9 個月，也曾有一位醫生從美國購置了一臺心肺機，但未經充分訓練，就急於求成。在這位醫生把這臺機器與病人連接起來之前，他只是把水灌進去測試了一下它的機能是否可靠，結果造成了一場不可收拾的悲劇，病人的血流得滿地都是，心臟病自然是沒治好，人也白白死掉了。這次失誤讓勞教授大為光火，他下令，在伯納德回國之前，任何人不允許再開展心臟手術。

伯納德回到開普敦之後的第二天清晨就去了醫院，勞教授問：「心肺機呢？」伯納德說：「兩周以後能到，現在還在船上。」勞教授說：「我相信你能把事情做好，先前的事情猜想你也聽說了，能說說你的計畫嗎？你打算如何在我們醫院開展心臟外科手術？能確保萬無一失嗎？」伯納德說：「首先，我們要組建一個心臟外科團隊學習使用心肺機，然後進行動物實驗，等大家都能熟練掌握這個流程了，才能在人體開展心臟手術，整個準備時間，大約需要 2 個月。」

勞教授心裡有了底，積極地幫助伯納德籌辦心臟外科實驗室，組建科室團隊。

　　當心肺機終於運抵開普敦並在醫院裡組裝完畢時，伯納德對團隊成員說：「大家要記住，只有我們當中的每一個人都正確地執行操作，才能保障病人安全地活著，但有任何一個人出現差池，就會讓病人喪命，我們現階段的準備工作，就是為了避免發生這樣的不幸。」

　　經過嚴格規範的訓練，伯納德帶領團隊順利地開展起心臟外科的手術，在 1960 年代他們發表了一系列優秀的論文，範圍包括先天性心臟病、動脈瘤、心臟瓣膜等。隨著常規心臟手術的逐步開展，伯納德的野心也逐漸開始成長，他要證明自己有實力棲身於世界頂尖心臟外科醫生的行列，讓昔日美國的老師也對自己刮目相看。

　　回到南非以後的伯納德又先後 6 次出國學習，當然，去美國的次數最多。1966 年，當決定要做心臟移植這一手術時，他心裡清楚，對於他來說，手術技術方面已經沒有太大問題了，關鍵是如何抗排斥。為此，伯納德在美國里奇蒙的維吉尼亞醫學院跟大衛·修姆（David Hume）學習了 3 個月。在那裡，修姆為他提供了可觀的薪水，並讓其在腎移植的過程中學習如何處理供體、如何處理排斥反應等細節。那時，理查·洛厄（Richard Lower, 1920-2008，這位和前面講輸血那一章節中的先驅同名同姓）是維吉尼亞醫學院的心臟外科主任，此人是繼 1912 年獲得諾貝爾生理學或醫學獎的亞歷克西斯·卡雷爾之後，又一位在實驗外科學方面有極高造詣的外科醫生，是心臟外科學發展史上一位舉足輕重的人物。洛厄當時已經能開展動物的心臟移植手術，而伯納德正是在這個階段的學習中，有幸觀摩了一次洛厄在狗身上做的心臟移植手術。這也是開展心臟移植手術之前，伯納德唯一一次與心臟移植直接有關的學習經歷，此前他並沒有看到任何人做過此類手術。本來伯納德要進行心臟移植手術

的計畫是嚴格保密的，可不知道什麼原因，他的一位助手無意間說漏了嘴，告訴洛厄說：「你知道嗎，伯納德準備回南非以後開展這個手術的。」洛厄只是聳了一下肩，心想，開什麼國際玩笑啊，我還沒做成呢。

孰料，僅僅 4 個月後，洛厄所認為的國際玩笑就變成了萬眾矚目的現實。這件事可能真的讓洛厄糾結了很久。直到 2008 年 5 月洛厄去世時，《紐約時報》的紀念文章還提到他一生對心臟外科的貢獻，說他為人類第一例心臟移植術的成功鋪平了道路，並解釋說他之所以沒有早期施行人體心臟移植，是因為顧及供體受體組織不相容等云云。

這次從里奇蒙學習歸來後，伯納德開始組隊準備心臟移植的手術了。他們首先完成了一例腎臟移植手術，為的是開啟局面，讓南非在倫理及法律層面認可器官移植。幸運的是，南非當時針對器官移植供體的法律還是較為先進的，如果有兩個醫生判定一個病人腦死亡，那麼他就可以作為供體提供心臟、腎臟和肝臟，但有權宣布病人腦死亡的醫生不得從事器官移植的工作。這次腎移植手術做得很成功，病人術後存活了 23 年。伯納德在晚年經常提起此事，他開玩笑說：「我是這個世界上做腎移植效果最好的外科醫生，我的腎移植病人術後 23 年存活率為 100%。」

之後，伯納德一面高調對外界宣稱自己在瓣膜外科方面開發了許多新的技術，一面反覆進行動物實驗，完善心臟移植的技術細節，祕密地為人體心臟移植做籌備。美國人對此一無所知，事實上就連他的頂頭上司 —— 格魯特·斯庫醫院的院長也不知道他的具體計畫。好一個「明修棧道，暗度陳倉」！

當伯納德完成了第 48 例心臟移植的動物實驗之後，他覺得自己有把握開展人體的心臟移植術了，但他需要心臟內科醫生為他推薦一個合適的病例。

但沒想到心臟內科主任瓦爾維·謝利勒（Val Schire）教授直接表達了反對意見，他問伯納德：「你憑什麼覺得你有把握進行人體心臟移植？就憑你在狗身上做的實驗？」

當頭挨了一悶棍，伯納德感到非常沮喪，沒有謝利勒教授的推薦，他的計畫根本進行不下去，但他不想放棄這個有可能揚名立萬的機會，於是在經歷了短暫的躊躇鬱悶之後，再次堅定了主意，他相信精誠所至、金石為開，只要有足夠的耐心死纏爛打，就不信謝利勒教授不鬆口。

1967 年 11 月的第一個星期，伯納德進入動物實驗室看到自己的弟弟馬呂斯·伯納德（Marius Barnard）正在和助手做一例狗的心臟移植術，他對在場的各位正式宣布：「兄弟們，這是我們最後一次做心臟移植的動物實驗。」馬呂斯不解地問：「哥，難道我們就這麼放棄嗎？」「怎麼可能放棄！」伯納德興奮地解釋說，「就在剛才，謝利勒教授叫我過去，他認為有一個病人如果不做心臟移植的話，結局是必死無疑，也許推薦給我們尚有一線生機，我們的機會來了！」

那位被選中的病人叫路易斯·華什肯斯基（Louis Washkansky），以今天的標準，他絕對不符合心臟移植的要求，病得太重了。這名 55 歲的病人是一名白人，他患有冠心病合併心臟衰竭，同時還有糖尿病和外周血管疾病。這個傢伙年輕時是一名舉重運動員和業餘拳擊手，二戰時曾在軍隊服役，退役後做了業務員，他身材高大，頭腦聰明，喜歡賭博、吸菸、喝酒，熱愛生活，性格外向，有強烈的求生欲。他一直試圖在妻子面前保持男子漢氣概，裝作一切都還好，病成這樣還偷抽菸，幾乎是垂死之人了還不忘與護理師調情。

1966 年 4 月時，內科醫生已經認為他活不過幾個月，可是這個頑強的傢伙居然苟延殘喘地又活了一年多。他依舊是垂死的狀態。1967 年 9

月，他已經出現了嚴重的呼吸困難與水腫，腫脹的下肢甚至必須鑽孔引流緩解水腫。他無法睡覺，只得坐在椅子上，讓水腫液順著腿流到盆子裡，皮膚也幾乎變成了黑色。這樣垂死的掙扎簡直就是一個惡夢。患有心臟病而還活著的情況，病情最重也不過如此了。

當伯納德見過華什肯斯基和他的妻子，並提出說為他換一個新的心臟的建議時，病人對手術可能要面對的凶險稍微表現出了一絲恐懼，對於是否接受這樣一次破天荒的手術猶豫不決，這時，伯納德對病人提出了一個後來被所有外科醫生拍案叫絕的比喻：「如果你被一頭獅子追到了一條河邊，你跳還是不跳？不跳你肯定會喪命於獅子之口，可跳之前，你又發現河裡還有鱷魚，但只有你選擇跳進河裡，才有機會躲過鱷魚，活著游到對岸，這當然是一個兩難的困境，可如果不是因為你病的這麼重，你原本是不必在這樣的兩難之間做選擇的。」華什肯斯基最終同意了這個方案，但他的妻子事後曾表達了當時的良心困境，因為留給病人的時間已經不多了，決定接受心臟移植也就意味著，為了盡快得到心臟供體，他們每天都在希望有一個無辜的人死去……

在這次手術之後，有一種批評的意見是，伯納德向病人兜售了虛假的希望，誘導病人同意了這次風險極高的手術，伯納德反駁說：「南極的風，只能吹向一個方向，就是北方；瀕死的病人，只有一個念頭，就是活下去的希望。」

病人敲定了，心臟供體的選擇要依賴神經外科醫生來提供，伯納德將自己的計畫告知了神經外科的同行，讓他們幫忙留意合適的腦死亡供體。在手術實施前 3 個星期，他們等到了一個供體，但是伯納德放棄了，因為這是一個黑人。在當時的南非，種族問題十分敏感，如果病人和供體中有一個是黑人，則他們極可能被攻擊為用黑人做人體實驗，這是吃力不討好的事。關於這一點，謝利勒教授也曾反覆告誡他們千萬不

能「踩線」，因此他們還得繼續等待。但華什肯斯基的病情愈加嚴重了，死神在步步緊逼。事實上，即使在器官移植已相對多見的今天，這種受體在等待合適的供體出現前就死亡的情況也非常多見，伯納德很擔心他會失去這次機會。

1967 年 12 月 2 日下午，這原本是一個尋常的星期六的下午，對於愛德華·德威爾（Edwards Darvall）這樣一個四口之家來說，也沒有覺得這一天有任何異常。離聖誕節還有些日子，但開普敦城裡的商家已經迫不及待地開始做準備了，空氣裡瀰散著節慶的氣息。愛德華的女兒丹尼絲·安·德威爾（Denise Ann Darvall）25 歲，妻子瑪格麗特·安·德威爾（Margaret Ann Darvall）53 歲，這母女倆感情好得就像姐妹，她們無論到哪裡、做什麼事情都在一起，他的兒子基思（Keith）14 歲。兒女雙全，一家四口，其樂融融，多麼安逸的庸常歲月，像所有的普通人一樣，愛德華認為平淡的日子會一直這樣一天天繼續下去。

丹尼絲開著新車載著一家四口去訪友，路上他們一直唱著一首老歌，這首歌丹尼絲以前教過弟弟基思，直到很久之後，愛德華看到家裡的鋼琴，還會想起女兒一邊彈琴一邊教小兒子唱這首歌的情景。車在路邊停下，因為他們要為朋友帶一個蛋糕，商場就在馬路對面，「我們去去就回，爸爸，就買一個蛋糕哦。」丹尼絲和母親下車去馬路對面的商場，愛德華和兒子留在車裡等她們回來，「爸爸，」基思說，「我敢說這兩個人一定會耽擱好一會兒，嘿嘿。」「我看也是，」愛德華說，「這陣子這裡都很忙，等她們選好了東西還得排隊呢。」

丹尼絲和母親確實是在排隊等候，等到她們買完蛋糕從商場出來準備過馬路時，時間是當天下午的 3 點 45 分，「爸爸你看，媽媽和姐姐她們出來了。」馬路對面的父子倆看著她們準備走回來，可惜，她們卻再也沒能到達對面，一場突如其來的車禍，讓愛德華永遠失去了妻子和女

兒……

他簡直不知道自己是怎麼來到醫院的，妻女都是血肉模糊，其狀甚慘，到醫院之後，先是被告知妻子已經沒救了，女兒也情況危急，厄運驟降，愛德華的世界天旋地轉，一片黑暗。「爸爸，要不你先回家？留我在這裡等消息吧。」基思對愛德華說，「家？沒有人的家，我回去做什麼呢？」愛德華不走，哪怕是又一個不好的消息，他也要等。

晚上 10 點多，醫生從手術室走出來，愛德華認為，這也許是讓自己看女兒一眼，但醫生卻說：「我們……可以跟你談一下嗎？」愛德華知道最後的時刻到了，「我們做了一切所能做的事情，但還是救不了您的女兒，腦科專家說，已經沒有任何希望了。」

「你們，就只是要跟我說這些嗎？」絕望的愛德華問道。

「哦，不，不止這些，如果您不介意，可以讓您的兒子和其他親戚先出去嗎？我們有一事相求。」

愛德華讓兒子和幾個親戚先出去，「好吧，還有什麼事？」

「我們確實救不了您的女兒了，」醫生說，「她傷得實在太重了，但是醫院裡有個瀕死的男人，如果您允許我們用您女兒的心臟和腎臟，我們就能救他一命。」

此時的愛德華回憶起有一年自己的生日，女兒在蛋糕上做了一顆心，並寫下了「爸爸，我們愛你」，他還回憶起女兒從銀行拿回的第一周的薪水就為自己買了一件浴袍。關於女兒的往事一幕一幕浮現，此刻就要訣別，這是他這位父親最後一次能為女兒做的事了，她從前總是那樣的樂於付出，如果現在是醫生問她是否願意獻出心臟，如果她還能為自己做決定，她會怎麼回答呢？愛德華看著醫生溫和慈悲的眼神，他明白，這位醫生其實很想救自己的女兒，很希望她可以活，但女兒沒有活過來的機會了……如果拒絕了這位醫生的要求，那麼那位瀕死的男人也

將失去存活的希望，愛德華的靈魂能安靜嗎？

他彷彿聽見了女兒在責怪自己：「爸爸，為什麼您不答應醫生的請求呢？為什麼您不讓他們去幫助別的病人繼續活下去呢？」

4 分鐘過後，愛德華對醫生說：「好吧，既然你們救不了我的女兒，那麼就盡力去救那個男人吧。」

醫生拿出準備好的表格，愛德華顫抖著簽了同意書，在簽名的那一刻，他已經沒有任何猶豫，手的顫抖是因為巨大的悲痛，而不是在同意醫生利用女兒的心臟這一點上還有所遲疑，「這總好過讓女兒的心臟和腎臟也一起化作灰。」愛德華對自己說。

除了心臟以外，丹尼絲的腎臟則被移植給了一位黑人男孩 —— 這在種族主義問題還十分嚴重的當年的南非尤其難得，而愛德華在簽署同意書的時候就已經被告知了，如果他不同意將女兒的腎臟移植給一位黑人，那麼醫生就不可以那樣做，但仁慈的愛德華沒有介意。

在此事經由媒體報導以後，一位陌生人寫信給愛德華說：「我是一位截癱病人，您的義舉深深感動了我，我原本沒有下定決心死後將自己的角膜捐獻給眼庫、屍體捐給醫院做解剖研究，但您仁慈的犧牲則推動我必須那樣做，我相信，在這個世界上的其他角落，也一定有許多人會像我一樣，因您的人道犧牲而做出和我一樣的抉擇……雖然我已經近10 年不能離開輪椅，但如果能有幸邀請您來拜訪我，我一定會盡地主之誼。」

另一邊，華什肯斯基先生在獲知已有心臟捐贈者之後的兩分鐘內，再次表示願意接受這一手術。

還在睡夢中的部分移植小組成員各自接到了電話，紛紛忙不迭地趕來，甚至有人穿著睡衣出現在醫院，還有人汽車半路拋錨，一路連滾帶爬地上了山，等到了格魯特・斯庫醫院時已經狼狽不堪地上氣不接下氣。

馬呂斯在接到哥哥的電話時，正在家裡和妻子慶祝他們的結婚 16 週年紀念日，可如此重要的手術，他怎麼能缺席？放下電話，他也忙不迭地趕來醫院。

華什肯斯基被推往手術室，在這個他期待許久的重要時刻終於到來之時，這位病人開始有些發抖了。過去有一位經歷過重大手術的拳擊手曾經對他說：「這種感覺就像是還不知道對手是誰時便被推上了擂臺。」華什肯斯基在被麻醉前的最後一句話，是緊張地問伯納德：「作為我的主刀醫生，你就相當於我以前做拳擊手時的經紀人，請你告訴我，我們的對手是誰？」「它是狂野的死神黑桃 J，」伯納德答道，「對付它，我只有一張王牌 —— 紅心 K。」（紅心 K 的英文是 the King of Heart。）

丹尼斯的心臟停止跳動後，又等了 3 分鐘，確定其心臟不會再跳動起來之後，醫生們開始迅速開胸建立體外循環，為切取這枚健康的心臟做準備。與此同時，隔壁的手術間裡，華什肯斯基也被開啟胸腔，準備建立體外循環。兩邊的手術必須在時間上密切配合，才能達到最佳效果。可就在為華什肯斯基建立體外循環的操作過程中，一個意外差點使全部的努力功虧一簣。最初，伯納德打算在大腿根部的股血管處插管建立體外循環，以方便胸部的手術操作，但由於粥狀硬化的存在，病人的血管條件實在太糟糕了。體外循環的迴路不通暢，壓力檢測顯示急速升高。這時如果發生血管破裂，大量的鮮血將噴湧而出，這個手術也就提前結束了。危急中，伯納德果斷排除險情，重新在胸腔主動脈處建立體外循環，挽救了這第一次心臟移植手術。（一些與外科醫生有關的電視劇中，出現手術過程中鮮血濺了醫生滿身滿臉的情況，就大致是這樣。沒有親身經歷過這樣的場景，很難理解當時的凶險，真可謂千鈞一髮，分秒必爭，一個閃失就可能令這次手術徹底失敗。除了心臟外科之外，別的外科專業確實罕有這種情形。）

伯納德來到供體的手術間，此時丹尼絲所處的情景一定會讓所有古典的哲學家困惑不已，非生亦非死，這是一處由現代科學技術維繫的此前無人抵達過的遺忘之原，此時若停掉呼吸機和其他必要的藥物等高級生命支持系統，丹尼絲的全部生命跡象都將停止。伯納德執刀的手因過度緊張而出現了抖動，這畢竟是一場很可能要寫進醫學史的重大手術，背負著那麼多人的希望，凝聚著那麼多人的汗水，伯納德穩了穩心神，果斷俐落地切取了丹尼絲的心臟，放入冰盆，走了 31 步，將這枚心臟拿回主手術間交予助手。

從此時起，這顆心臟將不再流淌丹尼絲的 Rh 陰性 O 型血，那麼它能否承擔其循環華什肯斯基的 Rh 陽性 A 型血的重任呢？

2000 年 9 月 15 日，當伯納德再次回憶起這次手術時，他說：「我記得最清楚的是當我將華什肯斯基的心臟切掉時，那是我生平第一次看到一個『活人』空蕩蕩的心包腔，只留有部分心房的外壁。我忽然意識到，到了這個關頭，真的已經沒有回頭路了……」

相比於華什肯斯基寬闊的胸腔，丹尼斯的心臟是顯得小了點，本來女性的心臟就比男性的小，而病人的心臟又已經嚴重擴張，因此將丹尼斯的心臟置於華什肯斯基的胸腔之內，那種不匹配的程度，就好像我們在大街上看到的那種大胖子男人和嬌小女人手牽手的組合。

伯納德有條不紊地將丹尼斯的心臟與華什肯斯基的幾條大血管分別吻合在一起，與其默契配合的助手，一位是羅德尼·休伊森（Rodney Hewitson）醫生，另一位則是他的兄弟馬呂斯。這些基本操作，伯納德兄弟兩人早已爛熟於胸，無數次動物實驗的演習，正是為了今天這一刻的實戰。吻合完成以後，最關鍵且最激動人心的時刻到來了：這顆被移植的心臟能否重新跳動起來呢？

一位曾參與了該手術的醫生說，當時的情景就像開啟了汽車的點火

器，伯納德只輕輕一拍，這個心臟就開始跳動起來了，激動不已的伯納德氣喘吁吁地說：「上帝啊，它開始跳了！」但更多的文獻顯示，事情並非如此順利。當丹尼絲的心臟第一次開始在華什肯斯基的身體裡跳動起來之後，伯納德命令停掉心肺機。可此時病人的血壓開始直線下降，心臟越跳越慢，他們不得已又重新啟動心肺機，待心跳恢復正常，血壓平穩之後，再次關掉心肺機。同樣的情況又出現了。伯納德真的開始懷疑這次手術能否成功了。不過，謝天謝地，第三次嘗試停掉心肺機時，這顆心臟終於沒有令大家失望，頑強地恢復了規律的跳動，可以推動著華什肯斯基的血循環流動了。伯納德後來這樣描述當時的情形：「麻醉醫生約瑟夫・奧辛斯基（Joseph Ozinsky）對血壓的讀數簡直是進入我耳畔動人的音樂，『血壓現在 50 毫米汞柱，現在 55，現在 60，現在 65，現在 70，80 啦……』」眼見到勝利在望，伯納德瞄了一眼手術室的鐘，當時是 6 點 24 分，他把戴著手套的右手伸向對面的助手說：「羅德尼，我們做到了！」羅德尼也同樣伸出右手與伯納德輕輕一握，但不無憂心地說：「也許我們高興的稍微有點早。」

　　經過了一整夜的奮戰，手術在 1967 年 12 月 4 日早上 7 點結束了。伯納德走進休息間喝了一杯茶，緊繃的神經感覺稍微放鬆一點，一位同事過來摸了一下他的脈搏，那一分鐘達到了 140 次……伯納德這時才撥通了院長的電話：「院長，我完成了一例心臟移植手術。」院長在睡意朦朧中接起了電話：「嗯？在狗身上完成的嗎？」「不，是人。」「我……你怎麼現在才告訴我！」

　　這麼早被電話鈴聲吵醒，院長顯然是不太高興，這麼大的事，作為院長他居然一直被蒙在鼓裡，火不往上冒才怪。伯納德放下電話，驅車回家。不過，好戲才剛剛開始，這次手術造成的影響，彷彿在醫學界上空升起一團蘑菇雲。

正像當時學術界多數人猜想的一樣，心臟移植的難點和關鍵並非手術技巧，而是術後處理。手術雖然結束了，但華什肯斯基心衰竭的情況能否得到緩解，他到底能在術後存活多久，甚至，他是否會在手術當天就突然死亡……這些問題，恐怕包括伯納德本人在內，整個手術團隊都只能走一步看一步。

伯納德在 1969 年出版的自傳體小說《一生》(*One Life*)中，用了 64 頁的篇幅事無鉅細地記錄了這次手術後 18 天的情景，但我們只能簡而述之。華什肯斯基離開手術間時，身上從上到下一共有 18 根管道和連接線，包括鼻胃管、心包引流管、胸腔引流管、頸靜脈導管、導尿管、心電監護儀……如果恢復過程順利，這些管道和連接線會逐個移除。

華什肯斯基在術後 1 小時後就恢復了清醒，術後 36 小時吃了一個雞蛋，這個開端似乎還不錯。但伯納德的手術小組哪敢有絲毫鬆懈，畢竟排斥反應彷彿一柄高懸的利劍，不知何時它就將落下，之前所有的努力都將被斬碎。伯納德在里奇蒙的所學，悉數被用在了華什肯斯基身上，伽馬射線攝影，潑尼松 (Prednisone) 和硫唑嘌呤 (Azathioprine) [09] 兩種口服藥物，反覆地採血、驗尿、檢測各種酶學指標……手術後的前 5 天令華什肯斯基難以招架，他說：「……這些針每時每刻都在我身上，我快被折磨瘋了！」

與此同時，新植入的心臟確實顯示出了強大的作用。華什肯斯基心衰竭的情況明顯好轉，他排出了大量的尿液（尿液的形成是循環的血液經腎臟濾過的結果，尿量是一個監測心臟功能極關鍵的指標）。3 天之後，華什肯斯基腿上的水腫就開始漸漸消退，術後第六天他開始有了歡笑，感覺自己有可能出院與家人團聚。醫生查房時，他說：「我感覺太好了，

---

[09] 硫唑嘌呤用於防止器官移植中的排斥反應，是美國的格特魯德‧伊萊昂 (Gertrude B. Elion, 1918-1999) 和喬治‧希欽斯 (George H. Hitchings, 1905-1998) 發現的，他們因為發現藥物治療的重要原理與另外一位英國人共同獲得了 1988 年的諾貝爾生理學或醫學獎。

我能自由呼吸了，我的心臟修好了。」這個場景真是有趣，他說的是「我的心臟」而不是「她的心臟」也不是「我們的心臟」，很顯然，那顆心臟已經確確實實地在為他工作送血了，他感受到了重生的希望，甚至跟護理師約好了，等他出院以後，要一起跳舞，護理師被他逗笑，臉上的口罩都移位了。

伯納德當時在記者招待會上說，如果情況繼續好轉，病人將在 3 周後出院回家。

應該說到此時為止，在外科操作的技術層面上，這一次心臟移植手術是成功的。這也說明針對心衰竭這種心臟疾病終末期的情況，心臟移植將可能是一個有效的選擇。相信所有的人都希望華什肯斯基能繼續康復，順利出院。可惜這種美好的願景最後沒能成為現實。

術後第九天，病人出現了胸痛，胸部 X 光片發現其肺部有陰影。對於華什肯斯基來說，當移植後的心臟能夠在他的體內正常跳動，可以維持血流循環平穩之後，最大的兩個威脅：一為排斥反應，二為感染。可當時還沒有辦法準確地鑑別這兩種情況，更要命的是，這兩種情況的治療互為矛盾。病人出現排斥反應時，應該加大免疫抑制藥物的劑量；而出現感染時則應該減少乃至停掉免疫抑制藥物。這好比在你必經之路的左腳和右腳前面肯定會有一處是陷阱，走對了過關，走錯了掉坑。就在這樣一個關鍵的時刻，伯納德不幸邁錯了腳。他認為這個陰影顯示病人已經出現了排斥反應，為華什肯斯基加大了免疫抑制的力度。可是，他錯了。

華什肯斯基的情況變得越來越糟糕，他絕望了，知道自己不能回家過聖誕節了。1967 年 12 月 22 日，那顆來自丹尼絲小姐的心臟在華什肯斯基的胸腔內跳動了 18 天之後，終於因缺氧而漸漸衰弱，最後停止了跳動。為了避免這最後的結局，伯納德可謂傾盡全力，即便華什肯斯基已

沒有了求生的欲望，無法再進食之後，他不顧反對為其插入了胃腸營養管；甚至當華什肯斯基確已死亡、心臟不再跳動時，伯納德仍不願意放棄，他帶領幾個助手想把病人重新放在心肺機上。此時，另外一個醫生終於崩潰了，大聲喊道：「天哪，你是不是瘋了？華什肯斯基已經死了，臨床死亡了！」伯納德這才罷手。

第二天，伯納德主持了屍體解剖。

第三天，屍檢的結果讓他懊惱不已，病人的死因是肺部感染不是排斥反應，他錯誤的判斷導致錯誤的處置，事實上加重了感染，加速了病人的死亡。稍能令人慰藉的是，那顆心臟沒有問題。

伯納德想透過這樣一個手術揚名立萬的意圖是顯而易見的，他很希望引起媒體的關注。這次手術之後，他每天都不厭其煩地對記者進行病情簡報，甚至讓一個電視報導小組拍攝了華什肯斯基與兒子的第一次對話。這一不同尋常的手術，當然極大地吸引了大眾的目光，在南非，伯納德的事蹟被當作一個了不起的成就而廣為傳頌，甚至連政府當局都加入到對這一事件的宣傳之中。華什肯斯基死後，伯納德更是飛往美國，高調地出現在數家媒體面前，甚至將自己與記者的一次談話錄製成唱片。當然，這歷史上第一張以外科醫生為主角的唱片，銷售情況並不怎樣，儘管他在很多地方受到的禮遇如同披頭四樂隊一樣。

多數美國民眾想當然地認為伯納德的手術是一個非凡的壯舉，在技術方面登峰造極，但群眾的眼睛並不總是雪亮的。因為大多數媒體和民眾都對醫學背景了解甚少，以至於無法準確理解正在發生的一切，大家總是對醫學奇蹟和名人軼事比專業複雜的技術細節更感興趣。不幸的是，這樣的窘境，即使在今天也沒有明顯改善，面對凶險而致命的重大疾病，媒體總是急於滿足大眾對醫學突破的渴望，這勢必導致新聞報導失實和追求轟動效應以及醫學的急功近利和行為草率，這樣的例子尤其

在近些年已屢見不鮮，比如近年就有人不顧技術和倫理的障礙，公然透過媒體宣布打算實施人體頭顱移植，幸而此事最後只是變成了一場鬧劇。

同樣是針對這一次手術，美國醫學界內部就呈現出兩種截然不同的反應，可謂毀譽參半。一方面，一些美國醫生認為，這位南非醫生之所以能占得先機，還不是由於美國醫學界對他的培訓。甚至有人說伯納德的手術只是「耍花招」，更有人舊事重提，將指責的矛頭指向奧根斯汀，認為在多數美國醫生長期默默地努力準備做第一次心臟移植的關鍵時刻，其慷慨地贈予伯納德一臺心肺機是錯誤的。另一方面，德州的德貝齊卻盛讚伯納德的這次手術突破了醫學關卡，具有極大的象徵意義。明尼蘇達大學醫院的李拉海更是對這些批評者反脣相譏，認為這些人自己研究不在行，批評的藝術倒是很高明，自己在事業上受挫，只好自封批評家……最有意思的祝賀來自丹頓·阿瑟·庫利，他在電報中說：「祝賀你第一個完成了心臟移植，但我將會是第一個完成百例心臟移植的手術者。」

這一番爭吵，真是夠熱鬧的，可真的如李拉海所言，那些批評者自己在學術方面都不行嗎？非也。在伯納德的批評者當中，至少有兩位在當時的醫學界是極負盛名的，他們是 1956 年諾貝爾生理學或醫學獎的得主安德烈·弗雷德里克·考南德和沃納·福斯曼，如果不是他們早年的努力使心臟造影術成為現實，那麼很多心臟疾病的診斷就無法實現，而心臟外科的出現更是要大大地延遲了。正是考南德痛斥伯納德槍聲未響就搶跑，說僅僅為了顯示在技術上是可行的，就冒險做人體心臟移植手術是不道德的。福斯曼則從倫理學的角度批評了心臟移植的那種令人毛骨悚然的場面：兩組外科醫生在相鄰的手術室裡工作，其中一組人馬持刀在等待一個年輕人的死亡……

回顧心臟移植的歷史時，伯納德終究是一個無法迴避的人物。他因這次手術而名動江湖之時，不過 44 歲，這個年紀就能在醫學界尤其是外科領域享有如此的聲譽實屬不易。但並非每一個同樣努力的人都能如此幸運，當伯納德在萬眾矚目中春風得意、風光無限時，有一位更早的先行者卻在黯然神傷，他就是密西西比醫學院的詹姆斯·哈迪（James Hardy, 1918-2002）。他在 4 年前就試圖完成心臟移植手術，但因為那次失敗，他被醫學界、法學界、倫理學界及大眾一頓炮轟。反觀今日伯納德所享受的種種美譽，他不禁感慨萬千，4 年前的一幕幕又清晰地浮現出來。

　　1964 年，像多數國家和地區一樣，美國還沒有確立腦死亡的概念，這就意味著哈迪若想要完成人體心臟移植，除了需要一名可作為受體的病人外，還必須有另外一個人死得恰到好處。也就是，在受體開始開胸準備接受心臟移植的當口，供體恰好剛剛心跳停止，醫生們才能在當時立刻將其尚可供移植的心臟取出。哈迪意識到，事到臨頭，這種時間上的契合很可能無法實現。為了不錯失這一次移植的機會，他做了一個備選方案，買了 3 隻黑猩猩，即一旦在萬不得已沒有人類的心臟供體時，則啟用黑猩猩的心臟供體。結果是這一備選方案卻變成了現實。可惜，這顆黑猩猩的心臟被移植之後，僅在病人的體內跳動了大約 1 小時，沒能使病人活著被推出手術室，來自靈長類動物的異種器官造成的排斥反應畢竟是太強烈了。

　　由於這是第一次人體心臟移植的嘗試，其在術前就引起了廣泛的關注。哈迪手術失敗的消息一經傳出，尤其是當眾人知道他將黑猩猩的心臟移植給人體並遭到失敗之後，各方面的批評聲音如暴風雨般襲來。一夜之間，哈迪與密西西比醫學院成了眾矢之的。在各式各樣的質疑與批評的聲音當中，甚至還出現了不少加油添醋的謠言。這些惡毒但是不乏

低級噱頭的謠言，經過大眾的發酵傳播與媒體的誇張放大，迅速演變成了一個個離奇詭譎的傳說。不過這些傳說在處於漩渦中心的哈迪看來可一點也不好玩。

有一天，被這種種批評摧殘得焦頭爛額的哈迪，接到了一位朋友自休士頓打來的電話，對方開門見山地問道：「我說哈迪老兄，你到底做了些什麼？我們這裡的報紙上說，你把一個活人的心臟移植給了一隻黑猩猩？」……幾天後，在紐約召開的一個國際器官移植學會上，應邀前往的哈迪開始演講之前，有個人突然竄到麥克風前說：「在你開始演講之前，我得先弄清一件事情。聽說你們是把一個黑人裝在一個籠子裡，把一個黑猩猩裝在另一個籠子裡，然後開始手術。有這回事嗎？」

經過這次打擊以後，沮喪的哈迪放棄了所有進一步探索人體心臟移植的計畫。4 年後，當一個籍籍無名的醫生在南非完成這一壯舉並因此迅速在國際外科學界竄紅時，哈迪恐怕只能仰天長嘆了。

其實美國醫學界對伯納德的這次手術之所以不那麼服氣，恰是因為在美國能夠出色完成這一手術的大有人在，除了哈迪，還有史丹佛大學的諾曼·愛德華·沙姆衛（Norman Edward Shumway, 1923-2006）、維吉尼亞醫學院的洛厄，以及前面我們提及的數位業已成名的心臟外科大師。如果我們從伯納德的這次手術仔細回溯，看看這些技術究竟源自何處，不難發現以下事實：心臟外科方面的基本功，包括心肺機的使用，無疑來自明尼蘇達大學醫院的李拉海和梅奧醫學中心的柯克林等人；伯納德此次手術的方法「標準原位心臟移植技術」則是 1960 年代由洛厄和沙姆衛在史丹佛大學創立的。值得一提的是，沙姆衛的住院醫師培訓也是在明尼蘇達大學完成的，而就在他的住院醫師階段將要結束時，伯納德才開始由一般外科培訓轉入心臟外科。那時的沙姆衛絕對想不到，這位來自南非的不起眼的學弟，有朝一日會與自己成為一時瑜亮，竟先於自己

完成了心臟移植手術。

　　沙姆衛在研究中發現，在心臟移植的操作中，離斷那些為數眾多而又十分纖細的神經，是不必太小心的，因為並不需要把那些神經再重新連接上，重要的是，心臟有獨立於神經系統的起搏點，能自動激起心跳並產生節律。標準原位心臟移植技術包括從左心房中部離斷（而不是完整地切取整個心臟），保留受體多根肺靜脈與左房後壁的連接，並於相應的半月瓣（主動脈瓣和肺動脈瓣）上方切斷大動脈。這種方法簡化了操作，吻合可靠，因此很快得到眾多學者的認可。

　　「標準原位心臟移植技術」的名稱看似很尋常，但這一術式的確立也是吹盡狂沙始到金的結果，箇中曲折難以盡述。比如 1946 年至 1958 年，一位痴迷器官移植的蘇聯學者弗拉季米爾·德米科霍夫（Vladimir Demikhov, 1916-1998）就曾嘗試過 24 種心臟移植技術（共進行了 250 次心臟移植的動物實驗），但沒有一個具有突出的優勢，全部都被淘汰了。此君甚至在 1950 年代還完成了驚世駭俗的狗頭移植，製造了世界上第一條雙頭狗。這且不表，單說就在德米科霍夫的心臟移植手術技術還不太完善的時候，伯納德就於 1960 年和 1963 年兩次拜訪過他。而在那個時期，由於語言及其他障礙，這位蘇聯學者的研究還不太為美國醫生所熟悉，他以俄語寫成的專著直到 1962 年以後才被翻譯成英文。這樣說來，伯納德想完成人體心臟移植的這一野心，最遲在 1960 年時就已經顯露出來了。如果美國醫學學術界的專業情報工作能做得再到位一些，也許就不會被伯納德「搶得勝利的果實了」。

　　痛斥也好，盛讚也罷，無論學術界當時如何評價伯納德的這次手術，這扇鐵門終究已被撬開，人體心臟移植在萬眾矚目中艱難地開局了。1968 年，伯納德完成了他的第二例心臟移植手術，該病人成為第一名術後出院回家的病人，他存活了 18 個月；沙姆衛也完成了美國第一例

人體心臟移植。1968 年這一年，被後世的學者稱為「心臟移植年」，由於伯納德第一次人體心臟移植造成的轟動效應，很多人都耐不住寂寞紛紛殺入戰場，挑戰這一所謂的「極限手術」。僅在這一年，全世界就完成了102 例心臟移植手術。但正如多數學者所擔心的那樣，人們對心臟移植的認識還很初級，供心儲存、移植後器官排斥和感染等一系列問題還沒有良好的解決方案。因此，這一年的手術結果多數是無法令人滿意的，近半數的病人沒能活過 1 個月。排斥反應的力量畢竟太強大了，僅靠潑尼松和硫唑嘌呤兩種藥物遠遠不夠。

　　而最初開始實施這一手術所遭遇的倫理學法學方面的困境，也讓醫生們感到步履維艱。德克薩斯的丹頓‧阿瑟‧庫利就遇到了這樣一起令其哭笑不得的官司。他利用一個受槍擊腦死亡的人做了心臟的供體，結果這一點被一位狡黠的律師鑽了空子。這位律師在法庭上辯稱，他的當事人並沒有殺死被害人，被害人的死亡應該從其心臟停止跳動算起，而正是外科醫生取走了他的心臟，因此，事實上是醫生最終殺死了被害人，而他的當事人之謀殺罪名不能成立……這種顯而易見混淆是非的辯護意見，居然真的被陪審團認可了，當然這與當時美國腦死亡及相關法律不完善有關。這等於是變相地將謀殺罪名扣到了庫利頭上。更可氣的是，這名律師居然還安慰已經七竅生煙的庫利：「別擔心，庫利博士，我會讓這個殺人犯受到懲罰的。」庫利當時只當這名律師故意挑釁而已，隨後他知道了這名律師所言非虛，原來他指的懲罰是用其天價的律師費，搞得這個事實上的殺人犯傾家蕩產、一無所有。

　　由於前述種種困難，心臟外科醫生們紛紛退卻了，1969 年心臟移植完成了 48 例，1970 年的數量驟減為 16 例。很多醫生開始批評這項技術，他們聯合起來提議暫停心臟移植的臨床應用，等到一些關鍵問題取得突破之後再重新開張。剛剛開啟的心臟移植的大門似乎又要緩緩地關閉

了。多數醫學中心的心臟移植計畫都已擱淺,整個 1970 年代只有少數幾家仍在堅持,他們是美國沙姆衛所在的史丹佛大學醫院和洛厄所在的維吉尼亞醫學院,南非伯納德所在的格魯特·斯庫醫院和歐洲的兩家醫院。這期間伯納德試圖透過改進手術方式改善術後效果,但是他開創的那種術式根本沒有被學術界接受;沙姆衛透過精心選擇合適的病例,努力完善術前術後處理等諸多細節,提出了以心內膜活檢的方法早期發現術後的排斥反應,這為日後的抗排斥治療提供了良好的基礎。但畢竟最核心的問題 —— 抑制排斥反應方面沒有重大突破,因此心臟移植術後,病人多難以獲得長期生存。這十年慘淡的堅持,被後來的學者描述為「高階技術苟延殘喘的十年」。事實上,整個器官移植領域均在這一階段被一片悲觀的氣氛籠罩,無可奈何地陷入了僵局。

　　　　　*　　　　　*　　　　　*　　　　　*　　　　　*

　　一件看似風馬牛不相及的事,最終扭轉了整個器官移植外科的窘境,這得從 1970 年一個瑞士青年的無心之舉說起。

　　1970 年年初,一位瑞士的研究人員旅行至挪威的哈當厄高原。這是一處人跡罕至的荒涼之地,地面布滿了各式形態的石頭,他俯身將一小撮土壤裝入隨身攜帶的塑膠袋 —— 這一習慣在山德士藥廠已維繫了十餘年,為的是透過篩選真菌代謝產物來尋找抗生素類藥物。眾所周知,當年青黴素的問世解決了大量的感染問題,受青黴素研發過程的啟發,學者們紛紛將目光投向土壤菌群。他們堅信,神奇的土壤裡一定還藏有別的什麼黴菌,具有同樣的奇效。像這種大海撈針似的舉動,每年在世界各地當以千萬計,也許就在這位職員取樣的同時,世界的其他角落也有人在做同樣的事情,這只不過是一個盲選常規的一部分。孰料這一次俯身卻非比尋常,拾起了千千萬萬病人的性命,拯救了窮途末路的器官

移植學科，更是成就了山德士藥廠開業歷史上一段被廣為傳頌的藥物傳奇。

當年 3 月，在位於瑞士西部萊茵河畔巴塞爾市的山德士藥廠，技術人員分離出了一種前所未見的真菌，並發現該真菌的代謝產物有抗真菌的作用，值得進一步研究。大量培育這種真菌樣本並獲取足夠的代謝產物之後，研究人員將其命名為 24-556（主要成分即環孢素，cyclosporin）。他們首先將 24-556 納入一個測試抗真菌及抗細菌的實驗體系，可遺憾地發現環孢素的抗真菌作用十分微弱，只對極少數的酵母菌有抑制作用，根本沒有臨床價值，在抗細菌方面更是乏善可陳。唯一可稱作優點的地方，大概就是意外發現其細胞毒性很低，如果一個有效的抗生素同時具備這一優點的話，這自然將是一個很有前景的藥物，可惜它在這方面基本沒前途，環孢素一度被打入冷宮。

在前面的故事中，伯納德應付心臟移植術後排斥反應的藥物，只有潑尼松和硫唑嘌呤兩種，但它們的副作用都很明顯。硫唑嘌呤抑制排斥反應的同時，也抑制骨髓生發新的紅血球，潑尼松更是會引發包括骨質疏鬆在內的一系列併發症，這兩類藥物都將使病人感染的機率大大增加。這也是外科界無論怎麼努力，也無法突破器官移植術後長期生存這一瓶頸的主要原因。有沒有一種藥物既能抑制排斥反應，又沒有嚴重的副作用，不影響病人正常的抗感染能力呢？這個世界上的萬物，沒有哪一種東西是專門為人類而設計存在的，環孢素已出現在人類的視野裡，但是它居然恰好真的符合器官移植領域的特殊要求，這是蒼生之幸還是科學發展到一定程度的必然結果？後來科學研究人員對環孢素的認識開發和應用，雖然處處離不開科學的設計和方法，但縱觀整個過程，實在看不出多少「必然」的影子，假如因為在抗生素領域並無前途，環孢素從此被科學家徹底忘記，消失在歷史的長河中，也是情有可原的事。

1962 年，山德士的科學研究人員曾經在某真菌的代謝產物中發現一種抑制排斥反應的藥物卵假散囊菌素（ovalicin），它有強大的抗排斥反應的作用。遺憾的是，它在臨床試驗階段失敗了。因為它的細胞毒性太大，抑制了排斥反應也嚴重打擊了人體。應該說這是一次失敗的嘗試，但因為這一失敗而建立起來的相應的實驗手段篩選措施卻被保留了下來，而這些正是促成環孢素橫空出世的重要原因。1970 年夏天，山德士藥廠免疫實驗室主任桑多爾·拉扎瑞（Sandor Lazary）離開公司去大學教書，讓 - 法蘭索瓦·博雷爾（Jean-François Borel, 1933-）接替了他的職位。當時一項藥物綜合篩選專案正在執行，環孢素正是因為這一專案起死回生。博雷爾將 24-556 納入該專案之後，意外地發現這一低細胞毒性的物質居然具有抗排斥反應方面的潛力，也即在其發揮免疫抑制作用的同時，又不像硫唑嘌呤那樣影響其他體細胞增殖。這不正是抗排斥反應所需要的理想藥物嗎？用博雷爾的話來說，「真是完美得令人難以置信」。這等喜從天降，讓博雷爾興奮得幾乎要暈過去了，他感覺到自己已經站在了一個開發革命性藥物的關口，環孢素呼之欲出。

　　但隨後的事情卻不像預想中那般順利。由於給藥方式、吸收途徑等問題，這一振奮人心的結果在後來的實驗過程中重現性並不好。「屋漏偏逢連夜雨」，恰在此時，公司的策略方向也發生了調整，免疫學不再作為公司主要的發展方向。雖然那些年免疫學在基礎研究方面突飛猛進，但臨床應用方面卻進展有限，尤其是當時器官移植領域剛剛起步就遭遇重創，公司看不到為這個方向的研究投入能有什麼可觀的回報，而環孢素要想透過 FDA 的批准至少還需要 2.5 億美元，又兼當年卵假散囊菌素在臨床試驗階段的失敗讓公司賠了不少。這些原因導致公司高層幾乎要放棄對環孢素的研發。環孢素面臨著第二次被打入冷宮的命運，搞不好將會萬劫不復了。

為了保住環孢素，博雷爾等人巧妙地與公司上層周旋，建議將環孢素轉向當時山德士的主要研究領域 —— 炎症。也是環孢素命不該絕，它在炎症領域確實有所斬獲，有關環孢素的研究也因此得以向縱深發展 —— 環孢素的結構被確定，並可以人工合成。1976 年，第一篇有關環孢素抗淋巴細胞（淋巴細胞與排斥反應有關）的研究論文發表，博雷爾為第一作者，斯坦荷林（H. Stähelin）為第四作者。斯坦荷林是山德士藥理部的負責人，博雷爾所負責的免疫實驗室也是整個藥理部的一個組成部分。在對環孢素臨床前期的研究過程中，他們兩人曾有過密切的合作，也正是由於他們對環孢素的堅持，才有了後來器官移植外科的枝繁葉茂。為驗證藥物的安全性問題，博雷爾和斯坦荷林甚至還親自作為試藥志工。可惜，在環孢素名聲大噪之後，這兩位卻因為榮譽歸屬的問題一度展開了筆仗官司，爭得不可開交。甚至一直到 20 多年以後的 2001 年，山德士公司的新任管理層還組成一個調查組，就環孢素研發的主要貢獻者問題撰寫文章說明情況。

　　其實環孢素的出現是由一系列因素促成的，這包括團隊的合作，薪火相傳的科學方法，還有機緣巧合的運氣，甚至那些 99％的失敗的探索和嘗試等都是必要的組成部分。嚴格說來，環孢素的出現，功勞屬於大家。

　　這些紛爭暫按下不表，且說說這環孢素是如何很偶然地進入臨床試驗階段的。一直到博雷爾 1976 年發表論文時為止，山德士公司仍然沒意識到環孢素有什麼市場價值，他們不想在這個藥物上繼續浪費錢了。有一天博雷爾接到了劍橋大學一位教授的電話，他稱看到博雷爾的論文之後，對環孢素很感興趣，想用來做一些器官移植的動物實驗。博雷爾回答道：「我們已經不生產那個東西了，但是我可以到實驗室看看還有沒有剩餘，如果有，我就把那些都給你。」

1978 年 10 月，在羅馬召開的第十七屆國際移植協會大會上，報告廳被人群擠滿，甚至走道裡都站滿了人，移植醫師們在傾聽劍橋大學羅伊·約克·卡恩（Roy Yorke Calne）教授的歷史性的報告。他介紹了將環孢素用於一些腎移植病人的臨床治療情況，單獨使用環孢素可有效預防排斥反應。後續的研究又證明，環孢素聯合硫唑嘌呤與激素可更顯著地改善器官移植的預後。這時山德士的上層才意識到環孢素是一個如此珍貴的藥物，於是迅速開始商業化生產。

為心臟移植的事業已經苦苦支撐了十餘年的沙姆衛等人，盼望這一藥物的出現盼得眼睛都直了，環孢素之於他們真可謂「久旱逢甘霖」。曾記否，就在伯納德打破了心臟移植這一禁區之後，眾多在外科技術上有此實力的心臟外科醫生一哄而上，發現很多難以克服的困難之後又一哄而散。就在那段心臟移植處於谷底的歷史時期，只有沙姆衛等少數團隊還在堅持。在環孢素出現之前，沙姆衛的團隊堅持每月做一例心臟移植，雖然可以做得更多，但他們沒有那樣做。這個事實上心臟移植領域的第一人，精心地處理每一位病人，為的是累積足夠的經驗。這一階段的心臟移植，已經不再能吸引大眾的注意了，風頭似乎已被伯納德占盡。沙姆衛對此毫不在意，他甚至覺得讓伯納德去吸引媒體的注意力，更有利於自己的研究團隊默默進行扎實的基礎研究。沙姆衛確實做得漂亮，甚至在可以應用環孢素之前，他已經能把心臟移植術後的 5 年生存率提高到 40%，這在當時是絕無僅有的。

卡恩教授的報告當然引起了沙姆衛的注意，他讓同事利用一次和博雷爾一起在瑞士達沃斯滑雪場滑雪的機會接上了頭，弄到了環孢素開始進行動物實驗。1980 年 12 月，美國 FDA 特別批准沙姆衛用環孢素進行人體臨床試驗。結果，一年的術後生存率居然就達到了 90%。而 1968 年時，102 例心臟移植術後一年生存率僅 19%，甚至有半數的人連一個

月都沒活過。環孢素在心臟移植領域裡剛一亮相，就徹底征服了眾學者。1983 年，在環孢素經歷了十餘年千迴百轉幾度沉浮之後，終於透過了美國 FDA 的認證，修成正果。它的出現使整個器官移植領域擺脫了谷底，進入了一個快速發展的階段。它對心臟移植的改變尤其明顯，將幾乎要關閉的心臟移植的大門重新開啟。心臟移植以一個嶄新的面貌重新崛起，再一次在世界範圍內掀起高潮，移植的病例數由 1975 年的 23 例，上升到 1983 年的 172 例，1985 年的 710 例，1986 年的 1,421 例，1999 年的 2,477 例……迄今為止全球註冊登記的心臟移植總例數已達到 8.9 萬例次。每年，在世界各地 225 個醫學中心，有超過 5,000 例心臟移植手術，美國僅 2010 年就完成了 2,333 例。先進國家的一些醫院已將心臟移植列為常規手術病種，術後 5 年生存率可達到 73.1%（男）和 67.4%（女）。

　　縱觀這段歷史，我們不難發現，其實包括 1968 年由伯納德掀起的第一波心臟移植高潮在內，這兩次高潮事件都與沙姆衛有莫大的關係。遺憾的是，伯納德儘管當年搶盡了風頭，之後在事業上卻沒有精進。在 1970 年代，伯納德一直處於媒體的關注當中。他成了飛機上的常客，往返於國際名流之間，他的名字甚至與某化妝品廣告公司連繫在一起。幾年後，他的關節炎惡化，侵犯了他的手關節，他做不成手術了。無可奈何，一代名醫的職業生涯過早地開始一路下滑，他再也無法贏得學院派醫生的尊重了。

　　1987 年，65 歲的伯納德第三次結婚，娶了一個年紀可以當他孫女的模特兒。這段婚姻在 13 年後終結，他還和很多著名的美女傳出過緋聞，比如義大利女演員、攝影記者、法國女歌手等。2001 年 9 月 2 日，這位傳奇醫生到賽普勒斯度假，結果病發辭世，走完了他多姿多彩的一生。

　　對於伯納德，沙姆衛認為他是一位名副其實的先行者，可惜在最初

的幾例心臟移植之後，沒有繼續在心臟外科方面全力投入，在別的方面分散了太多的精力。看起來，對這樣一位師弟也是他一生的對手和競爭者，沙姆衛頗有惺惺相惜之意。儘管在當年美國的許多同行對伯納德很不服氣（其實他們現在也不服氣，在很多美國心臟外科醫生的專著中，他們寧可將 1964 年哈迪那次手術視為人體心臟移植的第一次，可我們知道，那一例事實上相當於病人直接死在了手術室裡），但在最初階段的心臟移植，就病人的平均術後存活時間而言，在美國醫界卻無人比伯納德做得更好，比如沙姆衛在 1968 年 1 月 5 日實施的心臟移植，病人存活了 15 天，艾德里安‧坎特羅維茨（Adrian Kantrowitz, 1918-2008）在 1968 年 1 月 9 日做的心臟移植，病人僅存活了十個半小時……如果我們意識到這一成績都是伯納德在綜合條件和團隊實力遠不如美國的南非實現的，就會更覺得嘖嘖稱奇了，他確實做到了「青出於藍而勝於藍」。也許伯納德本該有更大成就，抑或這樣五色斑斕恰便是伯納德最佳的人生選擇。

關於伯納德的死因，雖然屍體解剖表明他死於嚴重的哮喘發作，但當時媒體卻多報導他死於心臟病。真是成也媒體，敗也媒體。難道說為了符合修辭上的「美感」或旁觀宿命的「文學趣味」，就得編排一個曾經名動天下的心臟外科醫生猝死於心臟病嗎？他去世的新聞又像 33 年前那次手術一樣引起了媒體界的極大關注，因為他曾對南非的種族隔離政策發出過不同的聲音，甚至因此得罪了本地的當權者，就連當時南非的總統曼德拉也公開表達了哀悼，所謂人生輝煌，莫過如此。

在《一生》（One Life）的扉頁中，伯納德寫道「獻給華什肯斯基和德威爾」。在人類歷史上第一次成功的心臟移植手術之後，主刀醫生名滿天下，被永久地載入了醫學史，但年齡永遠被定格在 25 歲的天使一樣的女孩丹尼絲‧安‧德威爾和其仁慈的父親愛德華也應該被寫入人類的記憶。在丹尼絲的葬禮上，所有的人都為這一義舉而動容，伯納德當時因還要

照顧移植術後的病人華什肯斯基而沒能參加這次葬禮，但他的弟弟馬呂斯則來到了葬禮現場。「想想看，」馬呂斯說，「這位女孩已經浴火成灰，而她的心臟卻仍然活著。」

　　我一度誤以為心臟移植應該是整個心臟外科史上最後的故事，集中了人類最頂尖的科技與智慧，是心臟外科輝煌的頂點。可是正當我即將寫完這一篇章時，卻發現事情到此並沒有完結。眾所周知，心臟供體短缺的問題目前尚無法完全解決，很多適合心臟移植的病人就在等待供體的過程中，絕望地走向死亡。還有一個此消彼長的變化是，汽車安全性的提高也使心臟供體的數量減少了，倫理上，我們也不能顧此失彼，為了開展心臟移植就盼著無辜的人出車禍。為此，科學家們開始尋找終極的替代辦法，這其實才是心臟外科發展史上的終章 —— 人工心臟，又一段令人驚嘆到瞠目結舌的醫學傳奇。

12

命懸一線，終極挑戰
── 人工心臟的故事

　　心臟遭遇外傷，可以縫合修補；心臟生而存在畸形，可以矯正重建；傳導通路出故障了，可以用心臟起搏器；冠狀動脈狹窄了，可以繞道、裝支架；瓣膜失去功能了，可以做瓣膜修復和置換；當整個心臟功能徹底無從挽救了，還可以行心臟移植，心臟外科似乎已經發展到了非常任性乃至無所不能的地步了，那麼，這個領域的挑戰已經到了盡頭了嗎？

　　遠非如此。

　　雖然在理論上心臟移植似乎為終末期的心臟病病人提供了一個一勞永逸的解決辦法，但在現實世界裡，所有的資源都是匱乏的，尤其是像人類心臟這麼寶貴的資源，相比於不斷增加的心衰竭病人，顯然是遠遠不夠的，面對死神的從容收割，面對心臟移植的杯水車薪之困，人工心臟的思路自然會引起醫學界有識之士的重視。

　　這一設想的原理是，用在解剖學上和生理學上能完全代替自然心臟的機械裝置，來幫助這些病人度過等待供體的時間，甚至乾脆將其完全永久地植入人體代行心臟功能。雖然體外循環技術的從無到有，掃清了人工心臟這一設想的理論障礙，既然心臟是一個保障血液單向流動的肌肉幫浦，那麼，又有什麼理由要懷疑人工心臟的可行性呢？不過，心臟畢竟是個極為複雜的器官，自然界花了千百萬年才使心臟達到最佳狀態，對人類而言，設計一個人工心臟，需要克服的技術難點多得超乎想

像。整個過程乃是科學技術、生物工程方面的極大挑戰，不可能經由個別人的努力，就使這一設想輕而易舉地走向現實。大量科學家、醫生、工程師都曾為這一設想付出過艱辛的努力。

　　1979 年，華人體外循環先驅葉椿秀訪美，在美國的猶他州立大學實驗室中，威廉·約翰·科爾夫（Willem Johan Kolff, 1911-2009）知道學者葉椿秀曾在非常艱苦甚至是基本封閉的環境下研究人工輔助循環，也許是出於鼓勵，他從口袋裡拿出一把極為普通、木工所用的瑞士軍刀，在葉椿秀眼前晃了晃，並一字一句地說：「我就是用這把刀製作第一個人工心臟的。」

　　科爾夫居然把研製人工心臟的過程說得如此輕描淡寫。不過，他更著名的一句話是：「心臟既然能長出來，就一定能被造出來。」好一個舉重若輕！

　　那麼人工心臟究竟是怎樣被研製出來的呢？我們不妨從科爾夫的經歷來做一番簡單的了解。

　　＊　　　　　＊　　　　　＊　　　　　＊　　　　　＊

　　對於部分民眾來說，人工心臟可能還是個較為陌生的概念，不過若要提到人工腎，即人工血液透析器，恐怕不知道的人就少之又少了。從某種意義上來說，這兩項發明均出自科爾夫之手，科爾夫的一生就是一個神話般的傳奇。

　　生命，是整個宇宙中最神奇的造物，因此生命存續的每一分鐘都無比珍貴，在自然狀態下，很多疾病都可以輕而易舉地取人性命，重要器官的衰竭一度被視為不治之症。有這樣一個人，他在童年時目睹過很多病人的死亡，於是他就幻想長大以後能發明一種機器阻止人的死亡，這樣的幻想可能在很多人第一次失去至親時都會在頭腦中一閃而過，但這個人在長大以後，居然把這一幻想變成了現實，他就是科爾夫。

1911 年 2 月 14 日，科爾夫出生於荷蘭萊頓，他的家族乃是古代荷蘭的名門望族。他的父親雅各布原是一名全科醫生，1916 年成為結核病療養院的主任。據說他小時候並不想當醫生，因為他在父親所在的醫院裡目睹了太多病人的死亡，他不願看到人們死去。也有人說正是因為科爾夫在少年時目睹了父親救治病人的艱難，所以才想學醫以助父親一臂之力。在一次採訪中他曾說：「後來，我學醫、製造醫學儀器的目的就是要阻止人們的死亡。」1930 年，他進入萊頓大學學醫。

　　萊頓大學是荷蘭王國歷史最悠久的高等學府，也是最具聲望的歐洲大學之一，科爾夫在醫學院的 8 年裡得到了許多名師的指點。1938 年他在格羅寧根大學的附屬醫院找到了一份工作，在倫納德·波拉克·丹尼爾斯（Leonard Polak Daniels, 1872-1940）手下做住院醫師，丹尼爾斯是當時西歐著名的醫生，以善於激發住院醫師的天賦、鼓勵他們以非常規手段解決醫療問題而著稱，這樣的言傳身教對科爾夫影響巨大，如果說科爾夫日後的巨大成就是一棵參天大樹的話，那麼也許在此時，這個樹種就已經種下了。

　　1938 年 10 月，科爾夫眼睜睜看著一位叫簡·布魯寧（Jan Bruning）的年輕病人在掙扎中死去，而自己只能和布魯寧悲傷的父母一樣無計可施，這讓科爾夫無比沮喪，明明只要每天在他的血液裡清除 20 克的尿素他就能活下來，為什麼我們做不到？科爾夫想，如果能找到一種方法，可以清除掉在這名病人血液中積聚的有毒廢物，他的生命就可以暫時維持，直到腎功能恢復正常。這跟 1930 年麻薩諸塞州的不眠之夜對吉本發明人工心肺機的啟示多麼的相像！從此科爾夫就開始了對人造器官的不懈追求。

　　在簡·布魯寧病死後的幾天內，科爾夫一頭栽進關於腎衰竭的文獻中，在他的導師丹尼爾斯教授的支持下，他開始與格羅寧根大學生物化

學教授羅伯特‧布林克曼 (Robert Brinkman) 博士合作，努力創造腎臟透析機來淨化血液，以延長腎衰竭病人的生命。

　　不過，這項研究從一開始就讓科爾夫承受了巨大的壓力，當地的醫生同行們對這一研究充滿了懷疑、蔑視和憤怒，那些庸碌之輩無法想像，以科爾夫這般年輕的醫生怎麼可能實現這一前無古人的奇蹟，就連歐洲和美國頂尖的醫學機構都還沒能發明出來血液透析機呢！

　　科爾夫設計了一個實驗：在腸衣中灌滿血液，排出空氣，新增腎臟的代謝廢物 —— 尿素，然後，在鹽水槽裡快速地搖晃腸衣。由於腸衣的半透膜性質，像尿素這樣的小分子可以穿過細胞膜，而較大的血液分子則無法透過。5 分鐘後，所有的尿素都轉移到了鹽水中。很難相信，這便是人工腎的最早雛形。

　　到 1939 年，科爾夫和布林克曼設計製造了幾種類型的人工腎臟，它們在實驗室中運作良好，但還不適合讓病人使用。

　　1940 年 5 月 10 日，荷蘭遭到納粹德國的入侵，科爾夫的研究受到了嚴重的干擾。作為一名愛國者，科爾夫不願與德國人合作，因此他不得不轉移到海牙一家醫院工作，在艱苦而簡陋的環境下，繼續進行人工腎臟的研究。在戰爭期間，這一研究曾幾度中斷，因為他同時也在為荷蘭抵抗組織工作，並利用醫生身分為部分猶太人提供庇護。在這期間，科爾夫先後斷斷續續治療了 16 位腎衰竭的病人，由於早期版本的人工腎臟功能尚不可靠，空氣栓塞、腸衣破裂漏血等問題還時有發生，這 16 位病人都沒有活下來。

　　1945 年 9 月，一位名叫索菲婭‧沙夫施塔特 (Sofia Schafstadt) 的 67 歲女病人被家人送來向科爾夫求治，在當時所有的治療措施都已藥石罔效的情況下，她已出現腎衰竭和敗血症，進入昏迷狀態，其他醫生判斷她也許只有幾小時的生命了。

此時，距離科爾夫第 16 次應用人工腎治療腎衰竭失敗剛剛過去 14 個月，也就是說，科爾夫已經歷了十六連敗。這位如此危急的病人又將是什麼結局呢？索菲婭的家人抱著最後一線希望找到科爾夫，同意科爾夫使用這個功能還不穩定的人工腎挽救他們的母親。

整個透析過程，科爾夫幾乎沒有離開病人的床邊，經過一整晚的折騰，人工腎從索菲婭的體內清除了 60 克的尿素，次日下午，病人從昏迷中醒來，幾個小時後她的腎臟開始排尿，幾天後她的腎功能已恢復到接近正常。

這位歷史上第一個經由人工透析救治成功的人，又僥倖多活了 7 年。其實在為她救治時，科爾夫還頂著另外的壓力，因為在德國侵占荷蘭期間，她是一位納粹合作者，這個身分多招人怨恨啊，戰後的荷蘭人自然會把對納粹者的憤怒轉移到這些合作者身上，在科爾夫決定為其治療時，有人曾勸他說：「不如讓這個作惡多端的女人死掉算了，為什麼要救她？」作為一個荷蘭人，當強敵入侵時，科爾夫選擇不合作；但作為一名醫生，他卻會認真對待每一名病人。他說：「任何醫生都沒有權力決定他的病人究竟是好人還是壞人。」

而今，人工透析技術已經成為挽救腎衰竭病人的常規手段，數以千萬計病人的生命因之得到了延續。毫無疑問，僅憑此一項功績，科爾夫也足以不朽。然而他的成就卻未止於此，或者說，他的輝煌才剛剛開始。

科爾夫早期的經歷除了人工腎之外，他還在海牙建立了歐洲第一個血庫，這個血庫至今仍在使用，因為這個創舉，他獲得了紅十字會頒發的卡爾·蘭德施泰納獎章。另外，他還救助藏匿了從納粹集中營逃到他們醫院的 800 多人，真可謂俠肝義膽、功德無量。

1947 年科爾夫受邀赴美國東岸各州進行了 3 個月的學術演講，1948

年科爾夫赴美接受艾默里獎，這是美國學術界對科學與藝術成就的最高認可的獎項。這一年，他還去費城傑佛遜醫學院拜訪了正在研究人工心肺機的吉本，那時吉本已經在體外循環領域奮戰了 17 年，距離吉本第一次成功地應用心肺機進行房中膈手術還有 6 年。吉本的研究工作帶給科爾夫極大的啟發，他隱約萌生了設計製造人工心臟的想法。這兩次美國之行，讓科爾夫眼界大開。

　　在荷蘭，沒有工業體系資助科學研究，而在美國，這是常態。另外，在美國一個醫學研究者可以專心全職地在大學做教學和研究，不需要再透過行醫治病來養家餬口。

　　1949 年春，科爾夫收到美國克里夫蘭醫學中心的邀請，後者希望他能在這裡做專職的醫學實驗研究，次年 3 月，科爾夫抵達美國，在這裡他將走向人生和研究事業的巔峰。

　　在克里夫蘭醫學中心，科爾夫與弗蘭克・梅森・曾根、唐納德・埃弗勒進行了很多合作，設計了第一個可供臨床使用的人工心肺機。為了解決心臟手術時心臟還有跳動這個問題，科爾夫查閱了大量文獻後發現，英國學者唐納德・梅爾羅斯（Donald Melrose）曾報導過將檸檬酸鉀注射進冠狀動脈可以使心臟停跳，科爾夫等人重複了這一研究，並設計了可以讓人的心臟在手術時停跳並在術後恢復跳動的方法。1956 年 3 月 17 日，由埃弗勒主刀為一個 17 個月大的病童進行房中膈缺損修補的手術，科爾夫負責體外循環，這是克里夫蘭醫學中心第一次使用科爾夫設計的膜式氧合器的體外循環機進行心臟手術，也是醫學史上第一次實現使用檸檬酸鉀讓心臟停跳再復跳。這個病童術後恢復順利，15 天後出院。

　　自此，克里夫蘭醫學中心開始在心臟病的治療方面名聲漸起，後來又因阿根廷醫生勒內・赫羅尼莫・法瓦洛羅的加入，這家醫學中心在心肌血管重建領域率先取得突破，僅僅數年之間，克里夫蘭醫學中心就由一

所小型的私人醫院成長為舉世知名的心臟醫療中心，如今這家醫學中心每年進行的心臟手術達數千例。

科爾夫逐漸成為一位炙手可熱的學術明星，世界各地有許多心懷抱負的研究者來到他的門下學習，結果，科爾夫實驗室原本南腔北調的英語，最後通通變成了荷蘭口音的英語。

1955 年春天，美國成立了人工器官協會，科爾夫當選為第一任主席，在美國僅用了 5 年的時間，科爾夫就坐上了全美人工器官領域的第一把交椅。

在協會成立的會議上，大家主要討論了人工腎透析、體外循環等熱門話題，像人工心臟之類的想法，只有科爾夫等少數與會者有所提及。在當時，人們在內心深處還殘留對於心臟的敬畏，哪怕是對一個瀕死於心衰竭的病人，也許最好的方式是讓他自然死去，如果用人工心臟來延續他的生命，豈不是僭越上帝的角色？但此時春風得意、躊躇滿志的科爾夫，已暗暗下定決心要以畢生之力去挑戰這一無比艱難的任務：造出人工心臟，挽救心衰竭病人。

1957 年，科爾夫和一位 35 歲的日本研究者阿久津哲造（Tetsuzo Akutsu, 1922-2007）合作，用了 6 個月幾乎全天的努力，開發出一種有 4 個腔室的人工心臟，該裝置透過使用循環液壓產生脈動流，外觀上看起來很像人的心臟。1957 年 12 月 12 日，他們將一條實驗犬麻醉後連上體外循環機，在體外循環機的支持下，將這枚人工心臟植入實驗犬的體內，當體外循環終止之後，人工心臟繼續維持了 90 分鐘的血液循環。4 個月後，科爾夫和阿久津哲造在美國人工器官協會的第四次會議上報告了這次試驗。與會的同道們對這一試驗大都持審慎的態度，但有些人在幾個月後也加入到人工心臟研究的大軍中來了，在美國之外，也有一些團隊做了一些嘗試。

比如阿根廷醫生多明戈・桑托・李奧塔 (Domingo Santo Liotta, 1924-) 在法國里昂完成外科方面的訓練之後，就對人工心臟研究產生了興趣。1958 年，他回到阿根廷之後，就在哥多華國立大學建立了自己的研究團隊，他和自己的兄弟薩爾瓦多 (Salvador) 以及一位義大利退休工程師湯瑪斯・塔利亞尼 (Thomas Taliani) 製造了早期的人工心臟，並利用狗和小牛做了數百次實驗，實驗結果在當時看來非常樂觀，因此，學院的院長就建議李奧塔將自己的研究在美國人工器官學會的會議上發表。當李奧塔帶著自己的論文出現在大西洋城的會議現場時，科爾夫意識到這個年輕人必將會在這一領域有所成就，於是便極力邀請他來美國克里夫蘭醫學中心。科爾夫最終成功地將李奧塔招至麾下，1961 年，他們即報告了在狗體內植入人工心臟的實驗結果，李奧塔由此在美國的學術圈嶄露頭角。

其後，李奧塔又先後與德克薩斯州休士頓貝勒醫學院的德貝齊和丹頓・阿瑟・庫利合作，繼續在人工心臟的研究領域披荊斬棘。但李奧塔的這段腳踩兩條船的研究經歷，也間接引發了現代醫學史上一場著名的紛爭。

1962 年，李奧塔團隊報告了主動脈瓣膜手術後心源性休克病人首次臨床使用人工心室的病例。這種最初的輔助裝置是連接於左心房與降主動脈之間，由閥門、導管內的氣動驅動、管狀活塞幫浦組成，以確保單向流動。該裝置支持病人在術後存活了 4 天，隨後病人死於肺炎和多器官衰竭。

受到這些臨床報告的結果以及令人信服的大型動物實驗的鼓舞，美國 NIH 於 1964 年建立了人工心臟計劃，數家機構先後簽約，共同探討機械心臟幫浦工程的可行性。這些機構包括：猶他州立大學的科爾夫團隊 (科爾夫於 1968 年離開了克里夫蘭醫學中心)、貝勒醫學院的德貝齊團

隊、賓夕法尼亞州立大學的威廉・皮爾斯（William Pierce）團隊、克里夫蘭醫學中心的尤金諾斯（Yuki Nosé）團隊等，按照設想，這些人工血液幫浦不僅可作為急性心衰竭恢復期的過渡性治療，也可作為血液循環的是永久性替代。1966 年，德貝齊第一次使用氣動式左心臟輔助幫浦（相當於半個人工心臟，僅輔助左心室的收縮），在心臟手術後支持病人 10 天。

從時間線上我們不難看出，人工心臟的研究其實與體外循環及心臟移植的研究是彼此交錯的，但南非開普敦的伯納德於 1967 年進行的第一次人類心臟移植手術，無疑對人工心臟的研發造成了極大的催化作用，隨著心臟移植研究及實踐的推進，醫學界迅速意識到血液循環的輔助裝置可以作為找到供體心臟之前的過渡支持手段。1969 年，庫利及其同事報告了第一次臨時使用全人工心臟（李奧塔設計），使病人過渡到了心臟移植。正是這次手術，使庫利與德貝齊徹底決裂，在長達 38 年的時間裡連話都不說一句。

這一場紛爭，要先從庫利與德貝齊的相遇說起。

德貝齊在紐奧良的杜蘭大學獲得醫學學位，在杜蘭大學醫學院高年級期間，他在著名血管外科醫生奧爾頓・奧克斯納（Alton Ochsner）博士的實驗室工作，奧克斯納成為指導德貝齊醫學事業早期發展的導師，在 1932 年至 1942 年，兩人發表了大量科學文章，其中就包括關於肺癌與吸菸之間關係的第一篇論文。我們今天當然已經知道吸菸有害健康，但由於利益集團的干擾和阻撓，這個結論的揭示過程其實非常艱難，這個故事我們在此且不細講，各位只要知道德貝齊也是參與揭露吸菸危害的最早期的研究者之一就可以了。

1931 年，23 歲的德貝齊還在醫學院時，就設計了一個用於輸血的滾輪幫浦。這一發明後來成為吉本心肺機的血液幫浦的主要零件，也就是說，早在心臟外科黎明來臨之前，德貝齊就已經參與到這段偉大的歷史

當中去了。他在外科住院醫師階段，還發明了輸血針、縫合剪刀和結腸造口的操作鉗。

1948 年德貝齊到休士頓的貝勒醫學院就任外科主任，負責衛理公會的醫院的外科工作。當時的貝勒醫學院遠沒有今天的名氣，以至於這家學院最初兩次向德貝齊發出邀請都被德貝齊拒絕了。德貝齊就任以後，貝勒醫學院的外科事業開始逐漸發展。1951 年，在霍普金斯醫院完成培訓的庫利也加入了貝勒醫學院。這兩人度過了一段密切合作、比翼齊飛的美好歲月，尤其是在體外循環技術發展的關鍵時期，德貝齊與庫利的貝勒醫學院團隊，成為繼明尼蘇達州的柯克林 (梅奧醫學中心) 和李拉海 (明尼蘇達大學醫院) 之後，又一個完善裝置技術使心臟手術成為常規手術的團隊，他們聯手共同開創了許多手術方式。

正所謂合久必分，隨著庫利的進一步成長，一山難容二虎的趨勢越來越明顯了。1960 年，庫利離開了德貝齊所在衛理公會的醫院，投奔到了幾百公尺之外的聖盧克醫院 (後來庫利在那裡建立了德克薩斯心臟研究所) 另立山頭了，但在名義上庫利仍然算貝勒醫學院的人，行政上仍屬德貝齊管轄，因此李奧塔在 1962 年關於人工心臟的文章，還是與庫利和德貝齊共同署名的。

但 1969 年發生的事情，讓庫利與德貝齊之間的嫌隙再也沒有彌合的可能了。

隨著庫利的出走，李奧塔也表現出對德貝齊的不滿意，他認為德貝齊在人工心臟方面投入的精力嚴重不足，制約了這一專案的發展。其實，德貝齊對於人工心臟的人體應用尚有顧慮，他認為現階段不應急於臨床推廣，相比於全人工心臟，德貝齊認為以左心室支持系統 (即半人工心臟) 為主要研究方向更有前途。他雖然隱約意識到了庫利和李奧塔的野心，但還是沒料到他們敢不經學院的允許就擅自邁出人體試驗這關鍵的一步。

想當初李奧塔離開科爾夫轉投德貝齊團隊，看重的是德貝齊在爭取官方的科學研究投入方面的能力和許諾，但沒想到德貝齊的興趣只在輔助循環方面，對全人工心臟的臨床應用信心不足。為了爭取到研究全人工心臟的機會，李奧塔反覆向德貝齊提出申請，最後搞得德貝齊不勝其煩，明確表態說：「關於全人工心臟這個事情，你不要再來煩我了。」

屢次碰壁的李奧塔對人工心臟的熱情仍然不減分毫，可再返回科爾夫團隊可能要被昔日的同僚笑話了，那就只好看看庫利那邊對人工心臟有無興趣。

1968 年 12 月，李奧塔來到聖盧克醫院庫利的辦公室，與其談及了自己對全人工心臟研究的設想。庫利之前做過的 4 例心臟移植，病人都死於排斥反應，那麼如果在得到供體之前，先用人工心臟橋接過渡，同時給予免疫抑制藥物，是不是就可能降低病人在接受心臟移植之後的排斥反應了呢？最後，他們決定，如果有適當的病例，他們將使用全人工心臟作為橋接過渡 —— 這一款全人工心臟是李奧塔在阿根廷期間設計的，與李奧塔在貝勒醫學院的研究並不是一回事。

1969 年 3 月，庫利收治了一位特殊的病人哈斯卡爾·卡普（Haskell Karp），男性，47 歲，於 1969 年 3 月 5 日因冠狀動脈阻塞性心臟病、心肌纖維化及完全性心傳導阻滯入院。卡普曾有心肌梗死病史，並多次因心律失常、充血性心力衰竭及急性心肌缺血住院。心導管檢查證實為廣泛瀰漫性冠狀動脈阻塞性疾病及瀰漫性左心室功能障礙、左心室室壁瘤。

這麼嚴重的情況，任何傳統的治療方式恐怕都難以奏效，庫利認為只有心臟移植才有可能救他一命。像很多被寫入醫學史的病人一樣，卡普的求生欲極強，在醫院的 1 個月裡，每當他聽見救護車的聲音，他就會問：「這……是我的供體？」在從未經歷過瀕死考驗的人看來，為了自

己能夠活命，每天都在盼著有一個人死於非命，多少有些殘忍，可是誰又能對一個在絕境中仍抱有求生欲望的人苛責什麼呢？

時間一天天過去，還是沒有等來合適的供體，但卡普的狀態已經越來越糟，他的心臟像一個失去彈力的氣球，已經沒有維持正常血液循環的能力了，庫利竭盡全力想救活他，也許切除掉病人的室壁瘤，縮小其心室體積，還能部分地恢復病人的送血功能。

庫利意識到這將是一次風險極高的手術，一旦手術後病人無法脫離心肺機，那麼除心臟移植外，病人根本沒有活路，但目前難以在短期內迅速找到合適的心臟供體，那麼在室壁瘤手術之後、心臟移植之前就只能以人工心臟維持生命。卡普夫婦沒想到居然要面對這麼大的風險，他們在剛住院的時候根本沒想到還要進行心臟移植。4 月 2 日，庫利讓同事擬定了一份針對這次手術的特殊的手術同意書，4 月 3 日下午，庫利向卡普夫婦做了詳盡的交代，包括室壁瘤術後病人無法離線，必要時緊急人工心臟植入，以及後續的心臟移植等情況，為了這一線生機，病人及家屬表示同意這個計畫。

1969 年 4 月 4 日，庫利為這位病人進行室壁瘤手術後，由於病人的心功能無法恢復，病人果然無法離線，停掉體外循環的話，病人當即就會死去。在當時那個歷史背景下，如果是別人遇到這種情況，很可能會直接走出手術室，對病人家屬說，我們盡力了，但很遺憾，我們救不活你的親人……還能再說什麼呢？

但庫利想到如果最後搏一下，說不定能創造奇蹟，於是，一切按計畫進行。

以庫利為術者、李奧塔為助手（三助）的手術團隊，將一枚人工心臟（李奧塔型）植入了卡普的體內，植入手術完成後，卡普脫離了體外循環機。但由於當時的人工心臟需要和體外一個很大的控制臺相連接，還是

會嚴重限制病人的活動，但有了人工心臟的支持，起碼可以讓庫利團隊先喘口氣，然後的問題就是尋找心臟供體。

人工心臟植入完成之後，庫利將科爾夫等幾位在人工器官領域舉足輕重的研究者請來一起討論下一步的診療計畫，科爾夫首先對這一手術表示了讚許，認為這是醫學史上里程碑式的進步，同時，他不無憂慮地提醒庫利，需要注意德貝齊對此事的反應。還有一個非常有意思的細節是，科爾夫甚至提出要請幾位納瓦霍人（美國最大的印第安部落）朋友「跳舞」來保佑庫利和李奧塔平安，在巨大的壓力之下，就連頂尖的科學家都會劍走偏鋒出昏招。科爾夫最後說，一旦德貝齊對此事發難，他也會透過公開的途徑發聲以示支持。

科爾夫的態度，讓庫利和李奧塔大為感動，跳舞祈禱這種事，庫利未必會當真，當務之急在於，一定要盡快找到心臟供體。

人工心臟植入手術以及庫利急需一枚心臟供體的消息，迅速出現在各大報章媒體的頭條，庫利對大眾解釋說，這款人工心臟並不是按照永久植入人體來設計的，如果不能在短時間內找到心臟供體，這個病人只有死路一條。

這樣的新聞無疑是爆炸性的，庫利在當晚就接到了一個電話，德克薩斯州東部一位女性在分娩過程中出現了腦栓塞，目前只靠呼吸機維持生命，她的腦電波已是一條直線，家屬願意捐出她的心臟以挽救卡普的生命，或者說，挽救庫利的職業生涯。

卡普與庫利現在都要面對一個危險的時刻了。

庫利迅速做出安排，準備執行心臟移植手術，同時開始為卡普使用免疫抑制劑以預防在心臟移植後出現的排斥反應，可就是這一操作，為最後的不良結果埋下了伏筆，因為當載著供體的救護車來到聖盧克醫院時，供體的心跳居然已經停跳多時了，由於缺乏相關的經驗，救護車上

的工作人員沒有意識到應使供體的心臟一直保持跳動直到開胸取心。

　　大眾對這一治療手段保持著密切的關注，這次供體的心臟意外提前停跳的消息迅速傳播開來，甚至有人打電話來說，他們願意在醫院附近自殺，這樣就可以讓醫生取走他們的心臟去救人了，人類的熱情，有時候居然會瘋狂到這種令人難以置信的程度！

　　讓別人自殺來做心臟移植的供體顯然是胡鬧，在第一次供體捐心失敗之後，庫利再次獲悉，曼徹斯特一位女病人在被醫生宣布腦死亡之後，她的親屬同意捐出心臟以挽救卡普，庫利的同事立即乘飛機到達曼徹斯特。也許是好事多磨吧，這枚人類供體心臟的獲取過程也是險象環生。

　　4月6日12點25分，他們與這位腦死亡的病人（帶呼吸機支持）及她的大女兒一起乘飛機返回休士頓，可在飛行90分鐘的時候飛機居然出現了故障，只能中途緊急降落，之後又轉機再次出發，經過這一折騰，病人的心臟又像前一個供體一樣出現了一次驟停，倘若供體的心臟在飛機上就出現了停跳，那麼前面的許多努力都將付諸東流了，好在經過復甦，心臟又恢復了跳動。

　　當這位腦死亡的病人被推進聖盧克醫院的手術室，李奧塔設計的那枚人工心臟已經不負眾望地在卡普的胸腔中進行了64小時的循環支持，也就是說，這一次的人工心臟植入，實現了預先的目的，為最終的心臟移植贏得了寶貴的時間。

　　不過，非常遺憾的是，費盡這麼大周折，當庫利為這個病人實施心臟移植術之後，病人雖然一度出現了好轉的跡象，但由於先前過早地使用免疫抑制劑，病人出現了急性肺炎和腎衰竭，還是在術後32小時之後死去了。

　　屍檢結果提示，病人死於假單胞菌導致的肺感染。

此時正在華盛頓國家心臟研究所的會議上的德貝齊，對休士頓發生的這一切還不知情，當從與會的同道那裡了解到庫利的這次手術之後，感覺猶如五雷轟頂，氣炸了，他覺得你們怎麼敢瞞著我做這樣有違倫理的手術？

震驚和尷尬之餘，他火速飛回休士頓開始調查，他認為庫利未經授權使用該設備，違反了聯邦法規並危及貝勒醫學院的管理。

1969 年 10 月 14 日，美國外科醫師學會的主席威廉·波克·朗米爾（庫利在霍普金斯醫院進行住院醫師培訓期間的掌門大師兄，朗米爾當時是外科總住院醫師，在前文中我們提到他們兩人曾共同參與了布萊洛克主刀的那一次「藍嬰」手術）也對庫利表示譴責，負責開展人造心臟的研究的貝勒醫學院和國家衛生院下令進行調查。

更讓庫利焦頭爛額的是，卡普的遺孀，原本在病人死亡之後，對庫利的治療表示了理解和感謝，但由於大量的媒體由最初的支持讚揚轉變為批判苛責，這個女人也開始轉變了態度，1971 年 4 月，她和 3 個兒子將一紙訴狀遞上法庭，發起醫療事故訴訟，向庫利和李奧塔索賠 450 萬美元。

因為這次莽撞的手術，庫利一下子陷入了四面楚歌的境地，如果調查結果對庫利不利，同時再輸掉訴訟，庫利很可能不僅要斷送外科生涯，還可能有牢獄之災。

事情的結果很有戲劇性，首先，作為此案的關鍵證人德貝齊，在指證庫利有罪的關鍵時刻，拒絕出庭，同時貝勒醫學院對此事的調查報告未對外公布，作為政府一邊的國家衛生院的調查結果也不知所蹤。

由於證據不足，病人家屬的指控於 1972 年 7 月被聯邦法院駁回，家屬提出上訴，1974 年 4 月，美國最高法院維持了最初的判決。也就是說，在法律層面，庫利沒有被判定有罪。

但經過此事之後，庫利與德貝齊的裂痕徹底無法彌合了，庫利雖然僥倖沒有輸掉官司，但也覺得受到了羞辱，於是索性辭去了貝勒醫學院的職務，徹底單飛。而德貝齊則始終不肯原諒庫利的行為，他認為，庫利在未經自己或貝勒醫學院批准的情況下，擅自從前合夥人的實驗室拿到一顆人造心臟並將其植入病人體內，是盜竊，是背叛，這種為了在第一次使用全人工心臟的手術競爭中勝出的鋌而走險，是不道德的「幼稚行徑」。

雖然德貝齊被庫利的這一行徑氣得要命，但他終究不捨得將庫利這位昔日的戰友送進監獄，在事後多年的一次採訪中，記者再次提及德貝齊為何沒有在隨後的訴訟中作證，他解釋道：「儘管我怨恨他的作為，但我不認為復仇會解決任何問題。我不願意見到競爭對手被判有罪，我理解他希望能成為外科史上第一個在病人身上使用人工心臟的人，如果不是他的野心膨脹得使他喪失了理智，我實在難以理解他的做法。我的意思是說，一個人千萬不要因為被野心綁架而陷入困境。」

但庫利對自己當年的那次手術也從來沒有表示過後悔，他認為，如果時光倒流，他還是會做同樣的選擇。畢竟，那位病人曾對回歸正常生活抱有極大的信念，而庫利當時就是想成全他的願望。

庫利回憶說，一位律師曾經在一次庭審期間問過他是否認為自己是世界上最好的心臟外科醫生。「是的。」他回答道。庫利認為在當時自己每年進行的心臟手術比德貝齊或其他任何人都多，如果自己不是「第一次植入人工心臟的合適執行者」，那麼誰又有這個資格？

庫利確實是一位極度自信，甚至有些狂妄的外科醫生，英國心臟外科醫生史蒂芬·韋斯塔比（Stephen Westaby, 1948-）（柯克林的弟子）曾在自己的回憶錄中引用過庫利的一段話：「成功的心臟外科醫生是這樣的人 —— 當別人要他說出 3 位世界上頂尖的外科醫生時，他很難說出另外兩位是誰。」

至於自己為什麼會沒有輸掉那一場看似毫無勝算的訴訟，庫利認為，也許是自己的愛國主義情懷發生了作用，在法庭辯論中，庫利除了強調自己在當時只是想救人之外，他還為自己使用人工心臟提及了另外一個理由：「蘇聯人也在人工心臟領域虎視眈眈，我不想輸給他們，畢竟，在航太領域他們已經占了上風。」

　　庫利之所以會想到航太領域的例子，可能跟他的一位太空人朋友有關。

　　尤金・塞爾南（Eugene Cernan，1934-2017）曾於1969年及1972年兩次飛往月球執行任務，1972年，塞爾南隨美國「阿波羅17號」太空船登上月球，並在月球表面上做了人類歷史上最後一次的步行，成為到目前為止最後一個在月球留下足印的人。在塞爾南看來，他與庫利都是在未知領域探索，一個破解了月亮的神話，一個證偽了靈魂的居所。在當今這個世界上，無論哪個領域，走在人群前端的探路者都不多，他們向前走的每一步，都拓寬了人類認知的界限。後來，塞爾南可能還對庫利與德貝齊兩人的關係走向發生了影響。

　　看起來，至少在表面上，庫利沒有公開承認自己之所以沒有輸掉官司的關鍵是德貝齊不肯作證，至於他心裡究竟是怎麼想的，隨著德貝齊與庫利的先後作古，已經沒有人能知道答案了。

　　這兩位可稱當時最頂尖的心臟外科醫生的紛爭，引發了人們極大的關注，不止在醫學界，甚至普通民眾也非常熱烈地討論在這一事件過程中到底孰是孰非，他們兩人還因此上了一次《時代》雜誌（TIME）的封面。

　　雖然庫利的這次遠說不上成功的手術引起了不少非議，科爾夫對此卻給予了較高的評價，他在1969年7月14日的一篇文章中評論道：「德克薩斯州休士頓在4月4日進行的這次人工心臟的植入手術，是醫學史

上的一大進步，庫利、李奧塔他們利用一枚機械心臟，讓病人在等到心臟移植之前，維持了 64 小時的生命，雖然經過心臟移植術後的病人最終還是不幸死去了，但重要的事實是，這一手術證明了人工心臟是可以在人體內代行心臟功能的。」

　　經過這一事件，李奧塔夾在兩人之間左右為難，後來也只能離開美國，他在西班牙又建立了一個實驗室繼續人工心臟的研究，並與美國的一些醫療機構有合作。最後他衣錦還鄉，在阿根廷建立了醫療中心，還成為該國醫政界的領袖，官至衛生部長，這已是後話。

　　當時的第一代體外心室輔助裝置僅能提供幾天的替代支持。這些早期的血液幫浦由於不合理的機械設計、電源不足和創傷性介面的影響，容易產生溶血和血栓。即使成功地過渡到心臟移植，也使移植術後的生存時限大打折扣。

　　德貝齊在 1977 年的一篇文章中，也表達了對人工心臟研究的悲觀情緒，他認為已經沒有繼續做試驗的必要了，健壯的牛也許能承受植入一顆人工心臟，可是如果給一個心衰竭終末期的病人植入人工心臟，豈不是等於間接殺了他嗎？這樣的悲觀情緒跟心肺機研究受挫時的外科界的流行看法簡直如出一轍，這一觀點，幾乎就是病態心臟無法承受體外循環的翻版。

　　但庫利依然野心不死，1981 年 7 月 23 日庫利與阿久津哲造將一個型號為 Akutsu III 的人工心臟植入一位 26 歲的嚴重心衰竭病人。這一次植入，也是事到臨頭，逼不得已，病人因為冠狀動脈粥狀硬化行繞道手術，但術後無法脫離心肺機，與 12 年前的情形極為相似。這一回，人工心臟撐了 55 小時，病人在 7 月 25 日得到了心臟移植的機會，但遺憾的是，由於移植術後的革蘭氏陰性菌感染以及腎臟和肺部的併發症，病人於 8 月 2 日死亡。

這一時期，美國人的平均壽命開始上升，心衰的病人逐年增多，面對死神挾心衰竭而來的咄咄逼人的攻勢，由於幾乎沒有足夠的心臟供體可供移植，醫學界對人工心臟的研究更為關注了。除了前述美國的幾家研究機構外，還有其他多個國家的團隊也已經開始了人工心臟的研究專案，阿根廷、澳洲、捷克斯洛伐克、法國、德國、義大利、日本、蘇聯都想在這一領域與美國一爭高下，好一個千帆競發、百舸爭流的熱鬧氣象。

為了在這一領域最終拔得頭籌，美國國家衛生院釋出了一系列舉措，以開發更好的零件和技術，用於耐用的人工心臟。這些在科學家、工業界和政府之間的開創性合作舉措，終於在 1982 年的猶他州立大學開花結果。

＊　　　　＊　　　　＊　　　　＊　　　　＊

猶他州立大學的人工心臟團隊在 1982 年時已是科爾夫團隊的地盤了，現在我們再回過頭來看看科爾夫團隊是如何取得這次成功的。

我們在前面說到，科爾夫離開荷蘭到了美國之後，在克里夫蘭醫學中心如魚得水，在人工器官領域一路高歌猛進，然而木秀於林，風必摧之，在美國醫學界越來越耀眼的科爾夫，與克里夫蘭醫學中心的矛盾也逐漸顯現出來，一方面科爾夫與行政官僚系統衝突不斷，另一方面來自其他同僚的嫉妒也令人煩惱，因此，科爾夫的研究經常受到不必要的干擾。

所謂功到雄奇即罪名，科爾夫團隊於 1960 年到 1967 年在降低透析治療費用方面取得了重大進展，很多透析治療已經可以在病人家裡完成，同時在他的協助下，克里夫蘭醫學中心還完成了 125 例腎臟移植。

面對這些無可爭辯的成績，克里夫蘭醫學中心官方雖然對科爾夫表

示了公開的祝賀，但私下裡卻厭倦了他總是想幫病人省錢又在人工心臟研究領域拚命燒錢的策略，於是一系列小動作和背後捅刀的操作開始悄悄醞釀，科爾夫在克里夫蘭的日子開始不那麼好過了。

1967 年年初，一家基金會本來計劃給予科爾夫 100 萬美元以幫助他在克里夫蘭醫學中心建立「人工器官和移植中心」，作為醫院領導層的歐文・佩奇教授 (Irvine Page) 居然從中作梗，鬼使神差地毀了這一計畫。

經過這一事件，科爾夫對克里夫蘭醫學中心徹底心灰意冷，覺得是時候離開了。

不過，值得玩味的是，佩奇教授作為高血壓研究領域的專家，正是因為在其多年的醫療和研究工作中發現嚴重的惡性高血壓病人經常會合併腎臟衰竭的問題，才想到他山之石可以攻玉，邀請人工腎臟的發明者科爾夫來美國，科爾夫以自己在克里夫蘭創造的巨大成就證明了佩奇果然沒有看走眼，而最終佩奇居然因為一己之私逼走了正在科學研究領域不斷攀升的科爾夫，真是「成也蕭何，敗也蕭何」。

此時的科爾夫早已羽翼豐滿、名滿天下了，試問天下誰人不識君？舉目四望，躊躇滿志，此處不留人，自有留人處。

1967 年 7 月，56 歲的科爾夫帶著幾位追隨者來到鹽湖城的猶他州立大學重新開闢戰場，進行艱苦的二次創業。他知道，如果他想在人工心臟領域取得突破的話，首先需要的就是人才。在這裡，他又迎來了兩位對其事業極為重要的年輕合作者 —— 威廉・C・德弗里 (William Castle DeVries, 1943-) 和羅伯特・考夫勒・賈維克 (Robert Koffler Jarvik, 1946-)。

德弗里的父親跟科爾夫一樣也是荷蘭移民，但德弗里從未見過父親的模樣。他剛剛出生，還在進行住院醫師培訓的父親就遵從祖父的意願上了戰場，6 個月後在戰鬥中犧牲。不久，其同在軍中的外祖父也犧牲了。他的家中瞬間損失了兩位成年男子，兩個悲傷的女人把全部的希望

都寄託在了小德弗里身上。後來他們搬到了鹽湖城，德弗里4歲時，母親再嫁。幸運的是，繼父是個極好的人，以至於德弗里幾乎從未將其視為繼父。他很小就注意到自己跟其他幾個哥哥姐姐的姓不一樣，可母親也不願意多說生父的事。

德弗里成年以後也像其生父一樣選擇學醫。在進入猶他州立大學醫學院的第一年，德弗里無意中聽了一次講座，這次講座真正改寫了他的一生。演講者是當時因發明了人工腎臟透析機而名滿天下的科爾夫，講座的主題恰是人工心臟。德弗里完全被吸引了，為了聽完兩小時的講座，他甚至不惜翹了一次解剖課。

演講結束後，德弗里對科爾夫說：「這是我有生以來聽到的最有意思的事，如果可能，我願意跟您一起工作。」由於人工心臟的研發過程極為艱苦，且前景十分不明朗，因此多數聽眾對此興趣並不大，看到這位年輕的醫學生有這樣的志向，科爾夫顯然非常高興。他對德弗里說：「如果你有興趣，可以在暑假時到克里夫蘭醫學中心看看，也許會有適合你的工作機會。年輕人，你叫什麼名字？」「德弗里。」「哦？聽起來你好像是個不錯的年輕荷蘭人啊，你被錄取了。」（德弗里是荷蘭最常見的姓氏）

當年暑假，德弗里即趕赴克里夫蘭，在科爾夫的團隊裡開始工作，那時科爾夫已經與克里夫蘭醫學中心漸生嫌隙，正在籌劃離開，這便是德弗里與科爾夫最初的接觸。

1970年從猶他州立大學醫學院畢業後，德弗里開始在杜克大學接受外科住院醫師的培訓。時光荏苒，9年的學習累積之後，德弗里覺得自己可以振翅一飛了，當他找到外科主任戴維·薩比斯頓（David Sabiston）提出找工作的事時，不料早有一個職位已等待他多時。薩比斯頓說：「你已經有了一份在猶他州立大學的工作。」原來，自當年別過之後，科爾夫並

沒有忘記自己這個後輩荷蘭同胞，在德弗里完成醫學院的學業之後，他便打電話給薩比斯頓說：「我有個學生要到你那裡去做住院醫師的培訓，但是 9 年後，你必須把他給我送回來。」

　　此時的科爾夫團隊早已今非昔比，這個由內科醫生、外科醫生、工程師、化學家和其他專家共近 200 人建立的團隊，正兵強馬壯，他們已經在動物身上一次次成功地完成了人工心臟的實驗。當年，德弗里最初跟科爾夫一起工作時，他們只能讓實驗動物在接受了人工心臟的植入實驗之後存活幾十個小時；而當他十多年後歸隊時，實驗動物已經有存活將近一年的紀錄了，這讓德弗里異常興奮。而賈維克正是這個充滿希望的優秀團隊中重要的一員，他於 1971 年加入科爾夫的戰隊，成為人工心臟研發方面的一員主將。

　　賈維克雖然後來因為在人工心臟方面巨大的成績而被載入醫學史冊，但他的求學經歷卻並不順利，甚至因為學習成績不夠好，差一點與醫學事業失之交臂。賈維克最初在紐約的雪城大學（Syracuse University）進行工科專業學習，後來由於父親（一名一般外科醫生）死於一次心臟病發作，賈維克遂決定轉而學醫。可由於他在雪城大學時的成績太糟糕了，在美國根本沒有進入醫學院的機會，因此他不得不遠赴義大利的波隆那醫學院繼續求學。可因為學習成績差吃過大虧的賈維克，似乎依舊沒有吸取之前的教訓，不肯乖乖地做個死記硬背苦學的標準醫學生。他腦子裡總是充滿各種奇怪的想法，用德弗里評價他的話來說：「他的思想總是放蕩不羈的。」比如，當醫學院的老師讓他說出視網膜的 12 層結構名稱時，他卻說：「這真是一無是處的問題，我又不想做眼科醫生，為什麼要浪費腦子記這種東西？」老師在聽到這個回答時，一瞬間竟覺得這位同學也許被愛因斯坦附了身，據說愛因斯坦曾經說過這樣一句話：「我從來不記憶和思考那些字典、手冊裡的東西，我的腦袋只用來記憶和思

考那些還沒有載入書本的東西。」

老師覺得賈維克的回答很有道理，於是就尊重了他的選擇，很不客氣地給他打了個最低分：「F」。醫學院第二年的資格考試，自詡「天才」的賈維克也順理成章地掛了。

在義大利也淪為「吊車尾」的賈維克，眼看著連畢業都有困難了，豈料天無絕人之路，此時科爾夫恰好去義大利講學，看中他的工程學背景，給了他一次工作機會，賈維克的人生就此改寫。

賈維克後來甚至根本沒有進醫院實習過，更談不上參加住院醫師的培訓。雖然後來他自己說，他覺得做醫學工程方面的科學研究人員會比當醫生賺錢多，這看起來更像是一個成功者事後的藉口，先打槍後畫靶當然百發百中，各位不妨想想，以他當年的德行，哪家醫院願意接收這麼一個「混混」醫學生來實習？

世有伯樂，然後有千里馬。

在科爾夫的團隊，賈維克和德弗里的配合可以說相得益彰，賈維克經常會有一些天馬行空的思路，可是他卻不知道如何在動物身上實驗這些想法，而德弗里縝密的思考習慣正好彌補了賈維克的不足。

包括賈維克和德弗里在內，科爾夫麾下眾人可謂各有所長，比如科爾夫團隊的動物實驗顧問唐‧奧爾森（Don Olsen），他是猶他州本地人，原來經營一家獸醫診所，他的技術專長是幫牛動手術。科爾夫認為，不同於一般的外科醫生，奧爾森作為獸醫的經驗對實驗動物的術後恢復和護理將有非常大的幫助，在奧爾森加入團隊之後，對試驗牛的大量「標準化手術」提出了改進，此後，植入人工心臟的動物存活的品質更好了。

1950 年代到 70 年代，正是心臟外科蓬勃發展突飛猛進的 20 年，這得益於這個時代湧現了一大批諸如科爾夫這種擁有遠見卓識又能腳踏實地的努力家。「君子生非異也，善假於物也」，科爾夫總是能充分整合各

種資源為我所用。比如他所設計的人工心臟是由壓縮空氣驅動的，而這一設計思想卻是受到了航太動力學方面的啟發。當他還在克里夫蘭時，美國國家航空暨太空總署在當地有一處空氣動力學研究中心，科爾夫仔細研究了他們的空氣脈衝系統之後，將其原理移植到了人工心臟的設計當中。

到了 80 年代，科爾夫已經在人工心臟這個領域奮戰了 20 多年，這期間人工心臟裝置經由包括科爾夫在內的大量研究者的不斷改進，功能日趨優秀，尤其以賈維克綜合前人若干改進方案之後設計的賈維克 7 號[10] 人工心臟（美國猶他鹽湖城，科爾夫醫學公司）最為出眾。

它使得動物平均存活時間由過去的幾天增加到幾個月，不少動物體內植入了賈維克 7 號以後，存活時間可超過 9 個月。

由於在動物實驗上不斷取得不錯的效果，德弗里開始思索物色一個合適的病人進行人體試驗。作為人工心臟研究領域的領袖，科爾夫在這時反而有些猶豫了，因為整個計畫幾乎就是個燒錢的過程，一旦人體試驗結果不令人滿意，美國國家衛生院很可能會不再給予資金方面的支持，這會使這項事業遭到重創。

正所謂無巧不成書，歷史的真實裡也充滿這種極富戲劇性的邂逅，徬徨中的德弗里在這時恰好遇到了因首例人體心臟移植而成名的南非醫生伯納德，他們進行了一次長談。歷史彷彿在重現，人工心臟即將進行人體試驗之前的情景，與當年那麼多人觀望人體心臟移植的情景何其相似。當年，沙姆衛、洛厄及庫利等人分明已經具備了心臟移植的實力，可就是不敢越雷池一步，伯納德說：「我的歷史貢獻就在於這臨門一腳，現在，該你了。」

---

[10]　這並非賈維克的第七次改進，在這之後的一個人工心臟被其命名為賈維克 3 號，這兩個數字到底什麼意思只有上帝和賈維克自己知道。賈維克的思維總是這樣神出鬼沒。

最終德弗里說服了包括科爾夫在內的研究人員，他們向 FDA 遞交了試驗申請，並於 1982 年夏天獲得了批准。

為了爭取到心臟外科界的支持，科爾夫還曾派奧爾森去德克薩斯州的休士頓拜訪心臟外科的兩大泰斗德貝齊和庫利，雖然德貝齊和庫利在 1980 年代的關係還非常緊張，但他們都對科爾夫團隊即將進行的人體試驗表示支持。

至此，進行人工心臟人體試驗的主要障礙似乎都已經被排除了，不過，選擇何種病人進行這一開創性的手術，可不是一個小問題，搞不好就可能陷入輿論批評的漩渦，甚至惹上官司。

由於這一手術計畫在相當程度上仍屬於人體試驗的性質，尤其考慮到庫利團隊在 1969 年的前車之鑑，在倫理層面，科爾夫團隊不得不慎之又慎，選擇人工心臟植入的病人標準必須十分嚴格。經過團隊充分的討論，結合猶他州立大學醫學中心的建議，他們最後敲定有兩種類型的病人可考慮做全人工心臟植入：

第一種類型是那些希望做心臟手術的病人，如果這些病人術後無法脫離人工心肺機，生命一般將在手術室裡結束，如果事先取得這類病人的同意，就可以在必要時進行全人工心臟的植入。為了讓批評者無從下嘴，他們還提出，現場應由兩位心臟病學專家共同判斷患者的預後，確定是否已經用盡一切藥物手段仍無效。如果一致同意需用人工心臟，才可以將病人的心室切除，再植入人工心臟。

畢竟開弓沒有回頭箭，手術操作一經啟動，就沒有回頭路可走了。

第二種可予以考慮的病人類型是無法透過常規手術治療的、晚期心力衰竭的心肌病病人，病情進展緩慢，藥物治療無效，最後還要經一個由 6 位成員組成的委員會進行分析，取得一致意見，才算通過。

這類病人的年齡應在 18 歲以上，必須有一個安定的家庭環境，有

可靠的親人陪伴照顧，最為重要的是，病人能意識到自己的病情，並能用正常的心智和理性面對疾病，對使用人工心臟可能帶來的益處和風險有充分的心理準備，在健康條件方面，除原發病（指心臟本身的疾病）以外，不能有其他嚴重的問題，比如感染、腎衰竭、癌症、肝病、肺氣腫等。

由此我們不難看出，科爾夫團隊在這次手術前的考慮，幾乎已經到了天衣無縫的地步，病人的病情、家庭、精神狀態以及其他醫療條件，凡是當時想得到的，通通納入倫理標準，只有全部符合者，才能確定作為人工心臟植入對象。最後，術前正式充分告知病人及其家庭可能會遇到的風險和植入人工心臟後引起的生活上的改變。如果患者方經與醫生上述討論後仍同意參與這項研究，就請他在「手術同意書」上簽名表示同意接受植入人工心臟的手術。

　　*　　　　　　*　　　　　　*　　　　　　*　　　　　　*

德弗里最終選定了一名叫巴尼‧克拉克（Barney Clark）的病人。

時間是 1982 年，這位 61 歲的病人患有嚴重的特發性心肌病，他是一名退休口腔科醫生，當時已經病得很重了，束手無策的心臟內科醫生情知回天乏術，便將向德弗里推薦這個病人。這麼嚴重的病人，在當時已不符合心臟移植的標準（直到 1990 年代，大部分醫院對年齡超過 60 歲的病人都不考慮心臟移植），那麼對於病人來說，是坐以待斃，還是冒險搏命試一下最新的技術？

為了向克拉克解釋清楚這次手術可能對病人生活造成哪些影響，德弗里甚至把他帶進了實驗室觀看他們如何在動物身上進行試驗。克拉克看後認為，那些動物比自己強壯得多，自己要是被這麼折騰一番必死無疑（這倒是和德貝齊在 1977 年的判斷不謀而合），絕無生還的機會，還

不如就此不治，順其自然等死呢，於是他拒絕了這次手術。

但一個月後，克拉克卻改變了主意折返回來，決定接受這次手術，他意識到自己快不行了。

然而，他之所以最終決定接受這次手術，卻不是因為他認為這次手術能夠有效延長他的生命，而是做好了接受手術失敗的準備。他說，希望透過這次手術，德弗里能夠學到一些東西累積經驗，之後，在將來的某一天能夠透過這項技術真的拯救其他病人。

克拉克本身就是醫生，又經過了一個月的思考，他當然十分清楚術後他可能要面對的東西，那些可怕的併發症也許要比死亡本身更令人恐懼，但他還是決定接受這次手術了。這種明知山有虎偏向虎山行的勇氣實在令人欽佩。

在 1999 年 6 月 3 日的一次訪談中，德弗里寫道：「我們為他做手術那天是 1982 年 12 月 1 日，跟伯納德進行第一例人體心臟移植是同一個日子……」其實，德弗里把兩次手術的日子都記錯了，伯納德的手術日期是 1967 年 12 月 3 日晚到次日晨，而德弗里這次手術的日期則是 1982 年 12 月 2 日。

德弗里之所以會把這個日期記錯，除了接受訪談時距離那次手術年代過久之外，也可能跟當時制定的手術計畫有關，因為德弗里原計劃要在 1982 年 12 月 3 日進行這個手術，這個日子還真有可能是團隊有意挑選跟伯納德那個手術在同一天（外國人也為了圖個吉利？），但當病人來到猶他州立大學醫學中心時，病情已十分危急，多源性心室早搏越來越多，陣發性心室搏動過速愈加頻繁，這些都是可能致命的，因此，病人在原定手術日期的前一夜即 1982 年 12 月 1 日晚 10 點半被緊急送入手術室。

1967 年，第一個接受心臟移植的病人華什肯斯基在術後存活了 18

天，而第一個接受人工心臟植入的病人克拉克則存活了 112 天，那顆人工心臟在病人體內一共跳動了 12,912,499 次。這在當時絕對是個無可爭議的醫學奇蹟了，但對於克拉克而言，這 112 天卻是如惡夢般的痛苦，因此我無法認為他比華什肯斯基更幸運。他的身上出現了一系列併發症，求仁得仁，在眾多因為各種機緣巧合而被載入醫學史冊的病人中，克拉克無疑是為數不多非常值得後人敬重的一位。

　　絕大多數醫生或病人終其一生也沒機會經歷如此意義深遠重大的手術，讀者們不妨隨我一起看看克拉克在術後都發生了哪些併發症：

　　1982 年 12 月 1 日晚 10 點半病人進手術室，次日晨 7 點半病人手術結束進入加護病房（ICU）；

　　12 月 4 日，因肺大泡破裂二進手術室開胸修補，節外生枝（因病人術前就存在慢性阻塞性肺氣腫）；

　　12 月 7 日傍晚，病人全身抽搐，後有驚無險；

　　12 月 14 日，因二尖瓣支架斷裂，三進手術室更換心室；

　　12 月 26 日肺血管阻力突然增高（非肺栓塞所致，經緊急處置好轉，團隊嚇出一身冷汗）；

　　1983 年 1 月 18 日因鼻出血四進手術室，進行上頜骨和蝶骨動脈手術結紮和鼻中隔矯形手術，又一次節外生枝；

　　2 月 13 日壓力性潰瘍消化道出血（壓力性潰瘍泛指休克、創傷、手術後和嚴重全身性感染時發生的急性胃炎，多伴有出血症狀，是一種急性胃黏膜病變）；

　　3 月 2 日，吸入性肺炎（指意外吸入酸性物質，如食物、胃內容物等刺激性液體後，引起的化學性肺炎，嚴重者可因呼吸衰竭致死）；

　　3 月 22 日，假膜性結腸炎（一種急性腸道炎症，易發生在大手術和應用廣譜抗生素後，其實質是腸道內菌群生態平衡失調）；

3月23日，病人肺血管阻力再次突然增加，搶救無效，病人陷入休克，死亡。

作為一名外科醫生，我經常會因為一些常規手術後病人恢復的不順利而倍感煎熬，此中艱難不足為外人道，克拉克在術後經歷的這些即使經由德弗里以冷靜的筆觸寫進醫學論文，作為後人的我在靜夜讀來仍不免熱淚盈眶，這一系列併發症，在手術後接踵而至，按下葫蘆浮起瓢，死神就在眾人眼前徘徊並揮舞著鐮刀獰笑，醫生們固守著一個注定要失去的陣地拚命抵抗，這樣的抗爭到底值不值？

德弗里在事後發表的文章中總結說：

病人在術後出現的問題大多數與術前就存在的基礎疾病有關，並不是由全人工心臟引起的反應，病人在這次手術的前一年，就已經有肺動脈高壓、慢性阻塞性肺氣腫、輕度腎衰竭、大量腹水和充血性肝病變。屍檢證實，人工心臟內及其周圍無感染，血液成分與心室內壁之間無明顯炎症反應，心房和各瓣膜無血栓形成，外周循環無明顯栓塞。

首例永久型全人工心臟植入人體獲得不少重大成就，我們可以證明：第一，全人工心臟可以植入人體胸腔內，而不引起主要血管的堵塞；第二，全人工心臟可使生命延續一個長時間（至少112天），而無明顯的全身或區域性的感染；第三，病人能夠接受全人工心臟，對噪音和永久性連接驅動裝置無怨言，並且毫無不舒適和疼痛感；第四，植入全人工心臟後，病人的中樞神經系統可以不受干擾，並保持其較高的活力，而這一點是無法在動物實驗中進行評價的。

本例手術的成功表明，採用這種裝置作為晚期心臟病的治療手段是可行且必要的。為此，猶他州立大學醫學中心全體工作人員衷心感謝病人及其家屬。

不出我們所料的是，這次非同尋常的手術，又使媒體很是熱鬧了一

番，只不過相比於 15 年前伯納德受到的追捧，這一次手術團隊受到的苛責明顯要多一些，比如說《紐約時報》（*The New York Times*）就撰文批評說：「克拉克度過了『112 天死一般的日子』」。但在媒體的焦點之外，那些常人難以想見的艱辛，大眾就不怎麼熱衷了。動力學問題、保護血液有形成分不被破壞的問題、能源問題、生物相容性的材料問題，隨人體生理需要的可調節問題……每一個問題的背後都是無數人的付出，若沒有瘋子一般的執著，很難想像科爾夫是怎麼帶著自己的人馬一路走過來的。

皇天不負苦心人，因為這次開創性的手術，科爾夫、賈維克、德弗里被永久地載入了醫學史。對了，還有那一顆凝結了眾人心血的、被命名為賈維克 7 號的人工心臟。有人說，人工心臟的榮譽屬於科爾夫，我想，科爾夫本人根本就不介意這些，否則他也不會不止一次用合作者的名字命名這些醫療產品。若非這樣的胸襟，他也無法統領這樣一個富於創造力的團隊，完成這樣一個看似不可能完成的任務。

媒體對同一事件的興奮時間總是很短，因此賈維克 7 號後來更為輝煌的戰績反而不怎麼為大眾所知 —— 1984 年，第二例永久植入賈維克 7 號人工心臟的病人威廉·施羅德（William J. Schroeder）存活了 620 天，最後死於肺炎；第六例植入賈維克 7 號人工心臟作為橋接過渡、之後等到心臟供體的病人，在接受心臟移植術後活了 5 年；第七例這樣的病人，活了 14 年多……

美國 FDA 統計了 10 年中 95 名植入賈維克 7 號人工心臟病人的數據，有 79% 的病人成功地等到了合適的心臟供體，並獲得了較好的移植術後生存期。2001 年，美國 FDA 又批准了一種名為 AbioCor 的人工心臟，其可用於永久地植入人體，而非只作為心臟移植前的過渡手段。現在，僅美國每年即有 3,000 多名病人需要植入人工心臟。隨著人工心臟向小

型化、耐用性強及低阻力發展，其將來有可能像人工心臟起搏器一樣得以廣泛應用。

　　一戰成名之後，德弗里收到了來自世界各地的大量信件，他意外地在一部分信件裡開始了解自己的生父。因為這些來信者中有不少是父親當年的戰友，他們在信中講述了許多父親的事，德弗里甚至還在一次學術會議中巧遇父親當年的戰友。後來他的繼父去世，母親說：「現在我可以告訴你關於你生父的事情了。」可那時的德弗里發現，他對生父的了解居然已經遠超過母親的記憶和講述了。2000 年 12 月 29 日，德弗里成為一名中校軍官，並於 2002 年 1 月 18 日完成軍官基礎課程培訓，成為美國歷史上完成該培訓的人中年齡最大的。德弗里先學醫又從軍的經歷，也許正是在冥冥之中受到了父親的指引，這個事實上德弗里並未見過面的父親，原來早已為其規劃好了一個精彩的人生。

　　賈維克如願以償地成為生物醫學工程方面的翹楚，他成立了自己的公司，該公司後來生產的一種人工心臟被其命名為賈維克 2000。2000 這個數字，可能又是由於賈維克的某種偏愛，並不是試驗過 2,000 次的意思，誰知道呢？不過，我們無須懷疑的是，正如他當年所說的那樣，他確實比這個世界上絕大多數醫生收入都高得多。

　　與前代的人工心臟不同，賈維克 2000 這種人工心臟是透過葉輪的高速旋轉產生離心力，使血液源源不斷地流動，而不是產生搏動，也就是說，植入這個裝置之後，非但醫生不再可能透過聽診器聽到病人的心跳，病人本身也不會感覺到自己有脈搏了，這又是對傳統觀念的一個挑戰。

　　後來的研究證明與傳統的脈衝幫浦相比，旋轉血液幫浦具有幾個明顯的優勢，從心室到主動脈驅動連續的血流，由於沒有體積位移變化使旋轉幫浦運轉時幾乎無聲，這對病人及其護理人員的侵擾較小，這一點

在公共場所尤其重要。儘管由於脈衝壓力較小而沒有可觸知的脈搏，但這些裝置對最嚴重的心衰竭病人卻產生了前所未有的心臟功能改善效果。同時，由於這種人工心臟體積較小，也將使術後的恢復時間和住院時間更短。

目前，賈維克 2000 植入術後的最長存活紀錄是 8 年。這次手術在英國完成，術者是維斯塔比。病人在術後背著電池背包度過了一段接近正常人的生活，最後死於腎衰竭。但這個存活紀錄差一點被一個不知深淺的小偷中途毀掉。

這個病人有一天正在逛街購物，一個混球誤以為他的背包裡有什麼值錢的玩意兒，搶過來就跑，結果這一拉扯，使背包裡的電池連接線與病人頭部的電源連線插孔瞬間脫離 —— 這相當於普通人的心跳驟停，這個毛賊搶到背包之後聽到了背包裡發出的刺耳的斷電警報聲，嚇得只能扔掉背包跑掉，幸好附近的路人幫忙接回了電源，病人才沒有因為斷電而死。

早期的人工心臟因為需要一個較大的操控臺，所以病人的活動範圍受到了極大的限制，而這種能夠背著電池包滿世界跑就方便多了，只不過病人必須得牢記定時更換電池，晚上將身體與電源相連充電，維斯塔比在他的回憶錄中就提及一個叫吉姆的人工心臟植入後的病人，因為外出旅行，忘記帶備用電池，結果在玩得忘乎所以時斷電而死，當時是他接受人工心臟植入術後的第三年。

為了解決外接電源的不便，科學家又研究出無線能量傳輸技術（也叫經皮能量傳輸技術），這就極大地減少了需要安裝於人體內部的供電系統的體積和重量，減少了病人傷口感染的風險，提高了病人的生活品質。

而今，隨著人工心臟及其他人工輔助循環裝置的進步，晚期心衰竭

病人除了心臟移植外，又多了一項治療選擇。醫學科學的進步和醫療技術更新仍未完結（也許永遠也不會完結），只是對於有些連基本醫療保障都沒有得到滿足的地區，應用人工心臟還是太過遙遠且奢侈的夢。

這些故事，我們可能還要再講許久也不會講到盡頭，我們且在有生之年拭目以待。但每個人的生命終究有個盡頭，哪怕像德貝齊和庫利（庫利團隊曾完成過 11.8 萬多例心臟手術）這樣曾經無數次地幫助病人對抗死神的醫生也終將死去，可是，他們死前和好了嗎？

2016 年 11 月 18 日庫利以 96 歲高齡去世時，他與德貝齊的恩怨再次成為被大眾關注的話題，根據《休士頓紀事報》（*Houston Chronicle*）等媒體的報導，德貝齊與庫利在 2007 年達成了表面上的和解，此前，他們已將近 50 年沒說過話。據說，美國外科界的高層，一直在試圖製造機會讓他們和解，這兩人的矛盾也讓一些慈善機構非常頭痛，因為跟雙方都是朋友，善款捐給誰好呢？

2007 年 10 月中旬，已經 99 歲的德貝齊獲得美國國會最高民用獎項的金質獎章，以表彰他多年以來的醫學成就。在隨後的 10 月 27 日，庫利在聖盧克醫院舉行的庫利心血管外科學會上，又頒發給德貝齊終身成就獎獎章。

會議錄影顯示，庫利從舞臺上走下來，俯身在德貝齊乘坐的電動輪椅旁說：「一個人在一周內先後獲得國會金質獎章和庫利心血管外科學會的終身成就獎獎章，一定是一個沉重的負擔。」

德貝齊說：「美國造幣廠製造的國會獎章可是純金的哦，我希望庫利給我的獎章應該也是一樣的。」庫利博士笑著回答道：「我頒發的獎章是 14 克拉的。」

德貝齊當時還處於術後恢復階段，2006 年他經歷了主動脈瘤破裂的急診修復手術，而這一術式正是半個世紀前他和庫利聯手開創的，在他

們和解之後的一次訪談中，德貝齊還表示：「如果當時我沒找到喬治・努恩（George Noon）（德貝齊弟子）那樣可信的外科醫生，我可能會請庫利來給我主刀，因為我對他的外科才能非常有信心。庫利是我見過的最好的心血管外科醫生之一，在那些開創性的時代，我幾乎所有的第一次都與他有關。」

其實，多年以來，庫利一直尋找與德貝齊和解的機會，根據庫利的好友塞爾南的說法，庫利打算在幾十年的競爭與對抗之後與德貝齊和解的想法，可能跟美蘇兩國的太空人在冷戰結束後成為好友有關。美蘇之間曾激烈競爭且彼此之間充滿敵意，可是到了最後，兩邊的航太人員還是在私下成了好友，惺惺相惜的英雄之情，終究大過了意識形態與家國的對抗。庫利與德貝齊之間的矛盾再大，還能大過美蘇之間的矛盾嗎？

2007 年 1 月 16 日庫利寫了一封簡訊給德貝齊，他在信中說：

親愛的麥克，首先，祝賀您奇蹟般地戰勝了病魔，順利地從那次大手術中康復。隨著歲月的流逝，我越來越渴望與您見面，我將要當面向您對我的生活和事業所產生的巨大影響表達誠摯的感謝。尤其是，我很感激您 50 多年前為我提供的在貝勒醫學院的工作和成長的機會，您的醫德操守和工作熱情激勵了年輕的我，那些熱情燃燒的日子已成為我無法抹去的美好回憶。為此，我大約在 10 天前曾到過貴府，您太太客氣地接待了我，但她說您在睡覺，不便見客。如果您願意見我，我隨時恭候。

外科醫生給大眾的印象，往往是沉著冷靜不易動感情的，心臟外科醫生動輒要經歷病人的生死考驗，心靈更是早就習慣了必要的「殘忍」和疏離，但當我在一個夏天的夜裡從庫利的自傳《十萬心臟》（100,000 Hearts: A Surgeon's Memoir）中讀到這封信時，卻不免老淚縱橫，這兩位昔日亦師亦友的親密夥伴，何至於成為近 50 年一句話都不說的死對頭呢？少年子弟江湖老，往事都已寫進歷史，德貝齊與庫利這對老冤家在

幾步之遙的兩家醫療機構裡明爭暗鬥了幾十年，共同促進了心臟外科的發展。而今，兩人已雙雙進入垂暮之年，這樣一封飽含深情的信，什麼樣的鐵石心腸能不為所動呢？

在他們握手言和的那一天，庫利告訴德貝齊，他很遺憾他們已經變得如此遙遠，並希望他們在「競爭」和「小型戰鬥」中達成的「臨時休戰或停火」將成為永久性的協定。「我們兩個老傢伙為什麼要把這種所謂的仇恨帶到墳墓裡呢？」

在人生所餘不多的時光裡，他們還有必要繼續爭下去嗎？也許他們最後還要競爭一次壽命的長短吧，德貝齊活到了99歲，庫利活了96歲，如果這個世界上真有天堂，那麼當他們能在天堂重逢時，等待庫利的也許是比出 V 字手勢的德貝齊。

如果這兩個老冤家在天堂還想打架，科爾夫想必也不會袖手旁觀，一定會居中調停。江山代有才人出，醫學界的青年才俊仍將繼續在人工心臟領域嘔心瀝血，但當我們想起人工心臟的諸多故事時，請不要忘記那一串閃光的名字和他們不朽的偉業，如果你無法記住所有的人，那我希望你能記住他們當中的最偉大者 —— 科爾夫。

作為生物工程、外科和內科領域傑出的學者，世界公認的人工器官之父，科爾夫在世界各地的大學裡獲得超過 12 項榮譽博士學位，榮獲超過 120 個國際獎項，其中包括 2002 年的拉斯克臨床醫學研究獎。他一生致力於人造器官的研究，直到 1997 年 86 歲時才退休。2009 年 2 月 11 日，這位對當代以及後世醫學貢獻不可估量的巨人在家中去世，距離他 98 歲生日僅差 3 天。

「父親是自然死亡的。」科爾夫的兒子特魯斯如是說。

科爾夫的豪言猶在耳畔：「心臟既然能長出來，就一定能被造出來。」

13

篳路藍縷，以啟山林
—— 永無終結的故事

　　心臟外科的發展進步仍在繼續，甚至在人工心臟移植之後的技術更新也不乏精彩的篇章，比如在 2022 年 1 月 7 號，美國馬里蘭大學醫學中心的巴特利·格里菲斯醫生（Bartley Griffith）團隊向 57 歲的病人大衛·貝內特（David Bennett）體內植入了一枚豬的心臟，直至本書完成校對、即將付梓之際，病人業已存活超過 50 天。如果各位讀者朋友還記得 1964 年哈迪醫生進行的那次異種心臟移植，植入病人體內的那顆黑猩猩的心臟僅在病人體內跳動了 1 小時，就一定會同意這 50 天真的是一個非常了不起的紀錄，我們祝大衛·貝內特能夠順利康復，願異種器官移植技術早日走向成熟造福眾生。

　　關於這次手術，有媒體朋友問道：「如果異種心臟移植技術成熟，是否會推動醫學倫理的極大變化？」

　　基於歷史上的經驗，像這樣一個破天荒的手術，我們不難想像它可能引起的倫理爭議，但我認為一旦異種器官移植在技術上的障礙被徹底攻克（人體對異種器官的免疫排斥和人畜共同患病的風險），倫理方面的阻力肯定就會被衝散，在必死無疑和擁有一顆豬心的選擇面前，有幾個人會選擇死亡呢？

　　除了來自宗教神學方面的阻力以外，普通人排斥豬心可能跟一些古老的觀念有關，即心可能代表情感、情緒乃至靈魂，但從科學角度，心

臟這一器官，它就是一個肌肉幫浦嘛。在心臟移植領域，也一直有移植了某人的心臟結果就具有了心臟供體者的某些性格的說法，不過這些通通是無稽之談，早就被一些嚴謹的研究所證偽了。

所以，倘若未來的某一天，你真的需要一顆豬心來救命，真的不必擔心自己術後會變得像豬一樣笨，也不必擔心自己在術後就失去了一顆會愛人的「心」，因為真正負責愛意的器官，是大腦。

當然，如此重大的手術，術中一些不可控的因素導致大腦的損傷是可能的，你確實有可能不像術前那麼聰明，那也只是大腦受損導致的，那顆豬心是無辜的。

所以，我當然樂見這一技術走向成熟。無論是異種心臟移植最終取得成功，或者是人工心臟技術有了重大突破，都有可能是在同種心臟移植之外的，也是有效的解決心臟終末期疾病的答案。在現階段，雖然同種心臟移植技術相對成熟，可不管怎麼說，對於供體的家屬來說，做出同意捐獻器官的決定都是一個不小的折磨，即使相當一部分人生前原本就簽署過器官捐贈的意向，可事到臨頭家屬就是不同意的也比比皆是。

所以，回到前面的問題，倘若異種器官移植技術走向成熟，我相信在經過短暫的未必激烈的爭議之後，該技術所能解決的倫理困境，肯定要遠比它可能會導致的困境要多得多。

所謂天下無不散的筵席，心臟外科的故事，至此似乎已可以告一段落，是時候與讀者諸君說再見了。然而，這些拓荒者的事蹟留給我們的思考卻不應該就此結束。

本書中提到的這些故事，以精彩程度而論，似乎各有千秋、難分伯仲，若以對心臟外科發展的重要性而言，心肺機的發明無疑是最具里程碑意義的事件，也是筆者傾注感情最多的部分。除最初的「藍嬰」手術之外，幾乎所有故事均與此直接相關，沒有心肺機的出現，就絕無心臟外

科的發展。在本書的終章，我們不妨先簡單回溯一下這一時期的重要事件，並對幾個主要人物的結局做一簡單交代。必須要說明的是，這段時期對心外科的發展做出過重要貢獻的人，絕不僅僅書中提到的幾位，且本書也非一本嚴格意義上的醫學史專著，沒有將所有貢獻巨大的人物悉數收入。為了方便敘事、集中線索，或僅僅是由於筆者的某種偏好，有些人物不得已忍痛割愛；甚至已經提到的這些大師，由於同樣的原因，也未能將其全部貢獻完整展現。

且從我們的第一位女主角開始吧。陶西格一生在小兒心臟病領域建樹頗豐，她於 1954 年獲得了美國拉斯克醫學獎（當年的另外兩位獲獎者是布萊洛克和格羅斯，因為在先天性心臟病外科治療領域的貢獻，3 人在此同框了），1959 年成為了霍普金斯大學歷史上第一位女性全職教授。但其最卓越的功績還是參與創立了 B-T 分流手術。1986 年 5 月 21 日，陶西格在結束了一次會議之後死於一場車禍，那一天距離她的 88 歲生日只差 3 天。

作為現代小兒外科創始者拉德教授的第一門生，格羅斯因在 1938 年創立動脈導管結紮術而贏得了巨大榮譽。雖然他忽略了陶西格理論的價值所在，使陶西格轉而和布萊洛克聯手於 1944 年確立了 B-T 分流術，但僅憑動脈導管結紮這一項成就，便使格羅斯在世界小兒外科及心臟外科領域引領風騷達數十年之久。1954 年及 1959 年兩次獲得拉斯克醫學獎（唯一一位兩次獲得該獎的人），1968 年，英國皇家醫學會授予其丹尼斯·布朗金獎（Denis Browne Gold Medal，小兒外科領域世界最高獎，每年獎勵一位國際名人，格羅斯是第一位獲獎者）。1975 年，格羅斯當選為美國國家科學院院士。他甚至在晚年病重期間也堅持參加各種學術會議，參與教學。1988 年 10 月 11 日，在麻薩諸塞州普利茅斯的一家養老院，格羅斯安靜地走了。

關於陶西格和格羅斯，還有一個非常令人震驚的細節很少被人提及，那就是陶西格耳朵不靈（真的很難想像她是如何聽診的），格羅斯只有一隻眼睛功能正常（更無法想像他是如何完成那麼多複雜的手術的），而這兩個人在交流「藍嬰」的問題時，也確實出現過溝通不順的問題，不知道為什麼，這個他們兩人彼此錯過的故事，總會讓我想起郭沫若與陳寅恪交流史學問題時，陳寅恪所撰的對聯「郭聾陳瞽馬牛風」，郭陳兩人也是一聾一瞎。

　　阿爾弗雷德・布萊洛克因 B-T 分流術而揚名世界，一度成為當時最炙手可熱的外科醫生，他可以透過其影響力將門下的弟子送入任何一家其想去的醫院。他一生弟子眾多，其中以創立了德克薩斯心臟中心的丹頓・阿瑟・庫利最為出色。布萊洛克晚年當選為美國國家科學院院士和美國哲學學會會員。

　　維維恩・托馬斯後來被授予約翰斯・霍普金斯大學榮譽博士學位，並擔任外科實驗室的負責人，他的貢獻逐漸為醫學界之外的公眾所知，未做良醫，卻活成了傳奇，他在晚年著有自傳一本，電影《天賜良醫》基本上較為真實又不失藝術地展現了湯瑪斯不同尋常的一生。

　　1940 年代中期 B-T 分流術一枝獨秀，許多人前來約翰・霍普金斯醫院參觀學習，畢格羅創新的熱情在此被點燃，他發展了低溫的理念。而畢格羅在學術會議上的實驗報告又啟發了路易斯，使後者得以在低溫的手段下完成了人類歷史上第一次心內直視的手術。從封閉手術到直視下從容細緻的心臟外科時代，低溫扮演著重要的橋梁角色；而且，中度低溫的應用、心臟停跳的誘導、深低溫下阻斷循環，也為體外循環的使用留下了寶貴的遺產。而在低溫手段在心臟外科方面已取得優異的初步戰果，很多外科醫生駐足不前的情況下，吉本卻在重重困難中，披荊斬棘，歷盡 20 年辛苦，為心臟外科的發展邁出了至為關鍵的一步 —— 將

人工心肺機帶入了臨床實踐。心肺機的出現，使心臟外科的進一步發展進步成為可能，於是瓣膜外科、冠狀動脈外科相繼出現並成熟，甚至心臟移植也在日後成為常規手術，而人工心臟則更是心肺人體外循環技術的直接延續和發展的結果。

畢格羅在一生中獲得過 25 項國際及國家大獎，但是他最珍視的兩項是加拿大勳章（1981 年）和入選加拿大醫學名人堂（1997 年）。有趣的是，畢格羅對心臟起搏器做出了貢獻，經由眾多學者的設計改進，起搏器由大到小，由體外到體內，終於進化成一個活人無數的重大發明。而畢格羅自己在晚年時也受惠於這項發明，不然他不太可能活到 90 歲那樣的高齡，這一點，與美敦力創始人巴肯的情形倒是極為相似。

雖然體外循環機的最終確立應用是由李拉海和柯克林等人完成的，所有文中提到的人物都在這一歷史當中發揮了重要作用，但筆者仍然認為，若以功勞大小計，吉本是當之無愧的第一功臣。

作為一個外科醫生，吉本最大的與眾不同之處在於他對理論思維的追求。他認為，在現代要做一個傑出的外科學家，科學的頭腦、扎實的理論基礎、廣泛的新知識，是比靈巧的雙手更為重要的成功因素（事實上，吉本也擁有絕佳的手術技巧，卻絕少炫耀）。對基礎學科知識的廣泛涉獵，使他高屋建瓴，能夠敏銳地發現當代醫學所面臨的最關鍵的挑戰。唯其如此，吉本才能在近 20 年的時間裡越挫越勇，默默地承受著世人的誤解、諷刺和打擊，成就了這樣一番開拓性的偉業。

他的悲劇性在於，由於時代的局限，他第一次手術成功的價值並沒有很快得到學術界的認可，其重要性是後來隨著心臟外科的發展進步而逐步呈現的，他在 1968 年時才因為在心肺機方面的貢獻獲得當年的拉斯克醫學獎，算是遲來的榮譽了。我們現在知道，該成就作為外科及醫學上的一大進展，足以和麻醉、無菌術及抗生素的出現相提並論。多年

以後，當諾貝爾獎委員會請克拉倫斯・丹尼斯與喬納森・羅茲（Jonathan Rhoads, 1907-2002）兩位教授提交生理學或醫學獎候選者名單時，兩人不約而同地提名吉本為候選人。但遺憾的是，吉本已於 1973 年 2 月 5 日逝世，委員會以授獎於死者未有先例為由，拒絕接納。如果吉本這樣的成就都無法獲得諾貝爾獎，我實在想不出在這之後還有任何外科方面的進步可以配得上這一獎項了。

　　但是這些遺憾也說明，心臟外科這種極具挑戰性的探索，是不大可能由一兩個天才就完成的，其過程注定不會是一帆風順的。吉本嘔心瀝血 20 多年，中途因連續的挫敗而消沉退卻，使得李拉海和柯克林嶄露頭角。這也許恰如格羅斯錯過了陶西格理論，而畢格羅止步於低溫措施，這種看似機緣巧合的遺憾，背後卻似乎隱含著某種必然的歷史邏輯 —— 心臟外科的發展史注定將是群雄逐鹿，不容任何人尊榮獨享。

　　李拉海乃是筆者十分欽佩且最為喜歡的一個人物，似乎除「天才」二字之外無以形容其卓越。他的成功一方面是由於其不懈的努力和幸運；另一方面，也許是更為重要的，是他那敏銳的直覺或者說對事物本質的深刻洞察力。這種洞察力雖常常得益於對前人思維方式的突破，但又是一種似乎與生俱來的優秀的創造性思考能力 —— 那些頭緒紛繁、表面上看來無從下手的難題，其背後往往隱藏著一個異常簡單的解決方法。也許只有李拉海這樣的天才，才能在當時軍心動搖一片悲觀的嚴峻形勢下，以「交叉循環」這一天才構想扭轉乾坤，中興殘局。

　　李拉海一生中曾獲得包括拉斯克醫學獎（1955 年，與莫利・科恩等其他 3 位明尼蘇達大學的同事因為在心臟外科方面的貢獻共同獲獎）在內的 90 多項大獎，但我個人認為最耀眼的名號莫過於「心內直視手術之父」。他確實在這一領域做出了不可替代的貢獻。如果說吉本因為心肺機的發明，可稱為心臟外科起源過程中當之無愧的第一號人物；那麼李拉

海由於創造了若干心內直視下手術的第一次，則可被毫無爭議地稱為第二功臣。同時，他還是一位出色的醫學教育家，受其影響的心臟外科醫生包括 40 多個國家的 150 多人。這些人都在心臟外科領域裡各領風騷，最著名的一位是完成了世界上第一例人體心臟移植的南非外科醫生伯納德。

1999 年 7 月 5 日晚，李拉海在家中平靜地死去，病因是肺炎。這個他一生的宿敵，害死了好多心臟手術病童性命的疾病，也終結了這位王牌心臟外科醫生的生命，80 歲的李拉海累了。2000 年，作家 G．韋恩．米勒（G. Wayne Miller）將李拉海傳奇的一生寫成了一部書——《心臟之王》（King of Hearts），暢銷至今。在其逝世後，丹頓．阿瑟．庫利曾在紀念文章中寫道：「我由衷地向這位偉大的心臟病研究先驅的精神致敬，作為一名外科醫生，他終將名垂千古。」由於文筆極佳而且長壽，庫利差不多將先於他去世的第一代心臟外科先驅們各個撰文紀念點評了一遍，以我所能查到的文獻來看，這幾乎是庫利對同道的最高評價了。

從某種意義上講，交叉循環這種近似瘋狂的手術方式，與其說像個神話，不如說它更像一則寓言。它的出現，使一度瀕臨絕境的心臟直視手術研究沒有中斷，在這一事業的「生死關頭」延續了整個心臟外科戰隊最關鍵的一口氣，它曇花一現似的短暫成功，終於推動了體外循環機的進步成熟。它沒有得到大範圍的推廣，沒能持續存在太長的時間，完成了過渡任務之後，便迅速地在這一領域裡消失得無影無蹤，以至於今天的人們，甚至很多心臟外科的醫生們，也對當年這樣一段驚心動魄的往事不甚了解。

「1954 年至 1955 年，李拉海團隊為存在複雜心臟畸形的 45 名兒童施行了直視下的心臟手術……有 28 名複雜的心臟畸形得到了治癒，45 名循環供體均得以存活……」對於這一段往事的敘述，有心的讀者也許會

讀出弦外之音，筆者在此不惜用了曲筆。因為無力或已不忍再詳盡地呈
現這其中的每一次失敗，筆者生怕讀者會因絕望掩卷而去，於是匆匆煞
了尾，飛快地從陰霾寫到霞光。其實，在這期間，李拉海歷經了常人難
以想像的挫敗，甚至一度無人為其推薦病人，手術室的護理師也在背後
稱其為「手術室殺手」……最痛苦的時候，李拉海的追隨者曾經困惑地
問道：「為什麼我們的道路如此艱難？」他回答：「當你冒險走進一片蠻
荒之地時，就別指望眼前是一條坦途，須知，正確的決斷來自既往的經
驗教訓，而經驗教訓則來自錯誤的決斷。」

　　2019 年的紀錄片《手術兩百年》（*200 years of surgery*）中有一個場景：
一個陽光正好的午後，老爺爺肖恩和老朋友在家裡練吉他，他的妻子倚
靠在鋼琴邊充滿愛意地看著他，屋裡響起鄉村音樂……這個老爺爺就
是當年經歷過交叉循環心臟手術當中的一位，而那次手術的供體就是一
位與肖恩非親非故的志工。作為這部紀錄片的文字作者、聯合編劇和策
劃，我在審片階段看到這個橋段之後大為驚訝，我問導演：「你們是怎麼
找到這個人的？」直到這部紀錄片正式播出時，我看到這裡也不免激動
得熱淚盈眶，想想這是多麼神奇的事，肖恩若不是生活在美國最前沿的
心臟外科學研究中心明尼蘇達州，若沒有碰上李拉海，若沒有願意作為
供體的無畏無私的志工，生命早已在 60 多年前終結。

　　我在接受記者梁靜怡關於此片的採訪時說：「什麼是生命？生命就是
兩段無窮黑暗中間一剎那的光明。生命有多美好，就有多易逝，它就像
一根蠟燭，沒有現代醫學時，這根蠟燭可能剛點到一半，就被三分鐘熱
風來所吹滅了，現代醫學能幫助這個蠟燭盡量燒到頭。李拉海挽救了一
個人，成就的是這個普通人平凡也多姿多彩的一生，也成就了這麼一個
大家庭，他們每個人又做了一些對這個世界有影響的事，哪怕是對世界
沒有影響，他們只是完成了他們自己非常平庸的一生，但他也有自己經

歷的那些喜怒哀樂，這就很了不起。生命本身很神奇，每一個生命都值得奮力拯救。」

在差不多同一時期，除李拉海外，付出巨大代價的人還有許多，比如一位不太被醫學史研究者提及的加拿大學者威廉·穆斯塔德（William T. Mustard, 1914-1987）。他利用猴子的肺進行體外循環做心臟手術，結果連續 12 個病人都死掉了，死亡率 100%。其中只有一個在術後活過了 15 天，其餘的大都死在手術臺上。這些病人當中，年紀最大的不過 11 歲。

撫今追昔，感慨良多。從 1628 年哈維發現血液循環，到 1982 年德弗里完成人工心臟的植入，300 多年倏忽而過。人類世界的殺戮與征戰幾乎沒有片刻停歇，但由於無數科學家的艱難探索，有關生命科學的觀念、理論技術與方法仍可以在戰火的間隙中不斷更新，薪火相傳的科學精神也不曾有絲毫改變。大自然總是十分吝嗇自己的祕密，不會輕而易舉地讓我們窺破，人類向征服的方向每走一步，都將付出巨大甚至慘痛的代價，關乎生命的祕密尤其如此，科學的入口與地獄的入口彼此毗鄰。為了心臟外科的發展，無數病人付出了生命，多少醫生學者耗盡了青春。歷史記住了最終成就輝煌的人的名字，但那些為了推動人類健康事業進步，付出過心血甚至生命的籍籍無名的普通醫生和尋常病人，也應得到世人的尊敬。

其實，每一位醫生心中都有一塊墓地，墓地裡有醫生為在自己面前死去的病人樹立的墓碑。

多年以來，在吉本的心中一直有一個名字讓他揮之不去，這個人的名字是伊迪絲·S，在體外循環技術成熟之後，吉本多麼想親口告訴伊迪絲的親人，在他看守伊迪絲的那一夜之後，他用了近 20 年的時間找到了可以救她性命的手術方法。可惜，由於年代久遠，在那所醫院裡已經找不到她的病歷紀錄，直到 1973 年吉本去世，這一夙願也未能達成。

瑪麗一直記掛著丈夫的遺願，繼續尋找著伊迪絲的聯繫方式，皇天不負苦心人，1974 年，邱吉爾教授的遺孀在整理丈夫的遺物時，意外發現了有關伊迪絲的消息，於是將這份資料交給了瑪麗。瑪麗找到了伊迪絲當年留下的地址和其丈夫的電話號碼，但事到臨頭，瑪麗卻遲疑不決，電話的那一頭會有人接聽嗎？她的家人會諒解當年的失敗嗎？前思後想了幾個月之後，瑪麗終於鼓足了勇氣撥打了那個電話，接聽電話的是一個女人，她是伊迪絲的女兒，瑪麗表明了身分，說自己就是 44 年前照顧過她母親的那位醫生的妻子，不料對方冷冷地說：「我當然記得那個害我母親丟掉性命的醫生，我不想見你也不想跟你說話。」說罷就粗暴地結束通話了。她的家人果然沒有諒解自己的丈夫，瑪麗想要完成丈夫的遺願，既然電話溝通不順，她便按照那份資料上的地址又寫了一封長信，在信中她詳細地解釋到，在 1930 年代，那樣的手術是不可能取得成功的，但她母親的死，後來促成了人工心肺機的研製成功，這一進步迄今已挽救了數以千計的性命……信件寄出去之後，彷彿石沉大海，沒有任何動靜，直到 6 個月之後，瑪麗才收到一張明信片，卡片上寫道：「雖然隻言片語難以表達我對你們夫婦偉大善舉的感謝，唯寄這張卡片聊表寸心。非常感謝你們的工作，如果我的父親和哥哥在世時也能知道這個消息就好了。」

　　時至今日，先天性心臟病外科也還獨一無二地讓人們對整個學科保持著最初的敬畏感，原因可能是開啟一個孩子的心臟進行手術，仍讓人覺得是不可思議之事。這或許是因為心臟手術的成敗攸關生死，其結果決定了病童的生命之樹能否繼續生長，生命之花能否如期綻放；又或者是由於心臟外科的成熟比其他外科分支都要晚 —— 心臟外科就是在某些今天仍在開拓的先驅們的職業生涯中艱難發展起來的。面對先天性心臟病病童及其家庭，心臟外科醫生首當其衝地肩負著手術治療的第一重

任，這是我們類所有職責中最重要的一種──對後代那種深刻原始且出於本能的認同和責任感。

令人感到五味雜陳的是，當下也許是先天性心臟病治療領域一個極其重要的發展關頭，可世界上某些地區卻透過採用產前超音波診斷先天性心臟病，而後對患病胎兒實施流產，以避免先天性心臟病病童的出生……這恐怕是第一代心臟外科先驅所始料未及的情景。

在成人心臟外科領域，除了本書中已提到部分外，還有主動脈外科和心律失常外科我沒有寫成獨立成章的故事，雖然也做了相當多的準備工作，但終因水準不濟而放棄，這恐將成為一個無法彌補的遺憾了，在此需要再次向各位讀者朋友解釋的是，本書呈現的遠非心臟外科歷史的全貌，而只是弱水三千中的一瓢而已。

瓣膜外科領域的競爭，可謂異彩紛呈，好多突破都是分別有不同的人獨立實現的，有一個我們不願意相信的事實是，一些關於科學偉大發現和技術發明的故事，往往都存在不止一位主角，在科學史上留名的，通常都是那個有能力說服世界相信自己想法的人，而不是率先提出這個想法的，正如社會學家羅伯特·莫頓（Robert King Merton, 1910-2003）所言：「天才並不是唯一的思想之源，只是更高效率的思想之源。」這裡的高效率一詞，指的應該是傳播效率方面的，「茶壺煮餃子，有貨倒不出」是不行的。在醫學的歷史上，我們會發現很多創意發現和發明都是同時有許多人獨立進行的，為什麼會有這樣的現象？其實就是時代決定命運，時勢造就英雄，一個時代的科學、經濟、生活水準決定了這個時代的人可能會做哪些事。馬克·吐溫（Mark Twain, 1835-1910）說：「進入了這個時代，大家都在做著這個時代的事。」無論是妮娜與斯塔爾在人工瓣膜方面誰是第一的爭議，還是貝利、哈肯與布羅克在「瓣膜外科的奇蹟之年」1948 年的齊頭並進，詮釋的都是這一規律。

關於貝利，還有一個關於他的事蹟（我不確定是否可算功績）在前面的章節沒有直接提到，早在低溫下心臟直視手術出現之前的 8 個月，也即 1952 年 1 月 11 日，貝利就用盲法試驗成功地修補過一例房中膈缺損，但代價是，前 9 例都失敗了……

　　法瓦洛羅這位悲情的阿根廷醫生，其命運的起伏跌宕與家國情懷像極了希臘神話裡的悲劇英雄，即使我們明知道他那些違背經濟規律的理想主義作為是不可能成功的，可仍然幻想著他有一個美好的結局。可惜殘酷的現實不是神話，大廈將傾之時，並不會有一個從天而降的超級英雄力挽狂瀾，將主角從困厄的絕境中解救出來。我們只能無助而悲憤地聽聞槍響，而後看見血流滿地。

　　在醫學的歷史上，只有先驅才有可能被記住，但我以為先驅不應該單指研究者或醫生，也應該包括最早期勇敢的病人，他們有可能被延長的只是毫無生活品質充滿痛苦的生命，也可能繼續過一段相對品質更高的生活，然後再次迎接死亡，比普通人還要多死一次。哲學家說，我們生活中所有美好的體驗，都應當以秒來計算。從這個意義上來說，所有對美好生命的延續，都值得付出萬分努力。這也回答了，為什麼在有些人連普通疾病都看不起的情況下，還有人在研究人工心臟這麼昂貴的救命技術。大眾所難以理解的是，醫療技術要取得進步，往往不是靠最直接的方式，而是首先設立一個高難度目標 —— 比如製造人工心臟，從而為創新工作提供強大動力，鞭策全球的科學家盡一切努力促進發展，最後改良醫療技術，從而使大多數的普通人受益。回顧本書中最核心的故事，吉本決定製造心肺機的最初目的只是解決肺栓塞的難題，但最終的結果卻直接催化了整個心臟外科的成熟，開創了一個外科新時代。還記得 1939 年那位最初諷刺吉本的外科醫生是怎麼說的嗎？「在我看來這簡直就是儒勒・凡爾納式的幻想」，有趣的是，這位外科醫生大概不知道，

科幻大師儒勒・凡爾納本人恰恰也說過：「但凡人能想像到的事物，必定有人能將它實現。」吉本的成功，再次成為了儒勒・凡爾納這句箴言的注腳。

列夫・托爾斯泰 (Leo Tolstoy, 1828-1910) 說：「再偉大的事業也會逝去，不留痕跡。但美麗的神話，卻能流傳千古。」這一群人的事業不是神話，而是彷彿昨天剛剛發生過的奇蹟，我相信它終將在某些人的心中牢牢地刻下痕跡，直到多年以後，你一定還會在某個特殊的時刻忽然回想起當初合上本書時那種激情難抑又悵然若失的複雜心境。

這是一組值得反覆玩味的故事，這是一段充滿艱辛和血淚的人類拓荒史，對於外科醫生而言，沒有什麼比手術失敗更令人感到沮喪、絕望和痛苦的事情了，可本書中卻集中揭示了那麼多例原本不為人知的慘敗，那得是擁有何種強大內心的人才能做到屢敗屢戰、百折不回？回顧心內直視手術起源時，即使天才聰慧如李拉海者，其情緒上仍不免帶有強烈的時代印記：

無數的失敗、失望、挫折和障礙，天然的，人為的。唯一的解決辦法是混合了堅持與固執的信念。

13　篳路藍縷，以啟山林—永無終結的故事

參考文獻

[1] 巴林 . 血液循環學說的奠基者：為威廉 · 哈維逝世 300 年週年紀念
而作 [J] · 明逸，譯 . 生物學通報，1958(7)：51-54.

[2] 貝爾納 . 實驗醫學研究導論 [M] · 夏康農，管光東，譯 . 北京：商
務印書館，1996：103-113.

[3] 波特 . 極簡醫學史 [M] · 王道還，譯 . 北京：清華大學出版社，
2016：107.

[4] 陳海泉 . Carpentier 瓣膜修復術：第二個十年 [J] · 國外醫學 . 心血
管疾病分冊，1991(4)：12-13.

[5] 丁兆習，畢玉順，吳琦 . 奇靜脈的應用解剖學觀察 [J] · 四川解剖學
雜誌，1998(1)：23-25.

[6] 郭繼鴻 . 心電圖學史 (一) [J] · 臨床心電學雜誌，1998，7(1)：35-37.

[7] 郭曉強，劉憲峰 . 器官移植之父：默里 [J] · 科學 (上海)，2013，
65(2)：48-51.

[8] 郭照江 . 哈維啟示錄：紀念哈維發現血液循環 390 週年 [J] · 醫學與
哲學 (A)，2006(8)：65-66.

[9] 哈維 . 心血運動論 [M] · 何西，譯 . 南京：江蘇人民出版社，2011，
(61)：143.

[10] 海爾曼 . 醫學領域的名家之爭 [M] · 馬晶，李靜，譯 . 上海：上海
科學技術文獻出版社，2008：1-17.

[11] 洛伊斯 . 醫學史 [M] · 劉學禮，等譯 . 上海：上海人民出版社，
2009：174-177，206-218.

[12] 孟旭 . 現代成人心臟外科二尖瓣修復理念 [M]‧北京：北京出版社，
2005：2.

[13] 敏江 . 環孢素在器官移植應用的新發展 [J]‧國外醫學情報，
1989(4)：3.

[14] 潘斯，石大璞，喻琳 .《醫學倫理案例精選》 ── 醫學倫理的、
哲學的、法律的及其歷史背景的案因分析 ── 克里斯蒂安‧伯納
德 (Christiann Barnard) 的首例心臟移植手術 [J]‧中國醫學倫理學，
1996(3)：22.

[15] 潘文志，周達新，葛均波 . 心臟瓣膜治療的 3.0 時代 [J]‧中國醫學
前沿雜誌（電子版），2016, 8(5)：37-40.

[16] 塔克 . 輸血的故事：科學革命中的醫學與謀殺 [M]‧李珊珊，朱鵬，
譯 . 北京：科學出版社，2016：191-207.

[17] 翁渝國 . 心臟移植的臨床實踐 2003-2005[J]‧中國心血管病研究雜
誌，2003, 1(1)-2005，3(1).

[18] 顏宜葳，張大慶 . 中國第一座血庫的建立戰爭環境下一項醫學新技
術的轉讓，接受及影響 [J]‧科學文化評論，2006(1)：67-82.

[19] 葉椿秀 . 體外循環源起及其啟示 [J]‧中國體外循環雜誌，2003,
1(1)：1-3.

[20] 易見龍 . 軍醫署血庫成立之經過 [J]‧中華醫學雜誌 , 1945，31 (6)：
449-453.

[21] 臧旺福，田海 . 對心臟移植幾個問題的再認識 [J]‧器官移植，
2010, 1（4）：197-199.

[22] 張健群 . 心臟外科手術札記 [M]‧北京：中國科學技術出版社，
2010：191.

[23] 趙桐茂 . 卡爾‧蘭斯坦納和他的學術思想：紀念 ABO 血型發現 100

週年 [J]·上海免疫學雜誌，2000(2)：65-68.

[24] 甄橙. 小小體溫表 [J]·中華醫史雜誌，2006(1)：6.

[25] 中國生物醫學工程學會體外循環分會. 中國體外循環 50 週年紀念集 [M]·中國生物醫學工程學會體外循環分會，2008：103.

[26]《中國組織工程研究與臨床康復》學術部. 讓昨天告訴今天：心臟移植的發展和現狀 [J]. 中國組織工程研究與臨床康復，2009, 13（31）：6011-6012.

[27] 左漢賓，馮顯威·現代心臟外科學的開拓者：吉本 [J]·醫學與哲學（人文社會醫學版），1988(9)：49-50.

[28] ACKERMAN T. Change of heart Renowned surgeons Cooley and DeBakey put their decades-old feud to rest at awards event[EB/OL]. Houston Chronicle,(2007-11-07)[2021-08-01]. http://www. pressreader.com.

[29] AIDA L. Alexis Carrel (1873-1944): Visionary vascular surgeon and pioneer in organ transplantation[J]. Journal of medical biography, 2014, 22(3): 172-175.

[30] AIRD W C. Discovery of the cardiovascular system: from Galen to William Harvey[J]. J Thromb Haemost, 2011,9 Suppl 1：118-129.

[31] AKUTSU T, KOLFF W J. Permanent substitutes for valves and hearts[J]. ASAIO Journal, 1958, 4(1)：230-234.

[32] ALEXI-MESKISHVILI V V, BÖTTCHER W. The first closure of the persistent ductus arteriosus[J]. The Annals of Thoracic Surgery, 2010,90(1)：349-356.

[33] ALEXI-MESKISHVILI V, BÖTTCHER W. Suturing of penetrating wounds to the heart in the nineteenth century: the beginnings of heart surgery[J]. Ann Thorac Surg, 2011,92(5)：1926-1931.

[34] Alexis Carrel Biographical[EB/OL].[2021-08-01]. http://www.nobel-prize.org/prizes/medicine/1912/ carrel/biographical/.

[35] ALIVIZATOS P A. Dwight Emary Harken, MD, an all-American surgical giant: Pioneer cardiac surgeon, teacher, mentor[J]. Proc (Bayl Univ Med Cent), 2018,31(4)：554-557.

[36] ALTSCHULE M D.The coronary occlusion story. Prolonged neglect of early clinicopathologic findings and of the experimental animal physiology they stimulated[J].Chest, 1985,87(1)：81-84.

[37] ANDREASEN A T, WATSON F. Experimental cardiovascular surgery[J]. Br J Surg, 1952, 39(158)：548-551.

[38] AZIZI M H, NAYERNOURI T, AZIZI F. A brief history of the discovery of the circulation of blood in the human body[J]. Archives of Iranian medicine, 2008, 11(3)：345-350.

[39] BARNARD C N. The operation. A human cardiac transplant: an interim report of a successful operation performed at Groote Schuur Hospital, Cape Town[J]. S Afr Med J, 1976, 41(48)：1271-1274.

[40] BARNARD C. Curtiss Bill Pepper: One Life[M]. New York: Macmillan, 1969.

[41] BECK C S. Surgical operations for coronary artery disease[J]. Stanford medical bulletin, 1955, 13(3)：342-350.

[42] BECK W C. Alexis Carrel and Carl Beck-a historical footnote[J]. perspectives in biology & medicine, 1986, 30(1)：148-151.

[43] BENDINER E. William Heberden: Father of clinical observation[J]. Hospital Practice, 1991,26(7)：103-106,109,113-116.

[44] BERRY D. The unlocking of the coronary arteries: origins of angio-

plasty. A short historical review of arterial dilatation from Dotter to the creative Gruentzig[J]. European Heart Journal, 2009, 30(12)：1421.

[45] BHARATI S. In memoriam: Maurice Lev, MD-November 13, 1908-February 4, 1994[J]. American Journal of Cardiology, 1994, 74(3)：301-302.

[46] BIGELOW W G. Cold hearts: the story of hypothermia and the pacemaker in heart surgery[M]. Vancouver: McClelland & Stewart Ltd, 1984：40.

[47] [47. BIGELOW W G. The pacemaker story: A cold heart spin-off[J]. Canadian Medical Association journal, 1984, 131(8)：943-955.

[48] BLACKET R B. Too much to eat: coronary disease, 1769-1969[J]. Postgraduate Medical Journal, 1970, 46(534)：221-228.

[49] BLACKMON S H, CARPENTER A J. Nina Starr Braunwald』s career, legacy, and awards: Results of a survey of the thoracic surgery foundation award recipients[J]. Annals of Thoracic Surgery, 2018：S000349751830362X.

[50] BLALOCK A, TAUSSIG H B. Landmark article May 19, 1945: The surgical treatment of malformations of the heart in which there is pulmonary stenosis or pulmonary atresia. By Alfred Blalock and Helen B. Taussig[J]. JAMA, 1984,251(16)：2123-2138.

[51] BLALOCK A, TAUSSIG H B. The surgical treatment of malformations of the heart in which there is pulmonary stenosis or pulmonary atresia[J]. JAMA, 1944,251(16)：2123-2138.

[52] BLOOMFIELD P, BOON N A. A century of cardiac pacing[J]. British Medical Journal, 1989, 298 (6670)：343-344.

[53] BOOTH J. A short history of blood pressure measurement[J]. Proc R Soc Med, 1977, 70(11)：793-799.

[54] BOURASSA M G. The history of cardiac catheterization[J]. Canadian Journal of Cardiology, 2005, 21(12)：1011-1014.

[55] BRAUNWALD E. Nina Starr Braunwald: some reflections on the first woman heart surgeon[J]. Ann Thorac Surg, 2001,71(2 Suppl)：S6-S7.

[56] BRAUNWALD N S, COOPER T, MORROW A G. Complete replacement of the mitral valve. Successful clinical application of a flexible polyurethane prosthesis[J]. J Thorac Cardiovasc Surg, 1960,40：1-11.

[57] BRAUNWALD N S. It will work: The first successful mitral valve replacement[J]. Annals of Thoracic Surgery, 1989, 48(3)：S1-S3.

[58] BRINK J G, COOPER D K C. Heart transplantation: The contributions of Christiaan Barnard and the University of Cape Town/Groote Schuur Hospital[J]. World Journal of Surgery, 2005, 29(8)：953-961.

[59] BRINK J G, HASSOULAS J. The first human heart transplant and further advances in cardiac transplantation at Groote Schuur Hospital and the University of Cape Town[J]. Cardiovascular Journal of Africa, 2009, 20(1)：31-35.

[60] BUMBASIREVIĆ M, LESIĆ A, ZAGORAC S, et al. Martin Kirsner (1879-1942): the founder of modern trauma clinics and emergency medicine] [J]. Srp Arh Celok Lek, 2009,137(7-8)：449-453.

[61] BURNET F M, MEDAWAR P. Peter Medawar-Biographical[EB/OL].[2021-10-01]. http://www. nobelprize.org/prizes/medicine/1960/medawar/ biographical/.

[62] CAMERON J S. A history of the treatment of renal failure by

dialysis[J].Bulletin of the history of medicine, 2005,79(3)：606-607.

[63] CAMPBELL M. The early operations for mitral stenosis[J]. Br Heart J, 1965, 27(5)：670.

[64] CAPTUR G. Rene』 geronimo favaloro pioneer of cardiac surgery[J]. Malta Medical Journal, 2005, 17 （2）：55-60.

[65] CARPENTIER A. Cardiac valve surgery-the 「French correction」 [J]. The Journal of thoracic and cardiovascular surgery, 1983, 86(3)：323-337.

[66] CHENG T O. Arteriosclerosis is not a modern disease[J]. Texas Heart Institute Journal, 1996, 23(4)：315.

[67] CHENG T O. First selective coronary arteriogram[J]. Circulation, 2003, 107(5)：42.

[68] CHIU R C. From 「spongy」 and 「cold」 hearts to cellular cardio-myoplasty: tales of Canadian contribution to global cardiac surgery[J]. World J Surg, 2007,31(8)：1563-1568.

[69] COBANOGLU A, GRUNKEMEIER G L, ARU G M,et al.Mitral re-placement: clinical experience with a ball-valve prosthesis. Twenty-five years later[J].Annals of surgery, 1985,202(3)：376-383.

[70] COHEN M, LILLEHEI C W. A quantitative study of the azygos factor during vena caval occlusion in the dog[J]. Surg Gynecol Obstet, 1954, 98(2)：225-232.

[71] COHN L H. The first successful surgical treatment of mitral stenosis： the 70th anniversary of Elliot Cutler』 s mitral commissurotomy[J]. Ann Thorac Surg, 1993,56(5)：1187-1190.

[72] COMROE J H. Exploring the heart discoveries in heart disease and high blood pressure [M].New York: W.W. Norton & Company, 1983：88-89.

參考文獻

[73] CONNOLLY J E. The development of coronary artery surgery[J]. Texas Heart Institute Journal, 2002,29（1）：10-14.

[74] COOKSON B A, NEPTUNE W B, BAILEY C P. Hypothermia as a means of performing intracardiac surgery under direct vision[J]. Chest, 1952,22(3)：245-260.

[75] COOLEY D A. 100 000 hearts: A surgeon』s memoir[M]. Austin: Dolph Briscoe Center for American History The University of Texas at Austin, 2012：50-57, 137-149,195.

[76] COOLEY D A, LIOTTA D, HALLMAN G L, et al. Orthotopic cardiac prosthesis for two-staged cardiac replacement[J]. Advances in Biomedical Engineering & Medical Physics, 1971, 24(5)：723-730.

[77] COOLEY D A. A milestone in cardiovascular surgery[J].J Thorac Cardiovasc Surg, 2003,126(5)：1243-1244.

[78] COOLEY D A. A tribute to C. Walton Lillehei, the 「Father of open heart surgery」[J]. Tex Heart Inst J, 1999, 26(3)：165-166.

[79] COOLEY D A. Heart substitution: transplantation and total artificial heart. The Texas Heart Institute experience[J]. Artificial Organs, 1985,9(1)：12-16.

[80] COOLEY D A. Tribute to Rene Favaloro, pioneer of coronary bypass[J]. Texas Heart Institute Journal, 2000,27(3)：231-232.

[81] COOPER D K C. Christiaan Barnard and his contributions to heart transplantation[J]. The Journal of Heart and Lung Transplantation, 2001,20(6)：599-610.

[82] COPELAND J G, SMITH R G, ARABIA F A,et al. Cardiac replacement with a total artificial heart as a bridge to transplantation[J]. New

England Journal of Medicine, 2004,351(9)：859-867.

[83] CRAFOORD C. Congenital coarctation of the aorta and its surgical treatment[J]. J. Thorac. Cardiovasc. Surg, 1945, 14：347-361.

[84] CRAFOORD J, OLIN C. Clarence Crafoord-one of the great pioneer surgeons of the century[J]. Lakartidningen, 1999, 96(21)：2627-2632.

[85] CUTLER E C, LEVINE S A. Cardiotomy and valvulotomy for mitral stenosis: experimental observations and clinical notes concerning an operated case with recovery[J]. Boston Med Surg J, 1923,188：1023-10277.

[86] DANG N C, WIDMANN W D, HARDY M A. C. Walton Lillehei, MD, PhD: a father of open-heart surgery[J]. Curr Surg, 2003, 60(3)：292-295.

[87] DAVID T E. Wilfred Gordon Bigelow (1914-2005) [J]. Journal of Thoracic & Cardiovascular Surgery, 2005,130(3)：623-623.

[88] DEBAKEY M E. John Gibbon and the heart-lung machine: a personal encounter and his import for cardiovascular surgery[J]. Annals of Thoracic Surgery, 2003, 76(6)：S2188-S2194.

[89] DENTON A. Colley,100 000 Hearts：A Surgeon' s Memoir[M]. Austin: University of Texas Press, 2012：125.

[90] DENTON A. Cooley. John W. Kirklin, MD: 1917-2004[J]. Circulation, 2004,109：2928-2929.

[91] DICK W F. The resuscitation greats. Friedrich Trendelenburg (1844-1924)[J]. Resuscitation, 2000,45(3)：157-159.

[92] DRUML W. The beginning of organ transplantation: Emerich Ullmann (1861-1937)[J]. Wiener klinische Wochenschrift, 2002, 114(4)：128-137.

[93] DUNN P M. Andreas Vesalius （1514-1564）, Padua, and the fetal 「shunts」[J]. Archives of Disease in Childhood Fetal & Neonatal Edition, 2003,88(2)：157-159.

[94] EDMUNDS L H. The evolution of cardiopulmonary bypass: lessons to be learned[J]. Perfusion, 2002,17(4)：243-251.

[95] EPPINGER E C, BURWELL C S, GROSS R E. The effects of the patent ductus arteriosus on the circulation[J]. J Clin Invest, 1941,20(2)：127-143.

[96] EPSTEIN M. John P. Merrill: The father of nephrology as a specialty[J]. Clinical Journal of the American Society of Nephrology, 2009, 4(1):2-8.

[97] ESCOBAR J P, KVITTING, OLIN C L. Clarence crafoord: a giant in cardiothoracic surgery, the first to repair aortic coarctation[J]. The Annals of Thoracic Surgery, 2009, 87(1)：342-346.

[98] EVANS W N. The Blalock-Taussig shunt: the social history of an eponym[J]. Cardiol Young, 2009,19(2)：119-128.

[99] FAVALORO R G. Bilateral internal mammary artery implants: Operative technic-a preliminary report[J]. Cleveland Clinic quarterly, 1967, 34(1)：61-66.

[100] FAVALORO R G. Landmarks in the development of coronary artery bypass surgery[J]. Circulation, 1998, 98(5)：466-478.

[101] FAVALORO R G. Saphenous vein autograft replacement of severe segmental coronary artery occlusion: operative technique[J]. Ann Thorac Surg, 1968, 5：334–339.

[102] FEDAK P W. Open hearts. The origins of direct-vision intracardiac surgery[J].Texas Heart Institute Journal, 1998,25(2)：100-111.

[103] FESTLE M J. Enemies or Allies? The organ transplant medical commu-

nity, the federal Government, and the public in the United States, 1967-2000[J]. Journal of the History of Medicine and Allied Sciences, 2010, 65(1)：48-80.

[104] FLEMING R P. Recognition of rheumatic heart disease[J]. British Heart Journal, 1977, 39(10)：1045-1050.

[105] FORSSMANN W. Die Sondierung des Rechten Herzens[J]. Klinische Wochenschrift, 1929, 8(45)：2085-2087.

[106] FORSSMANN-FALCK R. Werner Forssmann: A pioneer of cardiology[J]. American Journal of Cardiology, 1997, 79(5)：651-660.

[107] FOU A A, GIBBON J H. The first 20 years of the heart-lung machine[J]. Tex Heart Inst J, 1997, 24(1)：1-8.

[108] FRAZIER O H, AKUTSU T, COOLEY D A. Total artificial heart (TAH) utilization in man[J]. Trans Am Soc Artif Intern Organs, 1982, 28(1)：534-538.

[109] FRIEDLAND G. Discovery of the function of the heart and circulation of blood[J]. Cardiovascular Journal of Africa, 2009, 20(3)：160.

[110] GEORGE D. Snell Biographical[EB/OL].[2021-10-01]. http://www.nobelprize.org/prizes/ medicine/1980/snell/biographical/.

[111] GEORGE H. Hitchings Biographical[EB/OL]. [2021-10-01]. http://www.nobelprize.org/prizes/ medicine/1988/hitchings/biographical/.

[112] GERTRUDE B. Elion Biographical[EB/OL]. [2021-10-01]. http://www.nobelprize.org/prizes/ medicine/1988/elion/biographical/.

[113] GIBBON J H, HOPKINSON M, CHURCHILL E D. Changes in the circulation produced by gradual occlusion of the pulmonary artery[J]. J Clin Invest, 1932,11：543-553.

参考文献

[114] GIBBON J H. Application of a mechanical heart and lung apparatus to cardiac surgery[J]. Minnesota Med, 1954, 37(3)：171-185.

[115] GIBBON J H. The development of the heart-lung apparatus[J]. American Journal of Surgery, 1978, 135(5)：608-619.（這篇文章的郵寄時間是 1973 年 1 月 18 日，18 天后，即 1973 年 2 月 5 日，吉本在一場網球比賽中因心臟病發作去世）

[116] GIBBON J H. The road ahead for thoracic surgery[J].J Thorac Cardiovasc Surg, 1961,42：141-149.

[117] GOTTSCHALK C W, FELLNER S K. History of the science of dialysis[J]. American Journal of Nephrology, 1997, 17(3-4)：289-298.

[118] GREENE N M. A consideration of factors in the discovery of anesthesia and their effects on its development[J]. Anesthesiology, 1971,35(5)：515-522.

[119] GROSS R E, HUBBARD J H. Surgical ligation of a patent ductus arteriosus: report of first successful case[J]. JAMA, 1939,112：729-731.

[120] GROSS R E, HUFNAGEL C A. Coarctation of the aorta: Experimental studies regarding its surgical correction[J]. New England Journal of Medicine, 1945, 233(10)：287-293.

[121] GROSS R E, POMERANZ A A, WATKINS E, et al. Surgical closure of defects of the interauricular septum by use of an atrial well[J]. New England Journal of Medicine, 1952, 247(13)：455-460.

[122] HALL J L, MILLER L W, PARK S J. Translating clinical research to the bedside: the Minnesota model[J]. J.Cardiovasc Transl Res, 2008, 1(4)：292-294.

[123] HARKEN D E, ELLIS L B, WARE P F, et al. The surgical treatment of

mitral stenosis. I. Valvuloplasty[J]. N Engl J Med, 1948,239：801-809.

[124] HARKEN D E. Foreign bodies in, and in relation to, the thoracic blood vessels and heart; techniques for approaching and removing foreign bodies from the chambers of the heart[J]. Surgery Gynecology & Obstetrics, 1946,83：117.

[125] HARKEN D E. The emergence of cardiac surgery. I. Personal recollections of the 1940s and 1950s[J]. J Thorac Cardiovasc Surg, 1989, 98(2)：805-813.

[126] HAWTHORNE P. The transplanted heart: The incredible story of the epic heart transplant operations by professor Christiaan Barnard And his team[M]. Chicago, New York, and San Francisco: Rand McNally & Company, 1968.

[127] HEUSLER K, PLETSCHER A.The controversial early history of cyclosporin[J]. Swiss Med Wkly, 2001, 131(21-22)：299-302.

[128] HIS W. The story of the atrioventricular bundle with remarks concerning embryonic heart activity[J]. J Hist Med Allied Sci, 1949(4)：319-333.

[129] Jean Dausset Biographical[EB/OL].[2021-10-01]. http://www.nobelprize.org/prizes/ medicine/1980/dausset/biographical/.

[130] JEFFREY K, PARSONNET V. Cardiac pacing, 1960-1985: a quarter century of medical and industrial innovation[J]. Circulation, 1998, 97(19)：1978-1991.

[131] JOHNSONA M R, MEYERB K H, HAFT J, et al. Heart transplantation in the United States, 1999-2008[J]. American Journal of Transplantation, 2010, 10 (4 Part 2)：1035–1046.

参考文献

[132] JORNS G. History of blood transfusion in the 19th century[J]. Munchener Medizinische Wochenschrift, 1958, 100(22)：878-882.

[133] JOYCE L D, DEVRIES W C, HASTINGS W L, et al. Response of the human body to the first permanent implant of the Jarvik-7 Total Artificial Heart[J]. Transactions - American Society for Artificial Internal Organs, 1983,29：81-87.

[134] KAHAN B D. Cyclosporine: a revolution in transplantation[J]. Transplant Proc, 1999, 31(2)：14S-15S.

[135] KEITH A, FLACK M W. The auriculo-ventricular bundle of the human heart[J]. Lancet, 1906(2)：359-364.

[136] KEYNES M. The surgery of mitral stenosis 1898-1948: why did it take 50 years to establish mitral valvotomy?[J]. Ann R Coll Surg Engl, 1995, 77(6)：145-151.

[137] KHAN M N. The relief of mitral stenosis. An historic step in cardiac surgery[J]. Texas Heart Institute Journal, 1996, 23(4)：258-265.

[138] KIPLE K F. The Cambridge world history of human disease[M]. Cambridge：Cambridge University Press, 1993：970-977.

[139] KIRKLIN J W, DUSHANE J W, PATRICK R T, et al. Intracardiac surgery with the aid of a mechanical pump-oxygenator system (gibbon type): report of eight cases[J]. Proc Staff Meet Mayo Clin, 1955, 30(10)：201-206.

[140] KIRKLIN J W. Open-heart surgery at the Mayo Clinic. The 25th anniversary[J]. Mayo Clin Proc, 1980, 55(5)：339-341.

[141] LAUDER B. Preliminary note on the possibility of treating mitral stenosis by surgical methods [J]. Lancet, 1902, 159(4093)：352.

[142] LEWIS F J, TAUFIC M, VARCO R L, et al. The surgical anatomy of atrial septal defects: experiences with repair under direct vision[J]. Ann Surg, 1955,142(3)：401-415.

[143] LILLEHEI C W, COHEN M, WARDEN H E, et al. The direct-vision intracardiac correction of congenital anomalies by controlled cross circulation; results in thirty-two patients with ventricular septal defects, tetralogy of Fallot, and atrioventricularis communis defects[J]. Surgery, 1955, 38(1)：11-29.

[144] LILLEHEI C W, COHEN M, WARDEN H E, et al. The results of direct vision closure of ventricular septal defects in eight patients by means of controlled cross circulation[J]. Surg Gynecol Obstet, 1955, 101(4)：446-466.

[145] LILLEHEI C W, VARCO R L, COHEN M, et al, The first open-heart repairs of ventricular septal defect, atrioventricular communis, and tetralogy of Fallot using extracorporeal circulation by cross-circulation: a 30-year follow-up[J]. Ann Thorac Surg, 1986, 41(1)：4-21.

[146] LIOTTA D, CRAWFORD E S , COOLEY D A , et al. Prolonged partial left ventricular bypass by means of an intrathoracic pump implanted in the left chest[J]. ASAIO Journal, 1962, 8(1)：90-109.

[147] LIOTTA D,TALIANI T,GIFFONIELLO A H,et al. Artificial heart in the chest: preliminary report[J]. Transactions - American Society for Artificial Internal Organs, 1961,7：318-322.

[148] LUIS H. Toledo-Pereyra, Heart transplantation [J].Journal of Investigative Surgery, 2010, 23(1)：1-5.

[149] MACHADO C, KOREIN J, FERRER Y, et al. The concept of brain death did not evolve to benefit organ transplants[J]. Journal of Medical Ethics, 2007, 33(4)：197-200.

[150] Maude elizabeth seymour abbott[J]. Canadian Medical Association Journal, 1940, 43(4): 373.

[151] MCCABE K. Like something the lord made[J]. The Washingtonian, 1989：109-111,226-233.

[152] MCCORMICK J S. James Mackenzie and coronary heart disease[J]. Journal of the Royal College of General Practitioners, 1981, 31(222)：26-30.

[153] MECHNIKOV I. Ilya Mechnikov - Biographical [EB/OL].[2021-08-01]. http://www.nobelprize. org/medicine/laureates/1908/mechnikov-bio. html.

[154] MEDELMAN J P. Dr. Paul Christian Swenson (1901-1962)[J]. Am J Roentgenol Radium Ther Nucl Med, 1963：891-892.

[155] MEINE T J, RUSSELL S D. A history of orthotopic heart transplantation[J]. Cardiology in Review, 2005, 13(4)：190-196.

[156] MICHAEL A F. Dr. John H. Gibbon, Jr. and Jefferson』s heart-lung machine: commemoration of the world』s first successful bypass surgery[EB/ OL].[2021-08-01]. http://jdc.jefferson.edu/ jeffhistory-posters/1/.

[157] MILLER B J, GIBBON J H, GIBBON M H. Recent advances in the development of a mechanical heart and lung apparatus[J]. Ann Surg, 1951,134(4)：694-708.

[158] MILLER G W. King of hearts: the true story of the maverick who pio-

neered open heart surgery[M]. New York: Crown Publishers, 2000：58.

[159] MILLER G W. King of hearts: the true story of the maverick who pioneered open heart surgery[M]. 2nd ed. New York: Crown Publishers, 2000：115-164.

[160] MOLLER J H, SHUMWAY S J, GOTT V L. The first open-heart repairs using extracorporeal circulation by cross-circulation: a 53-year follow-up[J]. Ann Thorac Surg, 2009, 88(3)：1044-1046.

[161] MORRIS P. Joseph E. Murray (1919-2012)[J]. Nature, 2013, 493(7431)：164.

[162] MORRIS T. The matter of the heart a history of the heart in eleven operations [M]. London: The Bodley Head, 2017：26-55.

[163] MORRIS T. The matter of the heart: A history of the heart in eleven operations[M].New York：St. Martin』s Press, 2017：118-148.

[164] MUELLER R L, ROSENGART T K, ISON O W. The history of surgery for ischemic heart disease[J]. Annals of Thoracic Surgery, 1997,63(3)：869-878.

[165] MURPHY A M, CAMERON D E. The Blalock-Taussig-Thomas collaboration: a model for medical progress[J]. JAMA, 2008,300(3)：328-330.

[166] MURRAY G. Surgical Treatment of Mitral Stenosis[J]. Canadian Medical Association Journal, 1950, 65(4)：307.

[167] NELSON G D. A brief history of cardiac pacing[J]. Tex Heart Inst J, 1993, 20(1)：12-18.

[168] NICHOLLS M. Pioneers of cardiology: Rune Elmqvist, MD[J]. Circulation, 2007, 115(22)：109-111.

[169] NULAND S B. Doctors：The Biograpy of medicine[M]. NewYork：Vintage Books, A Division of RandomHouse, Inc., 1995.

[170] O』REGAN R. Blood transfusion a century ago[J]. N Z Med J, 1946, 45：107-110.

[171] O』SHAUGHNESSY L.The carey coombs memorial lecture on the pathology and surgical treatment of cardiac ischmia[J].Br Med Chir J, 1937,545：109-126.

[172] OLSZEWSKI T M. James Herrick (1861-1954): Consultant physician and cardiologist[J]. Journal of Medical Biography, 2018：096777201774570.

[173] ORANSKY I. Wilfred Gordon Bigelow[J]. Lancet, 2005,365(9471)：1616.

[174] OSTERMEYER J, HORSTKOTTE D, BENNETT J, et al. The Björk-Shiley 70 degree convexo-concave prosthesis strut fracture problem (present state of information)[J]. Thorac Cardiovasc Surg, 1987, 35(2)：71-77.

[175] PROUDFIT W L. Origin of concept of ischaemic heart disease[J]. British Heart Journal, 1983, 50(3)：209.

[176] RIVERA-RUIZ M, CAJAVILCA C, VARON J. Einthoven』s String Galvanometer[J]. Texas Heart Institute Journal, 2008, 35(2)：174-178.

[177] ROTHENBERG F, EFIMOV I R, WATANABE M. Functional imaging of the embryonic pacemaking and cardiac conduction system over the past 150 years: Technologies to overcome the challenges[J]. Anatomical Record Part A Discoveries in Molecular Cellular & Evolutionary Biology, 2004, 280.

[178] SAMWAYS D W. Cardiac peristalsis: its nature and effects[J]. Lancet, 1898, 151（3892）：927.

[179] SATORU N. Reflections on my lifetime teacher: Dr. Willem J. Kolff[J]. Artificial organs, 2018,42(2)：115-126.

[180] SCHOTT A. An early account of blood pressure measurement by Joseph Struthius (1510-1568) [J]. Med Hist, 1977,21(3)：305-309.

[181] SCHWEITZER P. Jan Evangelista Purkinje [J]. Clin Cardiol, 1991(14)：85-86.

[182] SHIREY E K, SONES F M, GREENSTREET R L. Selective coronary arteriography: a clinical comparison of two contrast agents[J]. Catheterization and cardiovascular diagnosis, 2005,9(4)：345-352.

[183] SHUMACKER H B. A dream of the heart the life of John H.Gibbon,Jr. father of the heart-lung machine [M].Santa Barbara: Fithian Press, 1999：50-182.

[184] SHUMACKER H B. John Heysham Gibbon, Jr.: September 29, 1903-February 5, 1973[J]. Biogr Mem Natl Acad Sci, 1982,53：213-247.

[185] SHUMACKER H B. The evolution of cardiac surgery [M].Bloomington: Indiana University Press, 1992.

[186] SHUMWAY N E F. John Lewis, MD: 1916-1993[J]. Annals of Thoracic Surgery, 1996, 61(1)：250-251.

[187] SIGWART U, PUEL J, MIRKOVITCH V J, et al. Intravascular stents to prevent occlusion and restenosis after transluminal angioplasty[J]. N Engl J Med, 1987,316(12)：701-706.

[188] SIGWART U. The stent story: how it all started...[J]. Eur Heart J, 2017,38(28)：2171-2172.

[189] SILVERMAN M E, UPSHAW C B. Walter Gaskell and the understanding of atrioventricular block[J]. J Am Coll Cardiol, 2002(39)：1574-1580.

[190] SILVERMAN M E. Why does the heart beat?: the discovery of the electrical system of the heart[J]. Circulation, 2006, 113(23)：2775-2781.

[191] SILVERMAN M E. Wilhelm Einthoven: the father of electrocardiography[J]. Clin Cardiol, 1992(15)：785-787.

[192] SMITH J.Da Vinci』s Drawings Help a Heart Surgeon[EB/OL]. (2005-10-01)[2021-08-01]. http://3quarksdaily.com/3quarksdaily/2005/10/da_vincis_drawi.html.

[193] SNIDER G L. Historical perspective on mechanical ventilation：from simple life support system to ethical dilemma[J]. Am Rev Respir Dis, 1989, 140：S2-S7.

[194] SONES F M, SHIREY E K. Cine coronary arteriography[J]. Mod Concepts Cardiovasc Dis, 1962,31：735–738.

[195] SOUTTAR H S.The surgical treatment of mitral stenosis[J]. Br Med J, 1925, 3：603-606.

[196] SPENCER F C.Presidential address, intellectual creativity in thoracic surgeons[J].The Journal of thoracic and cardiovascular surgery, 1983,86(2)：163-179.

[197] STÄHELIN H F. The history of cyclosporin A (Sandimmune) revisited: another point of view[J]. Experientia, 1996, 52(1)：5-13.

[198] STANLEY T H. A Tribute to Dr Willem J. Kolff: innovative inventor, physician, scientist, bioengineer, mentor, and significant contributor to modern cardiovascular surgical and anesthetic practice[J]. Journal of

Cardiothoracic and Vascular Anesthesia, 2013,27(3)：600-613.

[199] STARR A, EDWARDS M. Mitral replacement: clinical experience with a ball-valve prosthesis[J]. Ann Surg, 1961,154：726-740.

[200] STARR D. Blood: an epic history of medicine and commerce[M]. New York: Harper Perennial, 2002：31-50.

[201] STEPHENSON L W. Historical perspective of The American Association for Thoracic Surgery: John W. Kirklin, MD (1917-2004)[J]. J Thorac Cardiovasc Surg, 2007, 134(1)：225-228.

[202] STONE M J, JOHN M T. Finney: distinguished surgeon and Oslerphile[J]. Proceedings, 2016,29(1)：91-93.

[203] STONEY W S. Evolution of cardiopulmonary bypass[J]. Circulation, 2009,119(21)：2844-2853.

[204] STONEY W S. Pioneers of cardiac surgery [M]. Nashville: Vanderbilt University Press, 2008.

[205] STURGIS C C. The history of blood transfusion[J]. Bull Med Libr Assoc, 1942,30(2)：105-112.

[206] SUMA S. Sunao Tawara: a father of modern cardiology[J]. PACE, 2001(24)：88-96.

[207] SWAN H, ZEAVIN I. Cessation of circulation in general hypothermia. Ⅲ. technics of intracardiac surgery under direct vision[J]. Annals of Surgery, 1954,139(4)：385-396.

[208] TAN S Y, UYEHARA P. William Stewart Halsted (1852-1922): father of American surgery[J]. Singapore Med J, 2010,51(7)：530-531.

[209] TAN S Y, YEOW M E. René Laennec (1781-1826): inventor of the stethoscope[J]. Singapore Med J, 2005, 46(3)：106-107.

参考文献

[210] TAUSSIG H B. Neuhauser lecture tetralogy of fallot: early history and late results[J]. American Journal of Roentgenology, 1979,133(3)：422-431.

[211] THERUVATH T P, IKONOMIDIS J S. Historical perspectives of The American Association for Thoracic Surgery: John H. Gibbon, Jr (1903-1973)[J]. Journal of Thoracic & Cardiovascular Surgery, 2014, 147(3)：833-836.

[212] THOMAS V. Partners of the heart Vivien Thomas and his work with Alfred Blalock[M]. Philadelphia: University of Pennsyvania Press, 1998：80-104.

[213] TOFIELD A. Earl E Bakken and medtronic [J]. Eur Heart J, 2018, 39(22)：2029-2030.

[214] TORJESEN I. René Géronimo Favaloro: a man who dedicated his life and his death to his work[J]. European Heart Journal, 2009, 30(13)：1539-1540.

[215] TRIBE H T. The discovery and development of cyclosporin[J]. Mycologist, 1998, 12(1)：20-22.

[216] TRUSS M C, STIEF C G, JONAS U. Werner Forssmann: surgeon, urologist, and Nobel Prize winner[J]. World Journal of Urology, 1999, 17(3)：184-186.

[217] VAN WINGERDEN J J. Sternotomy and intrathoracic omentum: Two procedures, two innovators, and the river that runs through It - a brief history[J]. The Annals of Thoracic Surgery, 2015,99(2)：738-743.

[218] VAN WINGERDEN J J. Sternotomy and intrathoracic omentum: Two procedures, two innovators, and the River that runs through It: A Brief

History [J].The Annals of Thoracic Surgery,2015, 99(2)：738-743.

[219] WALDHAUSEN J A. In memoriam: Nina S. Braunwald, 1928-1992[J]. Ann Thorac Surg. 1993,55(5)：1055-1056.

[220] WALDHAUSEN J. John H. Gibbon, Jr., Lecture: leadership in medicine[J]. Bull Am Coll Surg, 2001,86(3)：13-19.

[221] Werner Forssmann biographical[EB/OL].[2021-08-01]. http://www. nobelprize.org/prizes/ medicine/1956/forssmann/biographical/.

[222] WERNER O J, SOHNS C, POPOV A F, et al. Ludwig Rehn (1849-1930): the German surgeon who performed the worldwide first successful cardiac operation[J]. Journal of Medical Biography, 2012,20(1)：32-34.

[223] WESTABY S. Fragile lives: A heart surgeon』 s stories of life and death on the operating table[M]. New York: Harper Collins, 2017：187-210.

[224] WESTABY S. Landmarks in cardiac surgery[M]. Oxford: Oxford University Press, 1998.

[225] Willem Einthoven biographical[EB/OL].[2021-08-01]. http://www. nobelprize.org/prizes/ medicine/1924/einthoven/biographical/.

[226] WILLIAM S S. Pioneers of cardiac surgery [M]. Nashville: Vanderbilt University Press, 2008：357-368.

[227] WILLIAM S, STONEY M D. Pioneers of cardiac surgery[M]. Nashville: Vanderbilt University Press, 2008：83-99.

[228] WOOD C S . A short history of blood transfusion[J]. Transfusion, 2010, 7(4)：299-303.

[229] WOOLF V.The burning genius of andreas gruentzig[J].Cardiology, 2007：21.

[230] YACOUB A A. Rheumatism and the history of mitral valvotomy[J]. Annals of the Royal College of Surgeons of England, 1974, 54(6)：309.

[231] YUKIHIKO N. Dr. Willem J. Kolff: the godfather of artificial organ technologies (February 14, 1911-February 11, 2009)[J]. Artificial Organs, 2009,33(5)：389-402.

[232] ZAREBA K M. John H. Gibbon Jr., M D. a poet with an idea (1903-1973)[J]. Cardiol J, 2009, 16(1)：98-100.

心外傳奇（典藏版），突破死亡的外科奇蹟，心臟手術改寫生命結局：

從 B-T 分流到人工心臟，由歷史首創至現代突破，挽救生命的極限操作！

作　　　者：李清晨
發　行　人：黃振庭
出　版　者：崧燁文化事業有限公司
發　行　者：崧燁文化事業有限公司
E - m a i l：sonbookservice@gmail.
　　　　　　com
粉　絲　頁：https://www.facebook.
　　　　　　com/sonbookss/
網　　　址：https://sonbook.net/
地　　　址：台北市中正區重慶南路一段
　　　　　　61 號 8 樓
8F., No.61, Sec. 1, Chongqing S. Rd.,
Zhongzheng Dist., Taipei City 100, Taiwan

電　　　話：(02)2370-3310
傳　　　真：(02)2388-1990
印　　　刷：京峯數位服務有限公司
律師顧問：廣華律師事務所 張珮琦律師

定　　　價：480 元
發行日期：2024 年 05 月第一版
◎本書以 POD 印製
Design Assets from Freepik.com

國家圖書館出版品預行編目資料

心外傳奇（典藏版），突破死亡的外
科奇蹟，心臟手術改寫生命結局：
從 B-T 分流到人工心臟，由歷史
首創至現代突破，挽救生命的極限
操作！ / 李清晨 著 . -- 第一版 . --
臺北市：崧燁文化事業有限公司，
2024.05
面；　公分
POD 版
ISBN 978-626-394-298-1(平裝)
1.CST: 心血管外科 2.CST: 醫學史
416.26　113006538

電子書購買

爽讀 APP

臉書